Ernst Küsters

Zucker und Krebs – die bittere Wahrheit

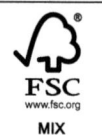

Ernst Küsters

Zucker und Krebs -
die bittere Wahrheit

Impressum

Der Inhalt des Buches wurde vom Autor nach bestem Gewissen erstellt und mit größtmöglicher Sorgfalt geprüft. Er bietet jedoch keinen Ersatz für eine kompetente medizinische Beratung. Weder der Autor noch der Verlag können für eventuelle Nachteile oder Schäden, die aus den im Buch gegebenen Hinweisen resultieren, eine Haftung übernehmen.

Aus Gründen der besseren Lesbarkeit wird auf die gleichzeitige Verwendung der Sprachformen männlich, weiblich und divers (m/w/d) verzichtet. Sämtliche Personenbezeichnungen gelten gleichermaßen für alle Geschlechter.

Bibliografische Information der Deutschen Nationalbibliothek: Die Deutsche Nationalbibliothek verzeichnet diese Publikation in der Deutschen Nationalbibliografie; detaillierte bibliografische Daten sind im Internet über http://dnb.dnb.de abrufbar.

Die automatisierte Analyse des Werkes, um daraus Informationen insbesondere über Muster, Trends und Korrelationen gemäß § 44b UrhG („Text und Data Mining") zu gewinnen, ist untersagt.

© 2025 Ernst Küsters

Umschlagabbildung: Von DALL-E 3 über ChatGPT generierte Abbildung mit Eingabeaufforderung von Ernst Küsters

1. Auflage 2025

Verlag: BoD · Books on Demand GmbH, Überseering 33, 22297 Hamburg, bod@bod.de

Druck: Libri Plureos GmbH, Friedensallee 273, 22763 Hamburg

ISBN: 978-3-8192-4787-3

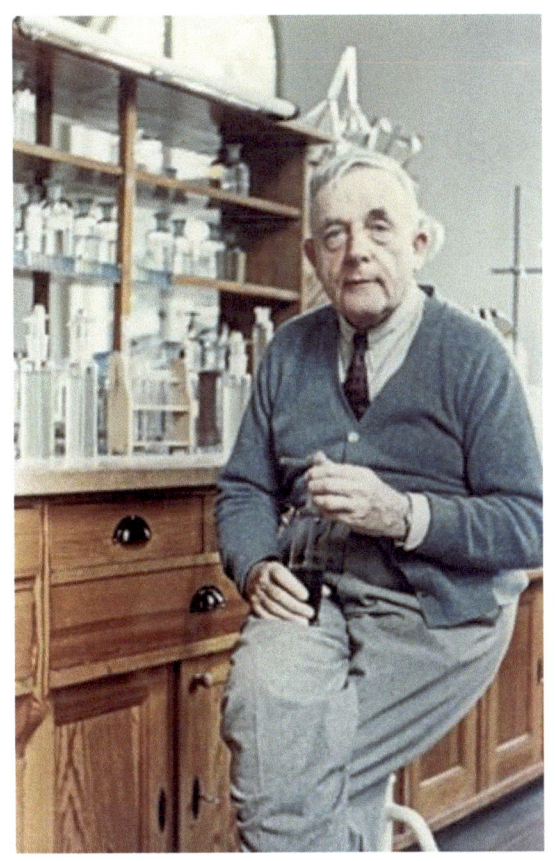

Otto Warburg in seinem Labor um 1960.

Fotograf: Dean Burk

Inhaltsverzeichnis

EINLEITUNG

„Irgendwo wird Warburg schmunzeln."[1]

William G. Kaelin (2009)

Zum Jahresende 2024 macht die Schauspielerin Franka Potente ihre Brustkrebs-Erkrankung öffentlich.[2] Diese wurde 2023 diagnostiziert und durch Operation und Bestrahlungen behandelt. Während der Therapie stürzt sich die Schauspielerin *„in ein intensives Sportprogramm"* und beginnt, sich *„sehr gesund zu ernähren: kein Zucker und keine Milchprodukte, dafür viele Nüsse"*. Das Sport- und Ernährungsprogramm sei für sie mental wichtig gewesen: *„Ich wollte für den Krebs richtig stark werden"*, so die „Lola Rennt"-Darstellerin.

Potente lebt seit Jahren mit ihrer Familie in Los Angeles, was sich auf ihre Behandlung positiv ausgewirkt haben dürfte. In Amerika hat man weniger Berührungsängste, eine gezielte Ernährung in die Krebstherapie zu integrieren. In Deutschland hätte man ihr zwar zu sportlicher Aktivität geraten, nicht jedoch zum Verzicht auf Zucker und Kohlenhydrate. Ganz im Gegenteil hätte man es damit begründet, dass Kohlenhydrate sie für Krebs stark machen.

Wie kann es zu solch diametral entgegengesetzten Empfehlungen kommen? Dazu muss man die Rolle des Zuckers bei der Krebsentstehung und beim Krebswachstum zur Kenntnis nehmen. Dieses Wissen wird in Amerika inzwischen anerkannt, während es in Deutschland immer noch ignoriert wird.

Jeder dritte Krebstod ist durch falsche Ernährung bedingt und daher vermeidbar.[3] Dabei sind die hauptsächlichen Verursacher Rauchen und Übergewicht. Während die krebsfördernden Inhaltsstoffe aus dem Tabakrauch bekannt sind, tut man sich mit dem krebsfördernden Zucker bei Übergewicht immer noch schwer. Das verschleiert dessen bedeutende Rolle. Alle Raucher konsumieren Zucker, während Übergewichtige nicht unbedingt rauchen. Außerdem wird der Anteil der Krebstoten, die viel Zucker konsumierten und nicht übergewichtig waren, unterschlagen. Der Beitrag des Zuckers zur Krebsentstehung fällt deutlich höher aus, als es die Eingangsaussage vermuten lässt. Trotzdem wird noch immer über kein anderes Lebensmittel so kontrovers diskutiert wie über Zucker. Zahlreiche populärwissenschaftliche Monografien und Fachartikel beschäftigen sich mit seinem Nutzen und seinem Schaden. Wissenschaftler, Lobbyisten und Aktivisten ziehen dabei oft nicht an einem Strang.

Einigkeit besteht nur in Bezug auf die Krankheit Diabetes. Hier ist unstrittig, dass die tägliche Zuckermenge überwacht und ein übermäßiger Konsum vermieden werden muss. Die biochemischen Grundlagen der Krankheit Diabetes sind klar: zu viel Zucker führt zu einer Insulinresistenz und diese dann zu Diabetes. Wenn Diabetes schließlich zu Krebs führt, darf der Auslöser nicht aus den Augen verloren werden. Beim Krebsrisikofaktor Übergewicht hingegen sieht die Lebensmittelindustrie den Zucker nicht in der Verantwortung. Sie formuliert Übergewicht als logische Folge eines Ungleichgewichts zwischen aufgenommenen und verbrauchten Kalorien. Salopp formuliert: Wer sich zu wenig bewegt, ist selbst schuld. Dabei ist längst bekannt, dass genetische Veranlagung, hormonell bedingte Stoffwechselstörungen und Ernährungsgewohnheiten unser Körpergewicht maßgeblich beeinflussen. Der menschliche Körper ist kein Ofen, der einfach nur Kalorien verbrennt. Die physikalischen Gesetze der Thermodynamik reichen zur Erklärung nicht aus. Aufgrund des biochemischen Stoffwechsels kommt man nicht umhin, den Beitrag des Zuckers zu Übergewicht und Krebs eindeutig zu benennen.

Zucker steht seit über zweihundert Jahren im Verdacht, Krebs auszulösen. Medizinische Berichte von Entdeckungsreisen rund um den Globus belegen, dass in Entwicklungsländern, in denen die Urbevölkerung keinen westlichen Lebensstil pflegte, Krebs kaum oder gar nicht vorkam. Viele Ärzte führten das auf den geringen Zuckergehalt der Ernährung zurück. Die erste wissenschaftliche Formulierung des Zusammenhangs zwischen übermäßigem Zuckerkonsum und Krebs erfolgte 1924 durch Otto Warburg. Die Entdeckung des nach ihm benannten „Warburg-Effekts", bei dem aus Pyruvat vermehrt Milchsäure entsteht, war die Geburtsstunde der Vorstellung von Krebs als eine biochemische Stoffwechselkrankheit.

Dieses Paradigma wurde Jahrzehnte später durch die Entdeckung der Onkogene verhängnisvollerweise infrage gestellt – Krebs gilt seitdem vorrangig als genetisch bedingte Erkrankung. Solange dieser vermeintliche Richtungsstreit nicht entschieden ist, kann die Lebensmittelindustrie den Zuckerkonsum verharmlosen. Die molekularbiologische Sichtweise, Krebs nur als Folge eines genetischen Programms zu sehen, bei dem Onkogene und ihre Gegenspieler aus dem Ruder gelaufen sind, bekommt seit 2003 zunehmend Risse. Epigenetische Studien zeigen nun eindeutig, dass Veränderungen (Mutationen) in der DNA nicht ausreichen, um an Krebs zu erkranken. Solange das Krebsprogramm nicht aktiviert ist, passiert nichts. Einige Abbauprodukte des Zuckers aktivieren jedoch das Krebsprogramm, während andere Nahrungsmittel es deaktivieren und damit Krebs unterdrücken können. Individuelle Krebsprävention durch richtige Ernährung wird also wissenschaftlich greifbar.

Bereits 2009 fanden Forschende eine Erklärung dafür, weshalb übergewichtige Krebspatienten schlechtere Heilungschancen besitzen und sich bei ihnen besonders aggressive Krebsformen ausbilden. Zusammengefasst: Krebszellen und Fettzellen gehen eine unheilvolle Allianz ein, von der beide profitieren. Diese Stoffwechselsymbiose, bei der Milchsäure zur Produktion von Pyruvat in die Krebszelle gelangt, wird als „umgekehrter Warburg-Effekt" bezeichnet. Er erklärt, warum das Konzept, Krebszellen auszuhungern, bei Übergewichtigen schnell an seine Grenzen stößt. Krebszellen greifen bei Zuckerentzug auf Fettzellen zurück, um ihre Energie und Nährstoffe zu gewinnen. Die Umkehrung des Warburg-Effekts widerspricht nicht den ursprünglichen Überlegungen Otto Warburgs, sondern bereichert sie. Sie unterstützt die Vorstellung, dass Krebs eine metabolische Verschiebung des Zuckerabbaus ist. Damit eröffnen sich neue Wege für innovative Strategien zur Krebstherapie. Zu Recht erhielt der Nobelpreisträger

Warburg daher seine posthum wichtigste Anerkennung: 2011 aktualisierten die renommierten Krebsforscher Douglas Hanahan und Robert Weinberg ihre bekannte Liste der allgemeinen Krebsmerkmale – und fügten den ungewöhnlichen Zuckerverbrauch als Merkmal aller Krebszellen hinzu.

Doch bis heute bestehen Unkenntnis bei Forschenden und Industrieinteressen verhindern dementsprechende Krebstherapien. So wurde etwa eine vermeintlich neue Entdeckung von Chemieingenieuren in Los Angeles im Mai 2020 wie folgt betitelt: *„Ein Zucker, der hilft, Krebszellen zu zerstören."* [4] Die Wissenschaftler zeigten, dass Krebszellen nicht mehr wachsen, wenn man sie von Glukose auf den Zucker Galaktose umstellt. Die optimistische Nachricht war allerdings nicht neu und man zog die falschen Schlüsse daraus. Bereits 1924 hatte Warburg beschrieben, dass Krebszellen Galaktose nicht fermentieren können. [5] Und 1967 zeigte er, dass Krebszellen ihr Wachstum einstellen, wenn man Glukose im Nährmedium durch Galaktose ersetzt. [6] Deprimierend, dass Warburgs Arbeiten nicht umfänglich bekannt sind, vielleicht weil sie sehr alt, in deutscher Sprache verfasst und nicht frei verfügbar sind. Wirklich deprimierend ist jedoch die Schlussfolgerung der Autoren: *„Galaktose ist ein Modellsystem, das wir verwenden, um die Schwachstellen in Zellen aufzudecken, die dann zu einer zukünftigen Medikamentenentwicklung oder Gentherapie führen würden."* [7] Sie finden eine Schwachstelle und ein Therapieziel im Stoffwechsel und suchen dennoch ihr Heil in der Genetik! Oder sollten wirtschaftliche Gründe der Pharmaindustrie den Ausschlag für eine Erwähnung der Gentherapie gegeben haben?

Aus dieser unbefriedigenden Situation heraus entstand die Motivation für das vorliegende Buch. Stoffwechsel und Genetik sind beim Krebs zwei Seiten derselben Medaille. Beides, Stoffwechsel und Genetik, bedingt sich gegenseitig. Der Zuckerabbau löst Mutationen aus und beeinflusst den Stoffwechsel und umgekehrt.

Der unnötige Zwang, sich für eine Seite entscheiden zu müssen, erinnert an den jahrhundertealten Streit der Physiker, ob Licht aus

Teilchen oder aus Wellen besteht. Hier hat man mit dem Komplementaritätsprinzip eine gute Interpretation gefunden: Licht ist beides gleichermaßen. Das vorliegende Buch möchte das Prinzip der Komplementarität auf die Situation der Krebsentstehung übertragen.

Wenn man die Zusammenhänge zwischen Stoffwechsel und Genetik aufdeckt, wird Zucker als eine wichtige Ursache von Krebs entlarvt. Das Erklären dieses Zusammenhangs ist ein Hauptanliegen des vorliegenden Buches. Dadurch werden gleichzeitig Möglichkeiten erkennbar, wie diese tödliche Krankheit hinausgezögert, wenn nicht gar verhindert werden kann. Wir haben es selbst in der Hand, Krebs vorzubeugen. Sogar im Falle einer Krebserkrankung können zusätzliche Maßnahmen, die den Zuckerhaushalt betreffen, die Therapie verbessern. Das vermutet man schon lange. Aber in Unkenntnis der biochemischen Grundlagen kommt es immer wieder zu irritierenden oder widersprüchlichen Ernährungsempfehlungen, wie eingangs für Franka Potente aufgezeigt.

Zu viel Zucker ist nicht nur für Diabetes verantwortlich, sondern ebenso für Übergewicht, Krebs und andere Stoffwechselkrankheiten. Entsprechend reagiert die Lebensmittelindustrie mit fantasievollen Ersatz- und Herkunftsbezeichnungen, um darüber hinwegzutäuschen, dass es sich letztlich um Zucker handelt. Viele wissen nicht, dass Agavendicksaft, Dattelsirup, Maltodextrin, Vollmilchpulver, Glukosesirup und viel anderes Zucker ist oder erhebliche Zuckermengen enthält. Ernährungsmythen, fragwürdige Diätweisheiten sowie gegensätzliche Empfehlungen zu verschiedenen Fastenkuren erschweren einen Überblick. Die meisten berufen sich auf zweifelhafte Studien und können keine wissenschaftlich haltbaren Ergebnisse vorweisen. Besonders beliebt sind Rezeptsammlungen für Gesunde oder Krebskranke, in denen einfach die Kohlenhydratmenge reduziert wurde, um sie als *Low-Carb*-Rezepte zu vermarkten. Genaueres Hinsehen offenbart, dass etwas weniger immer noch zu viel ist. Die gesamte Ernährungsdiskussion würdigt zudem die Rollen der unterschiedlichen Kohlenhydrate nicht ausreichend. Als verwertbare Kohlenhydrate bilden sie Zucker, als Ballaststoffe dagegen krebsvorbeugende Substanzen. Auch hier sollte man sich nicht nur für eine Seite entscheiden. Beide Arten von Kohlenhydraten werden benötigt, aber im richtigen Verhältnis und in der richtigen Menge. Die Ketogene Diät, die das berücksichtigt, hat hier durchaus das Potenzial zum *Gamechanger*.

Um nicht missverstanden zu werden: Weniger Zucker ist nicht das Allheilmittel für alle Erkrankungen. Lungenkrebs durch Rauchen und Hautkrebs durch exzessives Sonnenbaden verursacht, lassen sich durch weniger Zucker nicht vermeiden. Immerhin kann weniger Zucker ihr Wachstum verlangsamen. Jedoch ist Zucker bei allen Krebsarten beteiligt und in den meisten Fällen für ihre Entstehung verantwortlich. Zugegeben, der Gedanke, Krebs durch Umstellung der Ernährung und insbesondere durch Reduktion des Zuckerkonsums zu verhindern, ist gewöhnungsbedürftig. Aber die Zahl der Studien, die genau dies belegen, und die Zahl der Krebstherapien, die den übermäßigen Zuckerkonsum mitbehandeln, nimmt stetig zu. Es ist kein Zufall, dass Medikamente wie Metformin, die eigentlich für die Behandlung von Diabetes und Übergewicht entwickelt wurden, derzeit zum Hoffnungsträger in der Krebstherapie werden. Im Moment sieht es so aus, als würde das Pendel wieder Richtung Stoffwechsel ausschlagen.

Warburg, der als rechthaberisch galt, würde darüber sicher nicht schmunzeln. Er würde vielmehr, wie zu seinen Lebzeiten, darauf hinweisen, dass er natürlich Recht hatte – und alle anderen Ignoranten sind.

1 DER RICHTUNGSSTREIT

„Es ist ein großer Unterschied zwischen etwas noch glauben und es wieder glauben. Noch glauben, daß der Mond auf die Pflanzen wirke, verrät Dummheit und Aberglaube, aber es wieder glauben zeigt von Philosophie und Nachdenken."
Georg Christoph Lichtenberg

Anfang des 20. Jahrhunderts wird die Zoologische Station in Neapel zum Mekka für Wissenschaftler aus aller Welt. Unter den Gästen, die auf dem Gebiet der Meeresbiologie forschen, sind zwei Deutsche: der Biochemiker und Mediziner Otto Warburg, der in der Zeit von 1908 bis 1914 fünfmal in Neapel forschte, sowie der Mediziner und Biologe Theodor Boveri, der zwischen 1888 bis 1914 die Forschungsstation neunmal besuchte. Die Entdeckungen der beiden Wissenschaftler – sie arbeiteten unabhängig voneinander mit Seeigeleiern – werden zu Sternstunden in der Biochemie und in der Krebsforschung. Sie sind die Grundlage für einen Richtungsstreit, der bis in die heutige Zeit reicht und in der Frage mündet: Ist Krebs eine Stoffwechselkrankheit oder genetisch bedingt?

In seinen frühen Arbeiten mit befruchteten Seeigeleiern stellt Warburg fest, dass diese im Augenblick der Befruchtung die Sauerstoffatmung um das sechsfache steigern. Da Krebszellen sich ebenfalls durch ein schnelles Wachstum auszeichnen, erwartet Warburg einen ähnlichen Anstieg des Sauerstoffverbrauchs, wenn aus einer gesunden Zelle eine Krebszelle wird. Zu seiner Überraschung findet dieser Prozess nicht statt. Im Gegenteil, die Krebszellen benötigen praktisch keinen Sauerstoff. Auf der Suche nach einer Erklärung für dieses Phänomen entdeckt Warburg 1924 den nach ihm benannten Effekt, wonach Krebszellen das Zuckerabbauprodukt Pyruvat anders verwerten als gesunde Zellen.[1] Während gesunde Zellen durch Atmung Pyruvat in den Mitochondrien sehr energiegewinnend zu Kohlendioxid und Wasser umsetzen, findet dieser Prozess in Krebszellen nicht statt, selbst wenn ausreichend Sauerstoff zur Verfügung steht. Stattdessen wird das Pyruvat ohne großen Energiegewinn zu Milchsäure vergoren.

Warburg vermutet deshalb, dass die Mitochondrien in Krebszellen nicht mehr richtig funktionieren. Diese Vermutung wird fortan als Warburg-Hypothese bezeichnet und Krebs von vielen Wissenschaftlern als Stoffwechselkrankheit charakterisiert.

Boveri entdeckt 1901 bei seinen Versuchen mit Seeigeleiern, dass nur wenn der komplette Chromosomensatz weitergegeben wird, eine Vermehrung stattfindet. In seiner 1904 veröffentlichten „Chromosomentheorie der Vererbung" spekuliert er als erster darüber, dass es sich bei Krebs um eine Krankheit handelt, bei der Chromosomen verändert oder anderweitig beschädigt sind. Jahrzehnte später wird sich etablieren, dass Krebs auf Mutationen in den Genen zurückgeführt werden kann.

Ist Krebs nun eine Stoffwechselkrankheit oder genetisch bedingt? Der vermeintliche Richtungsstreit war in den ersten Jahrzehnten zugunsten von Otto Warburg entschieden. Zum einen dürfte die Aura des Nobelpreisträgers hierzu beigetragen haben, zum anderen war es zur gleichen Zeit nicht möglich, experimentelle Untersuchungen zur Genetik durchzuführen.

Einer weiteren Sternstunde in der Krebsforschung, die allerdings auf eine falsche Fährte führte, dürfte es zu verdanken sein, dass man über die beiden Theorien nicht weiter nachdachte. Bereits im Jahre 1910 hatte der junge Peyton Rous aus Hühnersarkomen ein Virus isoliert, das, in gesunde Küken injiziert, Krebsgeschwulste auslöste. Das Virus wird später ihm zu Ehren Rous-Sarkom-Virus (RSV) genannt. Die Arbeit wurde zuerst wenig beachtet, da eine Viruserkrankung als ansteckend gilt, Krebs aber nicht. Jedoch waren viele Arbeitsgruppen in den 60er- und 70er-Jahren davon überzeugt, dass Krebs durch Viren verursacht wird.

Der Durchbruch erfolgte 1976, als Dominique Stehelin, Harald Varmus, Michael Bishop und Peter Vogt bewiesen, dass die DNA des Rous-Sarkom-Virus auch in (fast allen) gesunden Zellen vorkommt und durch das Virus zum Onkogen umgewandelt wird.[2] Varmus und Bishop erhielten 1989 dafür den Nobelpreis und vollzogen damit den Umschwung zur Molekularbiologie. Krebs als Folge von Veränderungen in der DNA eröffnete die Jagd auf Onkogene. Die Molekulargenetik wurde zum neuen Paradigma in der Krebsforschung und die

Arbeiten Otto Warburgs zum Stoffwechsel in Krebszellen gerieten in Vergessenheit.

Es ist bis heute nicht nachvollziehbar, weshalb sich die Krebsforschung ab den 70er-Jahren ausschließlich auf die Seite der Molekulargenetik geschlagen hat. Der Warburg-Effekt ist nicht wegzudiskutieren und wurde überall in der Welt bestätigt. Der Wahrheit dürfte man sich nähern, wenn man sich mit der Person Warburgs beschäftigt.

Warburg ist bereits während des zweiten Weltkrieges als genialer Wissenschaftler international anerkannt. Viele Jahre zuvor als Dauerkandidat gehandelt, erhält er schließlich 1931 den Nobelpreis für die Entdeckung der Atmungsenzyme. Zehn Jahre später beabsichtigt das Nobelkomitee, ihn für seine Arbeiten zur Krebsforschung erneut auszuzeichnen. Man entschließt sich im letzten Augenblick jedoch anders, weil es deutschen Wissenschaftlern nicht erlaubt wird, die Auszeichnung entgegenzunehmen.

An seiner Person scheiden sich, trotz seiner anerkannten wissenschaftlichen Erfolge, die Geister. Für manche Zeitgenossen ist seine Arroganz und vernichtende Kritik nur schwer zu ertragen. Anderen wiederum war es suspekt, dass er als vermeintlich Homosexueller und Sohn eines Juden keinen Gedanken daran verschwendete, sich um seine Zukunft im Dritten Reich zu sorgen. War dies seiner Selbsthybris geschuldet oder wurde er wegen seiner Genialität selbst von Hitler, der Angst vor Krebs hatte, geschützt? Für beide Annahmen gibt es ausreichende Hinweise. Wie dem auch sei, man verachtete ihn oder verehrte ihn als wissenschaftlichen Gott. Bewunderer dürften sich auf jeden Fall in der Minderheit befunden haben. Die neue Idee, Krebs ausschließlich als genetisch bedingte Krankheit aufzufassen, bot somit die Möglichkeit, sich von Warburg zu distanzieren. „Menschlich" nachvollziehbar – aber wissenschaftlich unhaltbar.

Ein Mann wie Warburg gab sich mit der Ablehnung nicht zufrieden. Auf der Nobelpreisträger-Tagung 1966 in Lindau wird er sehr deutlich und attackiert seine Gegner: *„Sauerstoffgas, Energiespender in Pflanzen und Tieren, ist entthront bei Krebs und durch eine andere Form der Energiegewinnung, nämlich die Fermentation der Glukose, ersetzt. [...] Aber niemand kann heute behaupten, daß man nicht sagen kann, was Krebs ist und was seine primäre Ursache. Im Gegenteil, es* *gibt keine Krankheit, deren Ursache besser bekannt ist. Unwissenheit kann heute nicht länger als Entschuldigung dafür dienen, daß man nicht mehr für die Prävention tut. Daß die Prävention gegen Krebs kommen wird, daran gibt es keinen Zweifel, da die Menschen überleben wollen. Aber wie lange die Prävention versäumt wird, hängt davon ab, wie lange die Propheten des Agnostizismus fortfahren werden, die Anwendung der wissenschaftlichen Erkenntnisse auf dem Gebiet der Krebsforschung zu verhindern. In der Zwischenzeit müssen Millionen Menschen unnötigerweise am Krebs sterben.“* [3]

Bemerkenswert an diesem Zitat ist die Mehrfachnennung der Prävention, der Warburg offensichtlich größere Chancen einräumt als der Heilung.

Aber seine Worte verhallten ungehört. Schlimmer noch, Warburg musste erneut erfahren, dass man ihn ignorierte und der Lächerlichkeit preisgab. So kommentierte beispielsweise das Magazin *Der Spiegel* die oben genannte Rede seinerzeit mit den Worten: *„Längst haben Forscher in aller Welt erkannt, dass der verdiente Biochemiker bei seinen Arbeiten zur Krebsentstehung Ursache und Wirkung verwechselt hat – allein Warburg vermag das nicht einzusehen.“* [4]

Und dann der Paukenschlag im Jahre 1980! In Amerika gelingt es Mark Spector aus der Arbeitsgruppe von Ephraim Racker in atemberaubender Geschwindigkeit zu beweisen, dass bei der Krebsentstehung der Stoffwechsel von Krebszellen und deren Genetik miteinander verknüpft sind. Jahre zuvor hatte Racker festgestellt, dass Krebszellen ungeheure Energiemengen benötigen, weil sie in den Mitochondrien ineffiziente Ionenpumpen enthalten. Mit einem Schlag ist Warburgs-Theorie wieder aktuell. Aber nur für kurze Zeit. Spector hatte in einer beispiellosen Weise, Experimente erfunden, Resultate gefälscht und Proben verfälscht. Das Lügengebäude stürzte in sich zusammen. Jedoch begrub es Warburgs Ideen für die nächsten Jahrzehnte gleich mit.

Die nächste Wiederbelebung erfolgte erst im Jahr 2006. Einer Forschergruppe aus Jena und Potsdam gelang es, das Krebswachstum in Mäusen mit einer bestimmten Form von Dickdarmkrebs, zu hemmen. Wie hatten sie das geschafft? Sie manipulierten die Versuchstiere so, dass diese vermehrt ein bestimmtes Protein in den Mitochondrien produzierten. Dadurch waren die Mitochondrien gezwungen, das Pyruvat mit Sauerstoff zu verwerten, mit dem Effekt, dass die Krebszellen ihr Wachstum einschränkten.[5] In einem Kontrollexperiment stellte man fest, dass vermehrtes Tumorwachstum stattfand, wenn umgekehrt durch Behinderung der Proteinproduktion die Vergärung gefördert wurde.[6] Den Forschern war bewusst, dass sie damit ein starkes Argument zur Unterstützung der Warburg-Hypothese geliefert haben und Krebsmedikamente entwickelt werden sollten, die gezielt die Vergärung von Traubenzucker behindern.

Zwei Jahre später unterstützen die amerikanischen Biologen und Krebsforscher Thomas Seyfried und Michael Kiebish durch ihren Beitrag die Warburg-Theorie. Sie finden deutliche Unterschiede in den Mitochondrien zwischen gesunden Zellen und Krebszellen. In den Krebszellen sind die Membrane aufgrund von strukturellen Problemen nicht mehr voll funktionsfähig. Die Anomalie in den Krebszellen korreliert dabei ungewöhnlich hoch mit dem Grad der Tumorentstehung. Die Wissenschaftler schließen daraus, dass die Veränderungen in den Mitochondrien die Zellatmung stört. Ihrer Meinung nach entstehen so Tumore.[7]

Der vorläufig letzte Höhepunkt vollzieht sich im Jahr 2011. Douglas Hanahan und Robert Weinberg aktualisieren ihre Liste von sechs allgemeinen Krebsmerkmalen[8] (mehr dazu in Kapitel 3) um zwei weitere Merkmale. Als achtes Krebsmerkmal wird nun der ungewöhnliche Verbrauch von Zucker als Merkmal aller Krebszellen herausgestellt.[9]

Der neuen Entwicklung kann sich auch der *Spiegel* nicht entziehen und schreibt in Anlehnung an ein altes Adenauer-Zitat: *„Die Idee ist alt und trotzdem aktuell: 1930 hatte Otto Heinrich Warburg die Hypothese aufgestellt, dass Tumoren entstehen, weil die Energiegewinnung von Zellen gestört sei. Über Warburgs Vermutung wurde seither gestritten - vollständig widerlegt oder bestätigt hatte sie bislang niemand."*[10]

Umso mehr überrascht es, dass man im Deutschen Krebsforschungszentrum (DKFZ) in Heidelberg den Warburg-Effekt immer noch ignoriert und das achte Krebsmerkmal, den ungewöhnlichen Verbrauch von Zucker, infrage stellt.[11] Die Auseinandersetzung mit dem Thema „Zucker und Krebs" beschränkt sich darauf, dass man sich zu

Ernährungsempfehlungen, die sich auf Warburg berufen, nicht äußert. Begründung: Große aussagekräftige klinische Studien fehlen. Stattdessen wird darauf hingewiesen, dass medizinische Fachgesellschaften derzeit nicht zu einer kohlenhydratarmen Kost bei Krebspatienten raten. Dass es für diesen Ratschlag sowie den Ernährungsempfehlungen des DKFZ ebenfalls keine großen aussagekräftigen klinischen Studien gibt, stimmt bedenklich.

Glücklicherweise gibt es in Deutschland andere Forschungseinrichtungen, wie beispielsweise das Max-Planck-Institut für molekulare Physiologie, das sich in seiner Tätigkeit von Warburg leiten lässt: *„Tumoren wachsen deutlich schneller als gesundes Gewebe. Die dazu nötige Energie und Bausteine holen sich Krebszellen, indem sie bis zu zehnmal mehr Zucker aufnehmen als normale Körperzellen. Krebszellen sind regelrecht zuckersüchtig. Wir nutzen diese natürliche Schwäche und setzen Tumorzellen mit einer Reihe von selbstentwickelten Wirkstoffen auf eine radikale Zuckerdiät, so dass sie aushungern und sterben.“*[12]

Weshalb wird Warburg vielerorts ignoriert, wenn sich die Befunde für die Richtigkeit seiner Überlegungen zunehmend häufen? Weshalb erklärt niemand, warum Übergewicht ein Risikofaktor ist? Weshalb erklärt niemand, warum Sport zur Prävention und Krebstherapie geeignet ist? Weshalb erklärt niemand, warum man beim Herz oder bei den Muskeln praktisch keinen Krebs findet? Weshalb wird der Zusammenhang zwischen dereguliertem Zuckerabbau und den schlimmsten Genmutationen nicht wahrgenommen? Weshalb will man den Zusammenhang zwischen Diabetes und Krebs auf biochemischer Ebene nicht sehen?

Wie in den folgenden Kapiteln näher ausgeführt wird, geben die Abbauwege des Zuckers auf alle diese Fragen eine klare Antwort!

Um es deutlich herauszustellen:

In diesem Buch wird nicht der Versuch unternommen, reduzierten Zuckerkonsum als alleiniges Wundermittel gegen Krebserkrankungen anzupreisen. Vielmehr wird erklärt, wie durch übermäßigen Zuckerkonsum Krebs entsteht und sich weiterentwickelt. Es wird deutlich, dass reduzierter Zuckerkonsum in allen Phasen – zur Prävention, zur

Verlangsamung des Wachstums und als begleitende Therapie – sinnvoll eingesetzt werden sollte. Ein Krebspatient interessiert weniger die Ursache der Krebserkrankung. Er möchte ihn möglichst schnell loswerden. Da in vielen Krebszellen Hunderte Mutationen angehäuft wurden, wird eine Heilung schwer, wenn nur einige Mutationen gezielt bekämpft werden. Eingriffe in den Stoffwechsel dürften einer Krebszelle deutlich mehr zusetzen.

Zahlreiche Forscher, mehrheitlich im Ausland, sehen im Stoffwechsel des Krebses dessen Achillesverse. Sie lassen sich von der Binsenweisheit leiten, dass eine Krebszelle, die wachsen und sich teilen will, zunächst zunehmen muss. Dafür und für die Verdopplung der DNA werden zusätzliche Riesenmengen an Zucker benötigt, weil Krebszellen ja nur einen bescheidenen Energiegewinn aus Zucker realisieren können. Krebszellen auf Zuckerdiät haben praktisch keine Chance zu wachsen.

Kann man sich in Deutschland immer noch nicht eingestehen, dass ein arroganter, vor Selbsthybris strotzender, vermeintlich schwuler Jude am Ende doch Recht hatte? In Amerika hat man weniger Schwierigkeiten. Auf den Punkt gebracht formulierte unlängst Thomas Seyfried, wenn auch wenig schmeichelhaft: „We found out that the son of a bitch was right."[13]

2 ALTER, UMWELT UND ERNÄHRUNG

„Wenn Präsident Obama Amerikas Gesundheit radikal und nachhaltig ändern möchte, muss er nur die Preise für Zucker und Salz verdreifachen."

Jamie Oliver

Krebs gab es schon immer. Laborbefunde belegen Knochenkrebs bei den Urmenschen, die vor 1,7 Millionen Jahren und bei den Neandertalern, die vor 120.000 Jahren lebten. Die erste schriftliche Aufzeichnung von 1600 v. Chr. steht auf einem Papyrus der alten Ägypter. Jedoch gibt es während der nächsten 2.000 Jahre keine weiteren Belege, was darauf hindeutet, dass es sich damals um eine sehr seltene Krankheit handelte. Unterstützt wird die These durch neuzeitliche Untersuchungen von Mumien. Nur in einer von 623 untersuchten Mumien findet man einen Hinweis auf Krebs.[1]

Da Krebs seit mehr als gut hundert Jahren auf dem Vormarsch ist (aktuell gibt es jährlich ca. 500.000 neue Krebsfälle in Deutschland)[2], müssen Ursachen dafür verantwortlich sein, die vorher keine oder eine untergeordnete Rolle spielten. Vorschnelle Deuter tappen in die Falle, wenn sie sich auf eine Ursache festlegen. Es ist offensichtlich, dass mehrere Faktoren zu berücksichtigen sind. Die zunehmende Lebenserwartung kann genauso wenig ignoriert werden wie Umstellungen in der Ernährung oder Umweltfaktoren.

Die subjektive Wahrnehmung erkennt das nicht sofort. Nicht alle Krebsformen nehmen in gleichem Maße zu. Erfolge bei einigen Krebstherapien erwecken zudem einen falschen Eindruck. Krebsformen wie Hodenkrebs, Magenkrebs oder CML (Chronisch myeloische Leukämie), die vor Jahrzehnten nicht behandelbar waren, sind heutzutage heilbar. Das darf nicht darüber hinwegtäuschen, dass beispielsweise die Fälle von Hodenkrebs zunehmen, während Magenkrebs rückläufig ist.

Die Erfolge bei Heilung anderer Krankheiten muss ebenfalls bedacht werden. Verstarben beispielsweise früher Patienten in Ermangelung von Immunsuppressiva, können Transplantationspatienten heute über- und ihren Krebs noch erleben. Gleiches gilt für viele Herz-Kreislauf-Patienten. Das Lebensalter liegt somit höher, wodurch auch die Anzahl von möglichen Krebsfällen steigt. Und fairerweise darf nicht vergessen werden, dass früher viele Krebserkrankungen nicht in dem Maße diagnostiziert wurden, wie es heute der Fall ist. Dennoch bleibt festzuhalten: Krebs nimmt zu, und dafür sind mehrere Faktoren zu berücksichtigen.

Allerdings dürfen nicht alle Ursachen gleich gewichtet werden. Nach allem, was man bislang über die Entstehung von Krebs weiß, lässt sich dessen Zunahme nur zu einem kleinen Teil durch ein längeres Leben erklären. Der größere Anteil wird durch die Art, wie wir leben, bestimmt.

Ist Krebs eine Alterskrankheit?

Eigentlich ist Krebs eine sehr, sehr seltene Krankheit – vom Standpunkt einer Zelle aus betrachtet. Jeder Mensch entwickelt sich aus einer einzigen befruchteten Eizelle durch aufeinander folgende Zellteilungen. Als neugeborener Mensch besteht er aus ca. fünf Billionen Zellen, eine Anzahl die sich bis zum Erwachsenenalter auf ca. 100 Billionen (100.000.000.000.000) vergrößert. Bis auf sehr wenige Ausnahmen enthalten alle Zellen den gesamten Bauplan (Genom) in Form der DNA, die ihrerseits aus ca. drei Milliarden Nukleotiden besteht. Bei jeder Zellteilung sorgt das sehr exakt arbeitende Protein DNA-Polymerase dafür, dass keine Fehler bei der Replikation stattfinden. Sehr exakt heißt, dass nur ein Fehler bei der Replikation von 100 Millionen Nukleotiden auftritt. Dennoch wird bei 3 Milliarden Nukleotiden in einer Zelle schnell klar, dass Fehler unvermeidlich sind.

Glücklicherweise sind viele Fehler (man spricht dann von Mutationen, weil Nukleotide durch andere ersetzt wurden) unproblematisch, denn nicht jede Mutation führt automatisch zu Krebs. Es braucht mehrere problematische Mutationen (aktuell geschätzt einige hundert), bis aus einer normalen Zelle eine Tumorzelle wird. Die Crux für den Menschen ist, dass er aus 100 Billionen Zellen besteht, womit sich die

Möglichkeit, dass irgendwo eine einzelne Zelle zum Ausgangspunkt für Krebs wird, drastisch erhöht. Diese Wahrscheinlichkeit wird mit steigendem Lebensalter größer, weil es zunehmend zu Zellteilungen von bereits vorher mutierten Zellen kommt. Größere Menschen haben ein größeres Risiko an Krebs zu erkranken als kleinere Menschen.[3] Sie besitzen einfach eine größere Anzahl Zellen. Dass auch junge Menschen Krebs bekommen können, steht dazu nicht im Widerspruch. Wenn man beispielsweise einige problematische Mutationen von den Eltern geerbt hat, erreicht man die kritische Anzahl an Mutationen früher.

Die steigende Anzahl an Krebserkrankungen ist somit zu einem Teil der Tatsache geschuldet, dass die Deutschen immer älter werden. Viele Menschen erleben aufgrund des steigenden Lebensalters noch Krebs. Bislang war es in der Evolution des Menschen (ca. 2 Millionen Jahre) nicht üblich, dass er so alt wird. Man starb an Erschöpfung, Unterernährung, Infektionen, Epidemien und Krieg. Älter werden ist eine Erscheinung der letzten 100 Jahre. Hatte ein deutscher Mann um 1900 eine durchschnittliche Lebenserwartung von 46 Jahren, stieg diese im Jahre 2000 auf 82 Jahre. Im gleichen Zeitraum stieg die durchschnittliche Lebenserwartung deutscher Frauen von 48 auf 86 Jahre.[4] Berücksichtigt man, dass Krebserkrankungen vermehrt bei über Sechzigjährigen auftreten, wird die Alterskomponente bei der Krebshäufigkeit plausibel.

Die niedrige Lebenserwartung vor über 100 Jahren ist der hohen Kindersterblichkeit geschuldet. Nachdem diese im 20. Jahrhundert erfolgreich bekämpft werden konnte, stieg die Lebenserwartung rapide. Die Zunahme der Lebenserwartung ist dennoch real, allerdings nicht in dem Maße, wie es die oben genannten Zahlen auf den ersten Blick nahelegen.

Sind Umweltschadstoffe für den Anstieg verantwortlich?

Der Einfluss von Umweltschadstoffen auf das Krebsrisiko existiert, fällt aber geringer aus als vermutet. Zu der Fehleinschätzung kommt es, weil Wissenschaftler unter Umwelt etwas anderes verstehen als Laien. Für die Wissenschaft ist der Begriff Umwelt weiter gefasst.

Dazu zählen unter anderem Ernährung, Rauchen, Viren, Sonnenlicht, kosmische Strahlung – kurzum: alles, was nicht vererbt wird. Der Laie verbindet mit Umwelt dagegen Feinstaub, Pestizide oder andere Gefahrenquellen der modernen Zivilisation. Die Studie der beiden Oxforder Wissenschaftler Richard Doll und Richard Peto von 1981 (25 Jahre später erneut bestätigt) differenziert nach diesen Faktoren. Sie kommen zum Ergebnis, dass die drei größten Risikofaktoren Rauchen (33 Prozent), Ernährung (30 Prozent, inbegriffen Fettsucht und Inaktivität) und Infektionen (18 Prozent) sind. Umweltverschmutzung, Industrieprodukte und Zusatzstoffe in der Nahrung rangieren mit jeweils ca. einem Prozent weit unten. Ähnliche Zahlen liefert das DKFZ für durch Umweltfaktoren vermeidbare Krebsfälle 2018 in Deutschland.[5] Von den 37,4 Prozent der vermeidbaren Krebsfälle gingen nur 1,2 Prozent auf das Konto der „Laien-Umweltfaktoren". Aktuell ist man für jeden dritten Krebs durch Rauchen, Übergewicht und Bewegungsmangel selbst verantwortlich.

Größer ist die Gefahr, wenn Menschen berufsbedingt mit Krebs erregenden Stoffen zu tun haben oder größeren Konzentrationen ausgesetzt sind. Bekanntes Beispiel ist das erhöhte Risiko für Asbestarbeiter, Mesotheliome zu bekommen. Einmal mehr gilt der Grundsatz aller Gifte: Entscheidend ist die Dosis, nicht das „ob", sondern das „wie viel".

Das Gleiche gilt für Zusatzstoffe in Lebensmitteln. Immer wieder erfolgen Hinweise auf vermeintliche Gefahren durch Süßstoffe (Aspartam und Saccharin), Pestizidrückstände auf Obst und Gemüse oder dem in Konservierungsmitteln enthaltenen Natriumnitrat und Natriumnitrit. Sie erhöhen nach Einschätzung der Experten das Krebsrisiko nicht. Hier gilt die gleiche Argumentation wie zuvor bei den Umweltschadstoffen: die Dosis macht das Gift. Natürlich sind Pestizide in hohen Dosierungen in Laborversuchen krebserregend und natürlich sind Menschen in der Landwirtschaft, die mit hohen Dosierungen konfrontiert werden, einem höheren Risiko ausgesetzt. Aber nach allem, was man weiß, geht von den Rückständen auf Obst und Gemüse kein erhöhtes Risiko aus. Der Nutzen von mit zugelassenen Pestiziden angebautem Gemüse und Obst ist größer als das Risiko, auf dieses ganz zu verzichten.[6]

Erhöht falsche Ernährung das Krebsrisiko?

Der Verdacht, dass Krebs eine Zivilisationskrankheit ist und durch Ernährungsfaktoren stark beeinflusst wird, steht seit über 200 Jahren im Raum. Unabhängige Untersuchungen in Europa und Amerika kommen zum gleichen Ergebnis wie historische Reiseberichte aus Entwicklungsländern oder aktuelle Migrationsstudien. Überall dort, wo die Urbevölkerung keinen „westlichen Lebensstil" übernimmt, ist Krebs kaum bis gar nicht vorhanden. Der Schritt vom „westlichen Lebensstil" zum erhöhten Zuckerkonsum ist nur ein kleiner.

Stanislas Tanchou, Physiker und Arzt, erhob als Erster Daten zur Krebssterblichkeit. Er untersuchte zwischen 1830 und 1840 in Frankreich über 300.000 Todesfälle. Angeregt hatten ihn Berichte französischer Ärzte, die in den afrikanischen Kolonien fast keine Krebsfälle vorfanden. Starben in Frankreich im Jahr 1830 noch 1,96 Prozent der Menschen an Krebs, stieg der Anteil in den nächsten Jahren kontinuierlich an. Im Jahr 1840 waren es bereits 2,40 Prozent. Tanchou stellte fest, dass Krebs in Städten wie Paris viel häufiger vorkam als in ländlichen Gebieten und führte das auf Ernährungsunterschiede zurück.

Die Arbeit und Motivation Tanchous sind die Blaupause für weitere Untersuchungen aus aller Welt. Der böhmische Arzt und Anthropologe Aleš Hrdlička verfasste 1908 einen 460-seitigen Bericht über die Urbevölkerung im Südwesten der USA und im Norden Mexikos, nachdem er gehört hatte, dass es bei dieser zu weniger Krebsfällen kommt. Ausgiebige Gespräche mit lokalen Ärzten bestätigten den Verdacht: Für die Urbevölkerung wurden praktisch keine Krebsfälle gefunden.

1923 berichtete der französische Arzt Francois Petrus Fouché über seine Erfahrungen in Südafrika. Für einen Distrikt mit 14.000 Einwohnern findet er über einen Zeitraum von 6,5 Jahren keinen einzigen Krebsfall in der Urbevölkerung.

Der wohl bekannteste Arzt, der die Abwesenheit von Krebs in Lambarene/Westafrika beschrieb, war Albert Schweitzer. Nach neun Monaten, in denen er im dortigen Hospital über 2000 Patienten untersuchte, schrieb Schweitzer:

„Bei meiner Ankunft in Gabun im Jahr 1913 war ich erstaunt, dass ich keine Fälle von Krebs fand. Unter den Eingeborenen, zweihundert Meilen von der Küste entfernt, habe ich keine gesehen. Ich kann natürlich nicht mit Bestimmtheit sagen, dass es überhaupt keinen Krebs gab, aber wie andere Ärzte an der Grenze kann ich nur sagen, dass, wenn es Fälle gab, diese sehr selten gewesen sein müssen. Die Abwesenheit von Krebs scheint mir auf die unterschiedliche Ernährung der Eingeborenen im Vergleich zu den Europäern zurückzuführen zu sein. Im Laufe der Jahre haben wir in unserer Region immer mehr Krebsfälle festgestellt. Nach meinen Beobachtungen führte ich dies auf die Tatsache zurück, dass die Eingeborenen mehr und mehr nach der Art der Weißen lebten, ihr Fleisch mit Salz würzten und Gemüse, Fleisch und Milch in Dosen konsumierten, was sie früher nicht getan hatten." [7]

Die gleiche Erfahrung machte der kanadische Arzt Samuel Hutton, der zwischen 1941 und 1952 in der Arktis vergeblich versuchte Krebsfälle bei den Inuit aufzuspüren. Die Ernährung der Inuit bestand zu der Zeit aus etwa 90 Prozent Fleisch und Fisch. Eine strengere Low-Carb-Diät ist kaum vorstellbar.

Den umfassendsten Bericht lieferte der Deutsche Friedrich Ludwig Hoffmann, der 1884 in die USA ausgewandert war. Dort verfasste er 1915 für seine Versicherung einen 800-seitigen Report über Krebserkrankungen. Das Buch mit dem Titel: „The Mortality from Cancer throughout the World" ist zu diesem Zeitpunkt die umfassendste Statistik von Krebserkrankungen in der ganzen Welt. Sein Fazit: Krebserkrankungen nehmen weltweit zu, die Zunahme erfolgt primär in der zivilisierten Welt, während in Urbevölkerungen Krebs kaum bis gar nicht vorhanden ist.

Die Berichte aus aller Welt sprechen eindeutig dafür, dass die untersuchten Urbevölkerungen keinen Krebs bekommen. Dennoch zweifelte man das lange an. Meistens wurde angeführt, dass Inuit und Afrikaner zu früh sterben, bevor sich Krebs ausbilden kann. Ein Blick in die Statistik von Friedrich Hoffmann Kritiker hätte jedoch gezeigt: In Amerika hatten schwarze Sklaven zur damaligen Zeit weniger Krebs und wurden genauso alt wie die weiße Bevölkerung.

Von Relevanz ist ebenso der Bericht des irischen Arztes Robert McCarrison, der zu Beginn des 20. Jahrhunderts über einen Zeitraum von neun Jahren über 3.600 Operationen in der Himalaya-Region an indigenen Patienten durchführte. Auch er findet keine Krebsfälle und bescheinigt der Bevölkerungsgruppe eine ausgesprochen gesunde Konstitution und Langlebigkeit.

Der Einfluss der Ernährung auf das Krebsrisiko lässt sich in der heutigen Zeit immer noch überprüfen. Neuere Migrationsstudien kommen zum gleichen Ergebnis wie die obigen früheren Beobachtungen.

Menschen aus Japan haben eine geringere Inzidenz, an bestimmten Krebsarten zu erkranken. Aber es gibt Unterschiede. Die Einwohner von Okinawa, die historisch gesehen deutlich weniger Kalorien zu sich nehmen als die Bewohner der Hauptinseln, haben eine niedrigere Sterblichkeitsrate durch Krebs und andere chronische Erkrankungen als Japaner, die auf dem Festland leben. Bei Japanern, die von Japan in die USA migrierten und zu einer westlichen Ernährung wechselten, stiegen die Raten von Brust-, Dickdarm- und Prostatakrebs in nur einer Generation.[8]

Die Kuna-Indianer, auf den Inseln vor der Küste Panamas beheimatet, sind bemerkenswert gesund. Ihre Raten, an Schlaganfall, Herzinfarkt, Diabetes, Demenz oder Krebs zu erkranken liegen nur bei 10 Prozent der Normalbevölkerung in Panama. Sie leben zudem deutlich länger als diese. Gene als Ursache konnten ausgeschlossen werden. Wenn Kuna-Indianer auf das Festland zogen und eine westlich orientierte Ernährung übernahmen, stieg das Krankheitsrisiko auf das gewöhnliche Maß.[9]

Zusammenfassend kommt man an den Fakten nicht vorbei. Alle Berichte und Studien deuten darauf hin, dass Ernährung das Krebsrisiko signifikant beeinflusst. Womit sich die nächste Frage von selbst stellt. Beeinflusst die schiere Menge das Krebsrisiko, oder sind es nur gewisse Nahrungsmittel?

Die ältesten Erkenntnisse über den Zusammenhang zwischen Kalorienmenge, Krebs und Lebensalter liegen 100 Jahre zurück. Um einen signifikanten Anstieg des Lebensalters und eine gleichzeitige Abnahme des Krebsrisikos zu erzielen, muss neben einer 30 bis 40 Prozent reduzierten Kalorienmenge zugleich eine ausgewogene Ernährung stattfinden. Die Reduzierung der Kalorienmenge verringert nicht nur das Risiko Krebs zu bekommen, schon vorhandene Tumore werden durch die Kalorienreduktion ebenfalls empfindlich gestört.

Bereits 1909 stellte Carlo Moreschi fest, dass in unterernährte Mäuse transplantierte Tumore nicht so stark wuchsen wie solche, die in Mäuse transplantiert wurden, die so viel fressen konnten, wie sie wollten.[10] Dennoch sollte es bis in die 1980er-Jahre dauern, bis die Forschung den Zusammenhang von Kalorienaufnahme und Krebs wieder aufnahm. Man hat einige Mechanismen aufgeklärt, die erklären, weshalb weniger Kalorien mit einem geringeren Krebsrisiko einhergehen. So wirkt sich eine Kalorienrestriktion auch auf den Insulinstoffwechsel aus und kann die Genetik beeinflussen.[11] Ein erster Hinweis auf den Übeltäter Zucker.

Körperliche Arbeit und Sport verbrauchen Kalorien und reduzieren damit logischerweise das Krebsrisiko. Wie im 5. Kapitel näher ausgeführt wird, ist diese Verallgemeinerung aber eine Verharmlosung des Zuckers. Körperliche Arbeit und Sport verbrauchen Energie, die durch den Abbau von Zucker geliefert wird. Dadurch steht der Zucker für das Krebswachstum nicht mehr zur Verfügung.

Während Übergewicht als Risikofaktor mittlerweile überall anerkannt ist, tut man sich mit erhöhtem Zuckerkonsum noch schwer. Dabei ist der Zusammenhang, wie später aufgezeigt wird, überdeutlich zu erkennen.

Ist eine Zuckersteuer die Lösung?

Das dem Kapitel vorangestellte Zitat von Jamie Oliver wurde in Großbritannien mittlerweile teilweise umgesetzt. Die dramatisch gestiegenen Zahlen von Fettleibigkeit bei Jugendlichen bewog die Regierung 2018, zuckerhaltige Softdrinks und Limonaden mit einer Extra-Steuer zu belegen. Hersteller müssen 18 Pence (ca. 20 Cent) zahlen, wenn der Zuckergehalt zwischen 50 und 80 Gramm Zucker pro Liter liegt. Enthalten die Getränke mehr als 80 Gramm Zucker pro Liter sind sogar 24 Pence (ca. 27 Cent) zu entrichten. Wie erwartet, konnte die Regierung damit keine neue Einnahmequelle generieren, vielmehr füllen die Hersteller ihre Limonaden nun einfach mit weniger Zucker ab. Es wird fast durchweg ein Gehalt von 49 Gramm Zucker pro Liter eingehalten.[12]

Die erste Zwischenanalyse 2023 verzeichnete bereits erste ermutigende Resultate. Bei Mädchen im Alter von 10–11 Jahren wurde ein Rückgang der Fettleibigkeit von 8 Prozent festgestellt.[13] Bei Jungen derselben Altersgruppe waren die Ergebnisse nicht so ausgeprägt. Die Untersuchungen werden weiter fortgeführt und dürften ein umfassenderes Resultat offenbaren.

In den letzten 25 Jahren hat bei Jugendlichen und jungen Erwachsenen Darmkrebs zugenommen.[14] Der größte Zuwachs findet sich in Großbritannien, in dem Fast Food weit verbreitet ist. Durch die Zuckersteuer können sich die Darmkrebserkrankungen vermindern.

Großbritannien ist kein Vorreiter in Bezug auf eine Besteuerung zuckerhaltiger Getränke, wie ein Blick auf die öffentlich zugängliche SSB-Steuerdatenbank zeigt.[15] SSB steht für *sugar sweetend beverages* (zu dt. zuckergesüßte Getränke). Weltweit werden in 117 Ländern, in denen 57 Prozent der Weltbevölkerung leben, bereits Steuern auf zuckergesüßte Getränke erhoben. Der Anspruch der Datenbank ist es, als ein evidenzbasiertes Instrument zur Verbesserung der Gesundheit der Bevölkerung bei gleichzeitiger Steigerung der Staatseinnahmen zu fungieren. Da überrascht es, dass bislang in den Vereinigten Staaten von Amerika und in Deutschland keine Zuckersteuer erhoben wird. In Deutschland gibt es seit 2018 eine Selbstverpflichtung der Getränkeindustrie, den Zuckergehalt in Softdrinks zu reduzieren. Wie zu erwarten, wurde nichts unternommen, denn wer schlachtet schon gerne die Gans, die goldene Eier legt?

Dabei würde, entsprechend einer Simulationsstudie der Technischen Universität München aus dem Jahr 2023, eine Softdrink-Steuer in Deutschland deutlich positive Auswirkungen auf die Gesundheit und damit auf die Entlastung des Gesundheitssystems haben.[16] Durch die Reduzierung der Fälle von Übergewicht, Typ-2-Diabetes und Herz-Kreislauf-Erkrankungen würden innerhalb von 20 Jahren 16 Milliarden Euro eingespart werden.

Nun sind Übergewicht und Typ-2-Diabetes unstrittige Risikofaktoren für die Entstehung von Krebs. Hätte man bei der Studie den potenziellen Rückgang an Krebsfällen mitberücksichtigt, wäre die Entlastung des Gesundheitssystems noch größer. Aber in der deutschen Forschungslandschaft tut man sich mit dem Krebsauslöser Zucker immer noch schwer.

3 KREBSMERKMALE

„Wir sind kurz davor, das gesamte Krebsproblem in den Griff zu bekommen."

Robert A. Weinberg

Unter Krebs versteht man das unkontrollierte Wachstum und die unkontrollierte Ausbreitung von Zellen, das kann fast jeden Teil des Körpers betreffen.[1] Diese weit gefasste Definition lässt genügend Spielraum für zahlreiche Varianten, denn den *einen* Krebs gibt es nicht. Heute kennt man über 200 verschiedene Krebsarten, die sich sehr unterschiedlich verhalten. Manche wachsen sehr schnell (Gehirntumore), andere wiederum sehr langsam (Prostatakrebs). Lungenkrebs bildet früher Metastasen, Brustkrebs viel später. Auch bezüglich der Sterblichkeitsrate gibt es gewaltige Unterschiede. Während Bauchspeicheldrüsenkrebs eine sehr hohe Sterblichkeit aufweist, findet man eine sehr niedrige für Prostatakrebs.

Trotzdem gibt es Gemeinsamkeiten. Es ist das Verdienst von Douglas Hanahan und Robert A. Weinberg, die Komplexität auf wenige grundlegende Merkmale reduziert zu haben, die für alle Krebsformen gelten. Im Jahr 2000 publizierten die beiden Forscher die ersten sechs Krebsmerkmale[2] und aktualisierten 2011 diese Liste durch Hinzunahme von zwei weiteren.[3] Diese acht Merkmale stellen heute das Grundlagenwissen über die Krebsentwicklung dar, auf deren Basis weltweit nach neuen Medikamenten geforscht und Krebs behandelt wird.

Anhand dieser „hallmarks of cancer" wird die große Gefahr erkennbar, die vom Zucker ausgeht. Zucker darf nicht nur als Energielieferant betrachtet werden. Er ist bei allen Krebsmerkmalen beteiligt.

Diese lauten wie folgt:

1. Merkmal: Ungebremstes Wachstum

2. Merkmal: Keine Wachstumshemmung

3. Merkmal: Ausschaltung des programmierten Zelltods (Apoptose)

4. Merkmal: Unsterblichkeit

5. Merkmal: Wachstum von Blutgefäßen (Angiogenese)

6. Merkmal: Invasives Wachstum und Metastasenbildung

7. Merkmal: Tarnung vor körpereigenen Killerzellen

8. Merkmal: Umprogrammierung des Energiestoffwechsels

1. Merkmal: Ungebremstes Wachstum

Zellen brauchen Signale von außen, um wachsen und sich teilen zu können. Krebszellen benötigen dazu keine äußeren Signale. Sie verfügen über andere Möglichkeiten, um Wachstum auszulösen. Sie stellen die Signalstoffe selbst her oder verändern durch Mutation die für das Wachstum verantwortlichen Gene, so dass sie nicht mehr abgeschaltet werden können. So entstehen aus normalen Genen schädliche Onkogene. Stoffe, die diese Mutationen auslösen, werden als Mutagene bezeichnet.

Das Gen *ras* wird nach Mutation zu einem besonders gefürchteten Onkogen. Es wurde 1982 von Robert A. Weinberg entdeckt. [Anmerkung: Die Bezeichnungen der Gene werden immer klein und kursiv geschrieben abgekürzt.] Mutiertes *ras* befindet sich in fast jedem dritten menschlichen Tumor. Verhängnisvoll ist die signifikante Korrelation von *ras*-Mutation und schlechter Prognose für die Heilung. Die größte Korrelation besteht beim Bauchspeicheldrüsenkrebs, dem Krebs mit der schlechtesten Prognose. Nur eine einzige Mutation im *ras* liegt in 90 Prozent der Fälle vor. Die nachfolgenden Kapitel zeigen auf, wie beim Zuckerabbau im Körper das sehr starke Mutagen Methylglyoxal entsteht und die *ras*-Mutation hervorruft. Eine Reduzierung des Zuckerkonsums ist deshalb zur Prävention als auch zur Krebsbehandlung äußerst wichtig.

2. Merkmal: Keine Wachstumshemmung

Alle gesunden Zellen besitzen Kontrollmechanismen, um Zellwachstum zu kontrollieren und gegebenenfalls anzuhalten. Die für die Kontrolle zuständigen Gene werden als Tumorsuppressorgene bezeichnet. Sie stellen sicher, dass schädliche Zellteilungen sofort repariert werden. Tumorzellen setzen durch Mutation der Tumorsuppressorgene die Kontrollmechanismen außer Kraft.

Das wichtigste Tumorsuppressorgen ist *p53*. Viele Forscher sind davon überzeugt, dass sich kein Krebs entwickelt, solange *p53* nicht mutiert ist. Eine Parallele zum *ras* liegt darin, dass Mutationen von *p53* nicht beliebig auftreten, sondern mehrheitlich durch Methylglyoxal – als Folge übermäßigen Zuckerkonsums – ausgelöst werden.

Nicht alle Genmutationen sind generell von Nachteil. Eine einzelne Mutation in einem Gen muss nicht unbedingt zu einem Austausch einer Aminosäure im dazugehörigen Protein führen. Kommt es dennoch dazu, wird es erst problematisch, wenn das resultierende Protein seine räumliche Struktur verändert. Die räumliche Struktur ist ausschlaggebend, ob ein Protein seine Aufgaben erfüllen kann oder nicht. Eine schädliche *p53*-Mutation wird dazu führen, dass sich das zugehörige Protein P53 anders faltet und dadurch seine Aktivität verliert. Diese heimtückische Eigenschaft besitzt Methylglyoxal – es verursacht Mutationen, die gezielt die räumliche Struktur der Proteine verändert.

[Anmerkung: Proteine werden mit Großbuchstaben am Anfang und normal geschrieben. Durch die unterschiedliche Schreibweise für Gen und zugehöriges Protein wird sichergestellt, was gemeint ist, weil selbst in der Fachliteratur diesbezüglich nicht immer sauber unterschieden wird.]

3. Merkmal: Ausschaltung des programmierten Zelltods

Alle Zellen verfügen über einen Mechanismus, um sich selbst zu zerstören. Man nennt das Apoptose oder programmierter Zelltod. Bei gesunden Zellen ist es ein natürlicher Prozess, um diese nach Ablauf ihrer Lebenszeit oder bei zu großer Schädigung zu entsorgen. Kranke, infizierte oder entartete Zellen müssen vernichtet werden, um den

Gesamtorganismus zu schützen. Tumorzellen können sich dieser Regulation entziehen und länger leben. Wie machen sie das?

Ein wichtiger Signalstoff zur Auslösung der Apoptose ist das Cytochrom C. Freigesetzt in einer Zelle, führt es über mehrere Schritte zum Zelltod. In einer Krebszelle verhindert ein Onkogen mit dem Namen Bcl-2 die Freisetzung. Dabei wird es durch den Transkriptionsfaktor NF-$_K$B (ausgesprochen: NF-kappa B) unterstützt, der an allen Prozessen des Tumors beteiligt ist. Transkriptionsfaktoren sind Proteine, die an die DNA binden und verschiedene Signale auslösen. NF-$_K$B bewirkt in einer Tumorzelle deren Wachstum und die Bildung neuer Blutgefäße (Angiogenese). Es unterdrückt die Apoptose, hemmt das Immunsystem und erleichtert die Metastasenbildung.[4] Und ganz unheilvoll bewirkt NF-$_K$B, dass noch mehr Zucker aufgenommen wird, um das Überleben von Krebszellen zu fördern.[5]

Weniger Zucker bedeutet dementsprechend weniger NF-$_K$B-Aktivierung und damit eine Behinderung aller Schritte, die Tumorwachstum begünstigen.[6]

Noch erfolgversprechender könnte es sich erweisen, die Apoptose durch modifizierte Zucker zu aktivieren. Diese speziellen Zucker, von denen im 4. Kapitel die Rede sein wird, sind interessant, weil sie von normalen Zellen und Krebszellen nicht abgebaut und zur Energiegewinnung verwendet werden können. Der aktuelle Star unter diesen Zuckern ist 2-Desoxyglukose. Auf den ersten Blick könnte man den Zucker mit Glukose verwechseln. Jedoch fehlt dieser Glukose in 2-Stellung ein Sauerstoffatom, daher der Name 2-Desoxyglukose.

Studien belegen, dass 2-Desoxyglukose das Gleichgewicht des Onkogens Bcl-2 von einem anti-apoptotischen zu einem pro-apoptotischen Zustand verschiebt.[7] Leider reicht die alleinige Verabreichung dieses Ersatzzuckers nicht aus, um den Zelltod von Krebszellen herbeizuführen. Herkömmliche Krebstherapien können dennoch davon profitieren. Der Synergismus bei gleichzeitiger Verabreichung von 2-Desoxyglukose mit bekannten Krebsmedikamenten ist derzeit Gegenstand aktueller Studien und für bestimmte Krebsformen bereits bestätigt.[8]

4. Merkmal: Unsterblichkeit

Am 29. Januar 1951 ging die Tabakarbeiterin Henrietta Lacks in das John Hopkins Hospital, weil sie nach der Geburt ihres fünften Kindes an starken unregelmäßigen Unterleibsblutungen litt und das John Hopkins Hospital das einzige in der Umgebung war, das Afroamerikaner behandelte. Dort wurde ein besonders aggressiver und schnell wachsender Gebärmutterhalskrebs festgestellt. Aus einer entnommenen Probe gelingt es Georg Otto Gey aus dem Tumorgewebe erstmals eine Zelllinie zu isolieren, die sich besonders schnell teilte und selbst nach vielen Teilungen nicht abstarb. Das war eine medizinische Sensation. Zum ersten Mal hatte man Krebszellen, die sich außerhalb des menschlichen Körpers teilten und praktisch unsterblich waren. Die Zelllinie nannte er zur Anonymisierung nach den Namensinitialen Henrietta Lacks HeLa.[9]

Heute gehören HeLa-Zellen zum Inventar eines jeden biotechnischen Labors und sind bei der Entwicklung von Medikamenten unverzichtbar geworden. Man schätzt, das bislang über 20 Tonnen HeLa-Zellen weltweit produziert worden sind. In den Jahren danach sollten unsterbliche Krebszellen aus anderen Krebsformen isoliert und vermehrt werden und das Repertoire ergänzen.

Seit Jahrzehnten wird Forschung mit Krebszellen durchgeführt, obwohl die Menschen, denen sie entnommen wurden, schon lange tot sind. Während gesunde Zellen im Alter verschleißen und die Fähigkeit zur Zellteilung ganz verlieren, können Krebszellen ungehindert weiterwachsen und sich teilen. Von allen Krebsmerkmalen scheint dieses die Forschung am meisten zu interessieren. Kein Wunder, es ist nicht auszuschließen, dass sich bei der Suche nach einem effizienten Krebsmittel zugleich ein gutes Anti-aging-Mittel findet.

Ins Visier der Altersforschung kamen als nächstes freie Radikale. Im Jahr 1956 stellte der amerikanische Biogerontologe Denham Harman die „Theorie der freien Radikale" auf,[10] der zufolge Radikale den Alterungsprozess verursachen. Während viele Gerontologen die Theorie ablehnen, wird sie immer noch als Erklärungsmodell für viele Krankheiten, insbesondere Krebs, herangezogen. Hierbei handelt es sich allerdings um einen grandiosen Denkfehler mit ungeahnten Folgen für viele Krebspatienten.[11]

Die Hypothese führte in den Jahrzehnten danach zu einem Boom, mit Vitaminen und Antioxidantien Krebs zu bekämpfen. Nur langsam setzt sich die Erkenntnis durch, dass diese Vorgehensweise kontraproduktiv war. Radikale werden bei der Krebsbekämpfung dringend benötigt. Der Einsatz von Vitaminen und Antioxidantien hat deshalb nach Ansicht von James Watson mehr Krebstote verursacht als verhindert.[12]

Der Durchbruch zum Thema Langlebigkeit gelang Elizabeth Blackburn und Carol Greider, deren Arbeiten 2009 mit dem Nobelpreis für Medizin gewürdigt wurden. Die Forscherinnen beschäftigten sich mit der Zellteilung, wobei sie ihr Augenmerk auf die Enden der DNA, die sogenannten Telomeren, richteten. Diese Telomere schützen bei der Zellteilung die Enden der DNA. Trotzdem werden bei jeder Teilung die Telomere um ein winziges Stück kürzer. Wird dabei eine Mindestlänge der Telomere unterschritten, teilt sich die Zelle nicht mehr oder stirbt ab. Blackburn und Greider entdeckten 1984 das Protein Telomerase. Dessen Aufgabe ist es, die Telomerenverkürzung aufzuhalten und ab einer bestimmten Länge, die Telomere wieder aufzubauen.[13]

In 95 Prozent aller Krebszellen finden sich sehr große Mengen an Telomerase, die diesen helfen, sich ungehemmt zu vermehren. Die Unsterblichkeit von Krebszellen lässt sich somit auf die Überaktivität der Telomerase zurückführen. Die Entwicklung von Telomerase-Blockern liegt deshalb nahe, ist aber komplizierter als gedacht. Genetisch veränderte Mäuse, die keine Telomerase produzieren, starben aufgrund alternder Muskelzellen deutlich früher an Herzversagen als gewöhnlich. Sie verfügten jedoch über einen natürlichen Krebsschutz. Alle Versuche, in diesen Tieren Krebs auszulösen, scheiterten. Die Mäuse bekamen keinen Krebs.[14] Dennoch dürfte in der Zukunft mit Krebstherapien zu rechnen sein, die durch Beeinflussung der Telomerase, Krebszellen wieder altern lassen und sterblich machen. Erste Erfolge bei Kindern mit einem Neuroblastom geben hierzu Anlass.[15]

Wie lässt sich nun auch bezüglich der Telomerase der Bogen zurück zum Zuckerkonsum spannen? Studien belegen, dass Restriktionen beim Glukoseverbrauch die Aktivität der Telomerase verringert und in Krebszellen die Apoptose wieder in Gang gesetzt wird.[16]

Doch eine Reduzierung des Zuckerkonsums ist nicht die einzige Möglichkeit, die Telomerase-Aktivität zu unterdrücken: auch oxidativer Stress (und damit Radikale) verringert sie. Der Tumorsuppressor *p53*, dessen Aufgabe es ist, Krebszellen in die Apoptose zu schicken, wird ebenfalls durch Radikale aktiviert. Damit wird deutlich, wie verhängnisvoll die Einnahme von Vitaminen und Antioxidantien in dieser Situation ist: Beide natürliche Mechanismen zur Bekämpfung von Krebszellen werden durch falsche Nahrungsergänzungsmittel außer Kraft gesetzt.

Unsterblichkeit ist ohnehin ein göttliches Attribut, weshalb man mit diesem Superlativ vorsichtiger umgehen sollte. Noch hat niemand mit Krebszellen gearbeitet, die seit 100 Jahren wachsen und sich kontinuierlich teilen. Auch für Krebszellen wird es eine obere Grenze der Lebenserwartung geben. Dafür sorgt die Evolution, die für Krebszellen nicht aufgehoben ist. Eine italienische Arbeitsgruppe analysiert 2015 vier verschiedene HeLa-Chargen und stellt dabei fest, dass sich diese erheblich in ihrem Genom unterscheiden.[17] Die genomische Instabilität führt dazu, dass ein und dasselbe Experiment, das mit verschiedenen Chargen durchgeführt wurde, zu unterschiedlichen Ergebnissen und Schlussfolgerungen führen kann. Durch die Instabilität, verbunden mit weiteren Mutationen, entfernen sich HeLa-Zellen zunehmend vom normalen menschlichen Genom. Die ersten Hela-Zellen aus den 50er-Jahren könnten mit heutigen HeLa-Zellen nur den Namen gemeinsam haben. Es wird sogar nachgedacht, ob es sich bei den heutigen HeLa-Zellen überhaupt noch um menschliche Zellen handelt.

Das ist keine wissenschaftliche Randnotiz, denn die Konsequenzen sind beachtlich! Die Entwicklung neuer Krebsmedikamente, die vorab an HeLa-Zellen ausprobiert werden, wird immer fragwürdiger und unwahrscheinlicher. Gute Krebsmedikamente werden nicht mehr erkannt, weil sie die ungemein schwieriger zu behandelnden HeLa-Zellen nicht bekämpfen können. Umgekehrt ist nicht sichergestellt, dass ein Medikament, das HeLa-Zellen erfolgreich bekämpft, noch beim Menschen wirkt, da die genetischen Unterschiede mittlerweile zu groß sind. Dieses Dilemmas ist man sich in der Pharmaindustrie bewusst. Medikamente, die eine genetische Mutation erfolgreich behandeln, wirken bei einigen Patienten nach Jahren nicht mehr, weil das

Onkogen zwischenzeitlich mutiert hat. Die Entwicklung von Krebsmedikamenten wird der Evolution immer hinterher laufen.

Es handelt sich um ein wichtiges Argument, damit es zu dem in diesem Buch geforderten Umdenken führt, die Stoffwechselvorgänge bei Krebs nicht zu vergessen. Denn alle Krebszellen, unabhängig davon, wie weit sie sich weiterentwickelt haben, brauchen Zucker zum Überleben. Die Aussichten, Krebs durch die Beeinflussung seines Stoffwechsels zu bekämpfen, sind ungemein aussichtsreich.

5. Merkmal: Wachstum von Blutgefäßen

Ein Tumor kann sich ab einer bestimmten Größe nicht mehr selbständig mit Nährstoffen versorgen oder seine Abfallprodukte entsorgen. Der Tumor signalisiert den Blutgefäßen durch Aussenden von Wachstumsfaktoren, dass ein Versorgungsnotstand vorliegt und er neue Blutgefäße benötigt. Die Blutgefäße besitzen auf ihrer Oberfläche (in den Endothelzellen) spezielle Antennen (Rezeptoren) zum Empfang dieses Signals. Sobald das Signal in den Endothelzellen eintrifft, veranlassen sie die Bildung neuer Blutgefäße. Diese wachsen in die Richtung, aus der die Signale gesendet wurden. So wird der Tumor bald von einem dichten Gefäßnetz umgeben, das ihn mit Nährstoffen versorgt. Diesen Vorgang nennt man Tumor-Angiogenese. Er wiederholt sich in dem Maße, wie der Krebs weiterwächst – die Gefäßneubildung ist ein permanenter Prozess im Verlauf des Tumorwachstums.

Wirkstoffe, die die Wachstumsfaktoren außer Kraft setzen, sogenannte Angiogenese-Inhibitoren, treffen den Krebs empfindlich. Die Neubildung von Blutgefäßen wird verhindert, indem der Wirkstoff an die Wachstumsfaktoren bindet. Dadurch wird der Tumor regelrecht ausgehungert.

Seit einigen Jahren wird ein Medikament als Angiogenese-Inhibitor in der Krebstherapie eingesetzt, das für die größte Tragödie in der deutschen Pharmaentwicklung steht. Die Rede ist von Thalidomid, dem Wirkstoff im Contergan. Die antikanzerogene Wirkung von Thalidomid untersuchte man schon in den 1960er-Jahren. Bedingt durch die Contergan-Tragödie wurde dieses eingestellt. Es war jedoch offensichtlich, dass die in Föten ausgelösten Missbildungen auf ein gezieltes und effizientes „Abschnüren" neu gebildeter Blutgefäße zurückzuführen waren.

Die Endothelzellen, die als Barriere zwischen Blut und Gewebe betrachtet werden können, lassen sich erfreulicherweise durch Ersatzzucker und Nahrungsergänzungsmittel manipulieren. Beispielsweise durch den Ersatzzucker 2-Desoxyglukose, der beim 3. Merkmal vorgestellt wurde. Die Endothelzellen reagieren überempfindlich auf 2-Desoxyglukose mit dem Resultat, dass die Tumor-Angiogenese behindert wird.[18] Das im Rotwein vorhandene Resveratrol präsentiert sich ebenfalls als Angiogenese-Inhibitor und begünstigt zusätzlich die Apoptose.[19]

6. Merkmal: Invasives Wachstum und Metastasenbildung

Gesunde Zellen und gutartige Tumore dringen weder in umgebendes Gewebe ein noch streuen sie über Blut- oder Lymphgefäße noch siedeln sie sich an anderen Körperstellen an. Bösartige Tumorzellen können das, sie metastasieren. Die Metastasierung ist die gefährlichste Eigenschaft von Krebs. 90 Prozent der Patienten sterben an den Folgen der Metastasen und nicht am primären Krebstumor.

Die Metastasenbildung hat mit der bösartigen Wandlungsfähigkeit von Krebszellen zu tun. Krebszellen können ihre Identität umwandeln, indem sie Prozesse, die beispielsweise während der menschlichen Entwicklung ablaufen, kopieren. In einem Embryo entwickeln sich mit der Zeit aus identischen Stammzellen unterschiedliche Organe. Der Vorgang wird in der in der Fachliteratur als EMT (für epithelial-mesenchymale Transition) bezeichnet. Tumorzellen machen sich diesen Prozess zunutze, um mobile Eigenschaften anderer Zelltypen anzunehmen. Dadurch können sie sich aus dem Zellverband des Primärtumors lösen und über den Blutkreislauf in andere Körperregionen wandern. Dort angekommen wandeln sie sich zurück und bilden eine neue Krebskolonie, die als Metastase bezeichnet wird.

Die Verhinderung der Metastasenbildung ist eigentlich das wichtigste Gebiete der Krebsbehandlung. Dadurch käme man dem Ziel, Krebs zu heilen, sehr nahe. Es wäre ein unschätzbarer Erfolg. Der Primärtumor degradiert zum gutartigen Tumor – ein Tumor, mit dem man leben kann.

Aktuell werden vier Forschungsstrategien gegen Metastasenbildung eingehender untersucht. Im ersten Fall fokussiert man sich auf die Wandlungsfähigkeit von Krebszellen. Einer Forschungsgruppe der Universität Basel ist es gelungen, Krebszellen in harmlose Fettzellen umzuwandeln, die keine Möglichkeit zur Rückumwandlung in Krebszellen besitzen und es keine Metastasierung gibt. Der zweite Fall basiert auf dem Zufallsbefund, dass Cholesterinsenker die Metastasenbildung unterdrücken. Im dritten Fall konzentriert man sich auf die Beeinflussung einer Gruppe von Proteinen (Cadherine), die für die Wandlungsfähigkeit der Krebszellen verantwortlich ist. Der vierte Fall nimmt das den Krebs umgebende Gewebe in Blick. Dieses wird durch die gesteigerte Milchsäureproduktion der Krebszelle (Warburg-Effekt) übersäuert und geschwächt. Damit wird die Wanderschaft erleichtert. Weniger Zucker bedeutet weniger Milchsäure und damit weniger übersäuertes, geschwächtes Gewebe. Allen vier Forschungsstrategien ist gemeinsam, dass sie die Folgen eines übermäßigen Zuckerkonsums im Visier haben.

Umwandlung von Krebs- in Fettzellen

Die Wandlungsfähigkeit von Krebszellen begünstigt das Fortschreiten der Bösartigkeit, führt zu Metastasen und zu Therapieresistenzen. 2019 gelingt es der Basler Arbeitsgruppe um Gerhard Christofori, diese Eigenschaft therapeutisch auszunutzen. Sie bedienen sich des EMT-Mechanismus, um Brustkrebszellen in Fettzellen umzuwandeln, die sich nicht mehr teilen können. [20]

Möglich wurde es durch die Kombination von zwei bekannten Medikamenten: Rosiglitazon, das zur Behandlung von Diabetes eingesetzt wird, und Trametinib, das das Wachstum und die Ausbreitung von Krebszellen hemmt. An Mäusen, denen besonders aggressive menschliche Brustkrebstumore eingepflanzt wurden, konnten die Forscher zeigen, dass sich in den behandelten Mäusen keine Metastasen bildeten. Vielmehr hatten sich die Tumorzellen nach dem Durchlaufen des

EMT-Prozesses statt in mobile Zellen in harmlose Fettzellen verwandelt.

Das E im EMT steht für Epithel-Zellen; diese Zellen kleiden als Deck- oder Grenzgewebe die inneren und äußeren Oberflächen des Körpers aus. Somit lassen sich nur die Zellen der Oberfläche des Primärtumors, aber nicht der ganze Tumor in Fett verwandeln. Im Augenblick hoffen die Forscher, dem gesamten Tumor dennoch zu schaden. Sie vermuten, dass die Verhinderung der Metastasenbildung auch die Fähigkeit des Tumors beeinträchtigt, der herkömmlichen Chemotherapie zu widerstehen. Die Hoffnung ist nicht unbegründet, denn die Verabreichung des Diabetes-Medikamentes Rosiglitazon ist bekannt dafür, den Blutzuckerspiegel zu senken und als $NF_\kappa B$-Inhibitor zu wirken. Der Ansatz erinnert augenfällig an die ermutigenden Resultate der Arbeitsgruppe um Michael Hall vom Biozentrum der Universität Basel, die durch Kombination des Diabetes-Medikamentes Metformin mit dem Blutdrucksenker und Neuroleptikum Syrosingopin den Leberkrebs bei Mäusen erfolgreich behandeln konnten.[21] Mehr dazu im 7. Kapitel (Diabetes und Krebs).

Die Umwandlung von Krebs- in Fettzellen wird im 11. Kapitel (Übergewicht) nochmals aufgegriffen, weil es sich um besondere Fettzellen handelt und das durch Zucker ausgelöste Übergewicht thematisiert.

Cholesterinsenker

Einem verbreiteten Irrtum zufolge treibt der Konsum von Eiern und Butter den Cholesterinspiegel in die Höhe. Ein Irrtum, der nicht ausreichend zur Kenntnis genommen wird und den wirklichen Verursacher verschleiert. Es ist der Zucker, der den Cholesterinspiegel äußerst negativ beeinflusst. Dadurch wird der Spiegel des sogenannten guten Cholesterins (HDL) gesenkt und der des sogenannten schlechten Cholesterins (LDL) steigt an. Eigentlicher Verursacher ist ein Abbauprodukt des Zuckers, das auch für die Entstehung von Krebs eine besonders wichtige Rolle spielt: Methylglyoxal.[22] Diese hochreaktive Verbindung reagiert mit der DNA, ebenso wie mit besonderen Proteinen, zu denen HDL gehört. Das ist in doppelter Hinsicht fatal. HDL wird nach Umsetzung mit Methylglyoxal instabil und zerfällt. Damit kann es seine Aufgabe, das schädliche Cholesterin zu entsorgen, nicht mehr wahrnehmen. Der LDL-Spiegel steigt an.

Viele Menschen erhalten weltweit Statine zur Senkung ihres Cholesterinspiegels. Die Auswertung der Daten von 300.000 Patienten, die Statine einnahmen, zeigte ein außergewöhnliches Resultat. Im Vergleich zur Gesamtbevölkerung war die Krebshäufigkeit um die Hälfte niedriger! Das dürfte mehrere Ursachen haben. Neben der Senkung des Cholesterinspiegels bewirken Statine die Hemmung eines Proteins (MACC1), das als Treiber für die Metastasierung eine Schlüsselrolle spielt. In Zelllinien und in Mäusen wurde die Hemmung von MACC1 und das Ausbleiben der Metastasierung durch Statine bereits bestätigt.[23] Die Autoren sind optimistisch, dass sich ihre Resultate in klinischen Studien bestätigen werden.

Cadherine

Eine weitere Forschungsstrategie beschäftigt sich mit einer bestimmten Klasse von Proteinen: den Cadherinen. Diese bewirken, dass sich gesunde Zellen normalerweise nicht aus ihrem Zellverband lösen, um sich auf Wanderschaft zu begeben. Die Proteine befinden sich in der Zellmembran und ragen zum Teil aus dieser heraus. Sie spielen eine wichtige Rolle bei der Stabilisierung von Zell-Zell-Kontakten, weil sich die herausragenden Bestandteile miteinander verhaken und den Zellverbund stabilisieren. Epithelzellen des Tumors verlieren während des EMT-Prozesses diese Cadherine und damit ihre Stabilisierung im Verband. Die Zellen gewinnen dadurch die Fähigkeit zur Zellwanderung.

Wie gelingt es nun der einzelnen Tumorzelle nach der Wanderschaft in einem anderen Organ sesshaft zu werden und mit dem Wachstum zu beginnen? Dazu benötigen die neuen Tumorzellen wieder die Anwesenheit von Cadherinen, um einen stabilen Zellverbund zu organisieren. Die gewanderten Tumorzellen kehren den EMT-Prozess einfach um und produzieren Cadherine, die sich wieder verhaken können. Ganz wichtig ist, dass für den EMT-Prozess und seine Umkehr keine genetischen Mutationen in der DNA benötigt werden. Es handelt sich vielmehr um genetische Manipulationen, die umkehrbar sind.[24] Hier rückt die Epigenetik mit neuen Therapieansätzen in den Vordergrund. Dieses Forschungsgebiet ist spannend, da durch gezielte Ernährung diese Manipulationen ausgelöst werden können. So wird der EMT-Prozess beispielsweise durch Resveratrol unterdrückt.[25]

In der Vergangenheit eher belächelt, offenbart die richtige Ernährung ihr beachtliches Potenzial in der Krebstherapie. Im 10. Kapitel werden die Mechanismen beschrieben, mit denen sich epigenetische Faktoren durch Zuckerreduzierung beeinflussen lassen, während im 12. Kapitel ein Weg vorgestellt wird, der aufzeigt, wie Zucker Cadherine beeinflusst und die Metastasenbildung begünstigt.[26]

Übersäuertes Gewebe

Der ungewöhnliche Abbau von Zucker in Krebszellen bewirkt, dass sich in dem die Krebszellen umgebenden Gewebe beträchtliche Mengen an rechtsdrehender (!) Milchsäure ansammeln. Durch diese lokale Übersäuerung (Acidose, der pH-Wert sinkt auf Werte um 6) wird das den Tumor umgebende Gewebe angegriffen und es Tumorzellen erleichtert, in dieses einzudringen – der Startschuss für die Metastasierung.

Leider hat ein Missverständnis, die Art der Milchsäure betreffend, dazu geführt, dass Krebspatienten über viele Jahrzehnte hinweg falsch behandelt wurden. Die Aufklärung dieses Denkfehlers im 5. Kapitel ist besonders wichtig, weil übereifrige Helfer in der „Alternativszene" den Fehler immer noch begehen und falsche Ratschläge geben.

Umso erfreulicher ist es, dass das Thema Säureneutralisierung mit Basen erneut Gegenstand seriöser Krebsforschung wurde. So berichteten Krebsforscher vom Ludwig Institut for Cancer Research in New York kürzlich, dass die innere Uhr von Xenograft-Tumoren (menschliche Krebszelllinien in Mäuse transplantiert) durch die Verabreichung von Natron im Trinkwasser (also einer basischen Lösung) wieder aktiviert wurde.[27] Einer der Gründe, warum Krebszellen gegen Therapien resistent werden, liegt nämlich darin, dass sie sich in einer Art Ruhezustand befinden. Ihre innere Uhr und damit ihre Stoffwechselaktivität kommen zum Erliegen. Ausgelöst wird dieser Vorgang durch Übersäuerung, in deren Folge der für die Zellteilung wichtige Schalter mTORC1 abgeschaltet wird. Durch die Neutralisation der Milchsäure mit Natron konnte der mTORC1-Schalter wieder angeschaltet und die Krebszellen der Therapie zugänglich gemacht werden.

Das Ergebnis reiht sich nahtlos in Studien ein, die belegen, dass Diagnose, Prognose und Behandlung von Krebs durch Säure-Regulatoren positiv beeinflusst werden.[28] Vorläufiger Höhepunkt sind Erkenntnisse aus dem Cancer Center in Tampa, Florida. Die Wissenschaftler verwendeten dort Trishydroxyethylamin (TRIS) zur Säureneutralisierung eines in Mäusen metastasierenden Prostatakrebses. Das ist ein basisches Amin, das in der Biochemie seinen festen Platz als Säurepuffer hat, weil es die Funktion von Proteinen nicht beeinträchtigt. Sie verfütterten TRIS über das Trinkwasser und stellten bereits nach sieben Wochen ein signifikantes Verschwinden der Metastasen bei gleichzeitigem Rückgang des Krebses fest.[29]

Das war sensationell, aber die Forscher erzielten ein weiteres beachtliches Ergebnis. Krebszellen haben die Eigenschaft, ihren erhöhten Energiebedarf durch vermehrte Aufnahme von Zucker zu decken, weshalb sie zusätzliche Schleusen auf der Zelloberfläche ausbilden. Hier kommen Proteine ins Spiel, die gezielt Glukose in die Zelle durchlassen bzw. transportieren. Deshalb erhielten sie den Namen GLUT für Glukosetransporter. TRIS bewirkt nun zusätzlich, dass die Anzahl der wichtigsten GLUT-Schleusen mit der Behandlungsdauer abnimmt. Der Krebs wird also auf Schmalkost gesetzt. TRIS wird sehr schnell den Weg in klinische Studien finden.

Der Optimismus ist berechtigt, denn TRIS ist als Medikament unter dem Handelsnamen Trometamol bereits auf dem Markt. Sein bisheriges Einsatzgebiet lag in der Behandlung von Übersäuerung und in der Alkalisierung des Harns bei Vergiftungen mit schwach sauren Stoffen. Trometamol findet man laut Gelber Liste zudem als Hilfsstoff in 571 Präparaten.[30] Wieder ein geglücktes „drug repurposing" (dt. Medikamenten-Neupositionierung)! Darunter versteht man die Eignung eines zugelassenen Medikamentes für eine Indikation, für die das Medikament ursprünglich nicht vorgesehen war. Bei TRIS würde es sich also nicht um die zeitaufwendige Entwicklung eines neuen Medikamentes handeln, sondern um die Anmeldung einer neuen Indikation für ein altes Medikament. Eine solche Anmeldung kann viel schneller realisiert werden. Um die Sache weiter abzukürzen, könnten Ärzte eine „Off-Label-Use"-Therapie durchführen. Sie verwenden dann ein Medikament, das laut Beipackzettel gar nicht für diese Krankheit zugelassen ist. Allerdings gibt es hier Fallstricke juristischer Art. Diese können umgangen werden, wenn der Patient seinen Arzt bittet, ihm das Medikament zu verschreiben; denn der Arzt darf es von sich aus nicht empfehlen.

7. Merkmal: Tarnung vor körpereigenen Killerzellen

Das Paradigma, dass das Immunsystem Tumorzellen nicht angreifen kann, galt über viele Jahrzehnte hinweg. Tumorzellen wären körpereigene Zellen und das Immunsystem lediglich auf die Bekämpfung körperfremder Krankheitserreger ausgerichtet. Inzwischen weiß man es besser. Dass Immunsystem richtet sich auch gegen körpereigene entartete Zellen. Ein intaktes Immunsystem stellt ein wichtiges Element zur Vermeidung und Bekämpfung von Krebserkrankungen dar. Wesentlicher Bestandteil des Immunsystems ist eine Gruppe von weißen Blutkörperchen, die sogenannten Lymphozyten, die in B-Zellen, T-Zellen und „natürliche Killerzellen" (NK-Zellen) unterteilt sind. Die Hauptaufgabe der Lymphozyten besteht in der Erkennung und Entfernung von Fremdstoffen, wie beispielsweise Bakterien, Viren und auch Tumorzellen.

Ein Durchbruch gelang 1992 dem japanischen Immunologen Tasuku Honjo, als er ein Protein auf der Oberfläche von T-Zellen isolierte, dem er den tiefsinnigen Namen „Programmierter Tod 1" gab. Mit diesem Protein überprüft die T-Zelle andere Zellen. Falls diese Zellen auf ihrer Oberfläche über das passende Gegenstück[31] verfügen, erhält die T-Zelle die Rückmeldung „körpereigen" und die Zelle wird in Ruhe gelassen.

Tumorzellen verfügen anfänglich nicht über dieses Gegenstück, weshalb die T-Zelle keine Rückmeldung bekommt und die Tumorzelle vernichtet. Das geht nur solange, bis es einer Tumorzelle durch weitere Mutationen gelingt, das Gegenstück zu produzieren. Dem Immunsystem wird jetzt vorgegaukelt, es würde sich um eine normale Zelle handeln. Damit wird die Tumorzelle nicht mehr als entartet erkannt, entkommt der Immunüberwachung und vermehrt sich ungehindert. Durch Verabreichung eines Inhibitors gelang es Honjo 2002, das Gegenstück unkenntlich zu machen, wodurch die T-Zelle die Tumorzelle wieder wahrnimmt und vernichtet.[32] Für diese außergewöhnliche Arbeit erhielt Honjo 2018 den Nobelpreis für Medizin.

Logischerweise helfen die Inhibitoren nur bei Krebszellen, die auf ihrer Oberfläche das Gegenstück zum „Programmierten Tod 1" ausbilden. Das ist jedoch nicht bei allen Krebsarten der Fall. Zum Glück gibt es weitere Kandidaten in der Immunabwehr. Natürliche Killerzellen (NK-Zellen) sind ebenfalls in der Lage, Tumorzellen zu erkennen und abzutöten. Sie heißen so, weil sie nicht, wie im Fall der T-Zellen, über eine Antigenerkennung aktiviert werden müssen. Tumorzellen oder mit Viren befallene Zellen produzieren unvermeidlich körperfremde Proteine, die von den NK-Zellen direkt erkannt werden. Somit ist die Krebszelle identifiziert und wird vernichtet. Tumore können sich allerdings mit der Zeit auch gegen natürliche Killerzellen behaupten. Wenn man diesen Prozess durch gezielte Aktivierung der NK-Zellen hinauszögert, könnten Tumorzellen länger vernichtet werden.

Umgekehrt wird die Aktivität von Natürlichen Killerzellen durch den Prozess der Glucosamin-Acylierung (mehr dazu im 12. Kapitel) gehemmt.[33] Das hierfür benötigte Glucosamin ist ein Glukoseabbauprodukt und fällt bei übermäßigem Zuckerkonsum verstärkt an. Mit anderen Worten: Zu viel Zucker schwächt unsere Natürlichen Killerzellen und behindert sie bei der Krebsbekämpfung.

Die Empfehlung, sich während einer Krebserkrankung ausgewogen zu ernähren und Sport zu treiben, um das Immunsystem zu stärken, hat Patienten in der Vergangenheit nicht unbedingt überzeugt. Mit dem heutigen Wissen um die bedeutende Rolle des Immunsystems bei der Krebsbekämpfung wird sich daran einiges ändern.

8. Merkmal: Umprogrammierung des Energiestoffwechsels

Fast 100 Jahre lang rätselte die Wissenschaft, warum Krebszellen bei ihrer Energieversorgung einen anderen Weg als gesunde Zellen beschreiten, der ihnen zudem viel weniger Energie liefert. Otto Warburg beobachtete 1924 als Erster die Verschiebung im Glukose-

Stoffwechsel.[34] Krebszellen bauen den Zucker Glukose bis zur Stufe des Pyruvats ab, das dann in verstärktem Maß in Milchsäure umgewandelt wird (Warburg-Effekt). Gesunde Zellen hingegen bauen das Pyruvat in den Mitochondrien mit Sauerstoff sehr energiegewinnend zu Kohlendioxid und Wasser ab. Kurzfristig können sie ebenfalls den Weg über die Milchsäure gehen, machen das aber nur bei Sauerstoff-Not, um nicht zu ersticken.

Krebszellen wählen den vermeintlich ineffizienten Weg trotz ausreichender Sauerstoffversorgung. Warburg ging deshalb davon aus, dass die Funktion der Mitochondrien gestört sei. Diese als Warburg-Hypothese bezeichnete Theorie, die lange Zeit als überholt galt, erfreut sich aktuell einer Renaissance.

Der Warburg-Effekt war unbestritten,[35] dennoch wurde er ab den 1960er-Jahren stiefmütterlich behandelt. Über mögliche Gründe wurde bereits in der Einleitung spekuliert. Ins Abseits gerieten die Ergebnisse Warburgs ab den 80er-Jahren, als sich die Entstehung des Krebses bedingt durch genetische Mutationen manifestierte. Daran änderte sich auch nichts im Jahre 2000, als Douglas Hanahan und Robert Weinberg ihre berühmten sechs Merkmale der Krebszellen publizierten.[36] Bei diesen ersten Merkmalen war von Zucker keine Rede, dieser wurde 2011 mit der Aktualisierung ihrer Liste auf acht Merkmale berücksichtigt.[37] Der ungewöhnliche Verbrauch von Zucker beziehungsweise die deregulierte Energiegewinnung wurde als Merkmal aller Krebszellen herausgestellt und ist wissenschaftlich anerkannt.

Obwohl niemand die Liste von Hanahan und Weinberg anzweifelt, freunden sich einige Krebsforscher mit diesem Krebsmerkmal noch nicht an. Der Krebsinformationsdienst des DKFZ gibt sich ebenfalls sehr bedeckt: *„Bisher gibt es keine Studiendaten, die hierauf eine pauschale, einfache und für alle Patienten passende Antwort bieten würden".*[38]

Seit wann müssen Studien pauschale und einfache Antworten liefern? Warum ignorieren, was offensichtlich ist? Fast jedes Körperteil kann von Krebs betroffen sein. Bei Herz und Muskeln wird praktisch kein Krebs beobachtet! Herz- und Muskelzellen unterscheiden sich in ihrem Energiestoffwechsel jedoch deutlich von Krebszellen.

Warburg ist heute wieder aktuell. Die Hinweise, das 8. Merkmal des unterschiedlichen Energiestoffwechsels für Prävention und Krebstherapie zu nutzen, sind einfach zu überwältigend. Aus diesem Grund wird der Warburg-Effekt und Krebstherapien, die sich daraus direkt ergeben, im 5. Kapitel ausführlich besprochen.

4 ZUCKER

„Wenn jemand heute den Zucker erfände, würde man ihm sicher verbieten, sein Erzeugnis auf den Markt zu bringen."
Arnold Bender

Krebszellen benötigen für ihr Wachstum große Mengen des Zuckers Glukose. Aber wie gelangt Glukose in unsere Ernährung? Wer sich vor Krebs schützen möchte, will wissen, wo Glukose vorkommt und wie er seinen Konsum beeinflussen kann. Sich nur auf seine Zunge zu verlassen, ist keine Option. Glukose kommt in versteckter Form in vielen Nahrungsmitteln vor, die nicht süß schmecken.

Wenn in der Bevölkerung von Zucker die Rede ist, ist in der Regel Haushaltszucker gemeint. Beim Einkauf begegnet er uns unter vielen Bezeichnungen, beispielsweise als Rohrohrzucker, Rübenzucker, Ahornzucker oder Raffinade-Zucker. Die Namensgebung weist lediglich auf den pflanzlichen Ursprung, den Herstellungsprozess oder die Reinheit hin. Hinzu kommen noch namentliche Unterscheidungen, die sich auf Form und Körnung beziehen, wie dies bei Kristallzucker, Würfelzucker, Kandiszucker, Puderzucker und Instantzucker der Fall ist. Chemisch gesehen ist das alles die gleiche Substanz (Saccharose) und nur ein Spezialfall in der Familie der Zucker, die wiederum den Hauptbestandteil der Kohlenhydrate ausmachen. Kohlenhydrate werden allgemein auch als Saccharide bezeichnet, was sich von *griechisch: sakcharon* = Zucker ableitet.

In der Familie der Zucker unterscheidet man ihre Vertreter anhand der Anzahl und Art ihrer Bausteine. Einfachzucker besitzen nur einen Baustein, Zweifachzucker besitzen zwei, Mehrfachzucker viele und Vielfachzucker sehr viele Bausteine. Die in unserer Ernährung vorkommenden wichtigsten Zucker und ihre Bausteine sind in Tabelle 4.1 aufgeführt.

Zucker

Tabelle 4.1: Zusammenstellung wichtiger, in der Nahrung vorkommender Zucker

Kohlenhydrate (Saccharide)		
Einfachzucker	**Bausteine**	**Vorkommen**
Glukose (Traubenzucker)		Weintrauben, Früchten
Fruktose (Fruchtzucker)		Früchten
Galaktose		Nahrungsergänzungsmittel
Zweifachzucker		
Maltose (Malzzucker)	Glukose + Glukose	Bier
Saccharose	Glukose + Fruktose	Haushaltszucker
Laktose (Milchzucker)	Galaktose + Glukose	Milch, Milchpulver, Molke
Dreifachzucker		
Maltotriose	Glukose + Glukose + Glukose	Maissirup
Raffinose	Galaktose + Glukose + Fruktose	Hülsenfrüchte
Mehrfachzucker		
Maltodextrin	Gemisch aus Maltose, Maltotriose und Verbindungen mit bis zu 20 Glukosebausteinen	Sportlernahrung
Vielfachzucker		
Glykogen (tierische Stärke)	Polymer aus Glukose mit bis zu 50.000 Glukosebausteinen	Leber, Muskeln
Stärke (pflanzliche Stärke)	Polymer aus Glukose mit bis zu 1.000.000 Glukosebausteinen	Getreide, Kartoffeln, Hülsenfrüchte

Saccharose

Haushaltszucker, wissenschaftlich als Saccharose bezeichnet, ist ein Zweifachzucker, in dem die beiden Bausteine Glukose und Fruktose (Abbildung 4.1) über eine Glukosidbindung miteinander verknüpft sind. Im Darm wird die Bindung durch das Enzym Saccharase gespalten. Dadurch werden Glukose und Fruktose freigesetzt und erst dann vom Körper aufgenommen. Wer reichlich Haushaltszucker konsumiert, nimmt im Prinzip zu gleichen Teilen Glukose und Fruktose auf. Das Gemisch aus Glukose und Fruktose wird auch technisch aus Haushaltszucker hergestellt und ist als Invertzucker im Handel erhältlich. Dieser lässt sich besser zu Flüssigzucker weiterverarbeiten, weil er nicht so schnell kristallisiert. Aufgrund dieser Eigenschaft wird Invertzucker für die Winterfütterung von Bienen oder als Zusatz in Cocktails verwendet.

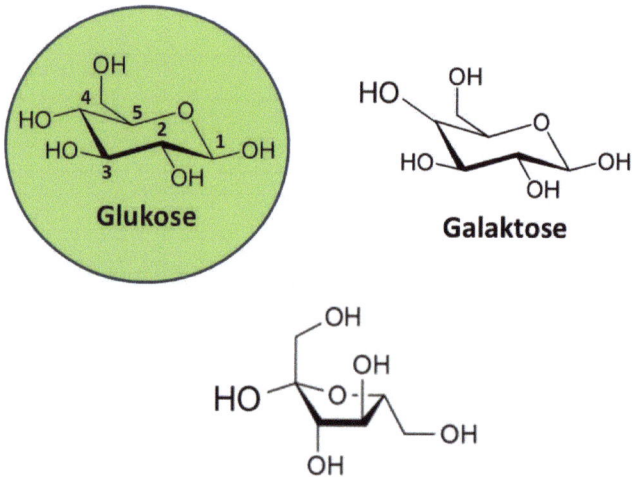

Abbildung 4.1: Strukturen von Glukose, Galaktose und Fruktose. Galaktose unterscheidet sich von Glukose nur durch die unterschiedliche Anordnung der Hydroxygruppe in 4-Stellung. Ihre Pharmakologie könnte nicht unterschiedlicher sein. Während Krebszellen Unmengen an Glukose für ihr Wachstum benötigen, sterben sie bei Umstellung auf Galaktose ab.

Fruktose

Menschen mit einer Fruktoseintoleranz, die sich möglichst fruktose-arm ernähren, sind sich des Bausteins Fruktose im Haushaltszucker bewusst. Sie ersetzen ihn deshalb durch Zucker, die den Baustein Fruktose nicht enthalten. Was sich so einfach anhört, hat seine Tücken in der Umsetzung. Zum einen ist Fruktose in Obst und selbst Gemüse in unterschiedlichen Gehalten omnipräsent (siehe Tabelle 4.2), zum anderen wird der Fruktosegehalt in allen Nahrungsmitteln nicht aus-gewiesen.

Tabelle 4.2: Gehalt verschiedener Zucker in Obst und Gemüse (in g/100 g)[1]

Nahrungsmittel	Fruktose	Glukose	Saccharose
Früchte			
Apfel	5,9	2,4	2,1
Aprikose	0,9	2,4	5,9
Banane	4,9	5,0	2,4
Feige, getrocknet	22,9	24,8	0,9
Trauben	8,1	7,2	0,2
Pfirsich	1,5	2,0	4,8
Birne	6,2	2,8	0,8
Ananas	2,1	1,7	6,0
Pflaume	3,1	5,1	1,6
Gemüse			
Rote Beete	0,1	0,1	6,5
Karotte	0,6	0,6	3,6
Paprika	2,3	1,9	0,0
Zwiebel	2,0	2,3	0,7
Süßkartoffel	0,7	1,0	2,5
Zuckerrübe	0,1 – 0,5	0,1 – 0,5	16 - 17

Die Leidtragenden sind zwar grundsätzlich in der Lage, den Haushaltszucker aufzuspalten. Das Problem liegt jedoch in der zu großen Menge der dabei freigesetzten Fruktose, die vom Dünndarm nicht mehr vollständig aufgenommen werden kann. Dadurch gelangt Fruktose in den Dickdarm und wird von den Darmbakterien abgebaut. Ein Prozess, der zu Bauchschmerzen, Blähungen und Durchfall führt.

Man schätzt, dass die Hälfte der Bevölkerung nicht mehr als 25 Gramm Fruktose pro Tag verwerten kann. In Anbetracht einer täglichen Aufnahme von bis zu 50 Gramm, Tendenz steigend, ist das Problem vorprogrammiert. Der Ersatz von Haushaltszucker hilft nur begrenzt, weil der Anteil Fruktose in Lebensmitteln nicht deklariert wird. Außerdem nimmt Fruktoseintoleranz seit Jahren ständig zu, da sich die Fruktosemenge durch industrielle Herstellung der Nahrung erheblich erhöht hat.[2] Streng genommen handelt es sich nicht um eine Krankheit, sondern um die Antwort des Körpers auf eine zu viel konsumierte Nahrungskomponente.

Bei der Entstehung von Krebs verhält es sich ähnlich in Bezug auf Glukose. Wie im nächsten Kapitel ausgeführt wird, ist der Zucker Glukose zwar zum Überleben wichtig. Aber zu viel aufgenommene Menge an Glukose kann nicht mehr adäquat abgebaut werden. Es kommt zur Anreicherung eines Mutagens und zum Startschuss für die Krebsbildung.

Die Weltgesundheitsorganisation empfiehlt Müttern weltweit, Säuglinge in den ersten sechs Monaten zu stillen, um ein optimales Wachstum, eine optimale Entwicklung und Gesundheit zu erreichen. Interessant ist eine genauere Betrachtung der Zusammensetzung von Muttermilch. Diese variiert unter anderem je nach BMI, Gesundheit und Ernährung der Mutter. Grob vereinfacht enthält Muttermilch etwa 7 Prozent Zucker, wobei der Großteil aus Milchzucker (Laktose) und der kleinere Anteil aus Glukose und verschiedenen Mehrfachzuckern (Oligosacchariden) besteht. Gerade die Mehrfachzucker, von denen einige Wachstumsfaktoren sind, stehen für eine optimale Entwicklung des Kindes. Lange Zeit wurde Fruktose nicht beachtet, da sie ursprünglich kaum Bestandteil der Muttermilch war. Mittlerweile gelangt mehr Fruktose über die Ernährung der Mutter in die Muttermilch. Säuglinge können diese nicht verwerten, da sie noch keinen entwickelten Magen-Darm-Trakt haben, der für die Verarbeitung von Fruktose gerüstet ist. Stattdessen wird Fruktose ohne Umwege direkt in Fett umgewandelt und in den Fettdepots gespeichert. Gleichzeitig verhindert Fruktose die Fettverbrennung. Dadurch kommt es zu einer dramatischen Gewichts- und Fettzunahme des Säuglings. Neuere Studien belegen, dass bereits 1 Mikrogramm Fruktose in einem Milliliter Muttermilch (das ist 1000 mal weniger als Laktose) zu einer 5-10 prozentigen Zunahme von Gewicht und Fett in den ersten sechs Monaten führt.[3] Die Vermeidung von zu viel Fruktose in der Ernährung der stillenden Mutter hätte weniger Adipositas, Diabetes und Krebs in der nächsten Generation zur Folge.[4]

Laktose

Bei der Laktoseintoleranz wird der in Milchprodukten vorkommende Zweifachzucker Laktose nicht aufgespalten und verursacht dadurch Blähungen, Krämpfe und Durchfall. Das Enzym Laktase sorgt im „Normalfall" für die Aufspaltung der Laktose in die Bausteine Galaktose und Glukose. Nur so können sie über die Darmschleimhaut ins Blut aufgenommen werden. Findet diese Aufspaltung nicht statt, weil nicht genügend Laktase vorhanden ist, wandert der Milchzucker in untere Darmabschnitte und verursacht die beschriebenen Probleme. Menschen mit Laktoseintoleranz stehen deshalb vor der Alternative, auf Milchprodukte zu verzichten, oder käuflich erhältliche Laktase ihrem Speiseplan zuzufügen. Laktosefreier Milch wurde Laktase zugesetzt. Sie ist damit quasi vorverdaut und enthält statt Laktose nur noch ihre Bausteine.

Dass Menschen Laktase besitzen, ist kein Normalfall. Es handelt sich um eine genetische Mutation, die sich erst seit einigen hundert Jahren in Europa und in Gesellschaften, die Viehhaltung betreiben, durchgesetzt hat. Ursprünglich hatte die Natur Milch nur als Säuglingsnahrung vorgesehen, damit diese schnell wachsen können. Babys verfügen über eine ausreichende Menge an Laktase. Sobald das Stillen beendet wird, verschwindet die Laktase, ein Prozess, der auch bei Tieren beobachtet wird. Das Fehlen von Laktase beim Erwachsenen ist eigentlich der Normalfall und wird bei der Mehrheit der Weltbevölkerung, insbesondere in Asien, beobachtet. Was verständlich ist, weil Milch

Wachstumsfaktoren enthält, die beim Erwachsenen nicht mehr benötigt werden. Wachstumsfaktoren sind allerdings für Krebs von großem Interesse, er will wachsen.

Weshalb sollte dann Milch gegen Krebs helfen? Das legen einige Studien nahe.[5] Die aus der Milch freigesetzte Menge an Galaktose scheint der Grund zu sein. Wir erinnern uns: Warburg zeigte 1924, dass Krebszellen Galaktose nicht vergären können und 1967, dass Krebszellen absterben, wenn ihre Ernährung auf Galaktose umgestellt wird. Die Galaktose-Hypothese, der zufolge Galaktose vor Darmkrebs schützt, ist mittlerweile mehrfach bestätigt worden.[6,7] Zudem wurde Galaktose bereits vor über 100 Jahren erfolgreich zur Behandlung von Diabetes eingesetzt.[8] Wie später näher ausgeführt wird, ist die Behandlung von Diabetes eine wichtige Präventionsmaßnahme zum Schutz vor Krebs.

Da irritierte 2019 die Mitteilung des Virologen Harald zur Hausen darüber, dass in Milch Verbindungen zu finden sind, die zur Krebsentstehung beitragen können.[9] Der Nobelpreisträger für Medizin des Jahres 2008 hatte bereits im Jahr der Preisverleihung auf diese Möglichkeit hingewiesen. Wie sich später herausstellte, hatte zur Hausen lediglich eine Korrelation, aber keine Ursache gefunden. Diese wurde fatalerweise von den Medien falsch interpretiert, weshalb sich zur Hausen und das DKFZ zu einer Gegendarstellung – *„Das DKFZ warnt nicht vor Milch- und Fleischkonsum"* [10] genötigt sahen.

Damit ist die Diskussion um die Milch aber nicht beendet. Seit einigen Jahren steht Milch im Verdacht Alzheimer Demenz zu begünstigen.[11] Das ist mit Blick auf den Zucker Galaktose sehr plausibel. Galaktose kann insulinunabhängig von Nervenzellen aufgenommen werden, was kurzfristig die Konzentrationsfähigkeit und Gedächtnislistung verbessert. In Tierversuchen verursacht die chronische Zufuhr von Galaktose jedoch oxidativen Stress und verminderte Nervenneuzellbildung im Gehirn. Dieser Effekt ist so ausgeprägt, dass diese Galaktose-induzierte beschleunigte Hirnalterung als Modell zum Studium der Neurodegeneration, wie sie bei Alzheimer-Patienten beobachtet wird, eingesetzt wird.[12]

Wir stoßen hier auf ein Phänomen, auf das man in der „Framingham-Studie" erstmals aufmerksam wurde und das auf eine wechselseitige

Schutzwirkung von Krebs und Alzheimer-Demenz hinweist.[13] Bei besagter Studie erkrankten die Überlebenden eines Krebsleidens um 33 Prozent seltener an Alzheimer als Gleichaltrige ohne Krebs. Umgekehrt wurden bei Alzheimer-Patienten 61 Prozent weniger maligne Tumoren diagnostiziert als bei nicht dementen Vergleichspersonen. Das oben beschriebene Verhalten von Galaktose passt zu dieser Beobachtung. Der Schutz vor Krebs wird mit einem höheren Risiko, an Alzheimer zu erkranken, erkauft. Auf diese Problematik wird im 12. Kapitel nochmals eingegangen.

Raffinose

Nach allem, was bislang über Fruktose und Galaktose gesagt wurde, würde man erwarten, dass man sich gut überlegen sollte, den Dreifachzucker Raffinose auf den Speiseplan zu setzen. Raffinose besteht aus den Bausteinen Galaktose, Glukose und Fruktose und findet sich hauptsächlich in Hülsenfrüchten. Bei Erbsen und Bohnen liegt der Anteil an Raffinose bei etwa 10 Prozent der Trockenmasse. Die Ernährung mit Hülsenfrüchte wird dennoch positiv bewertet, da Raffinose für die Beurteilung des Lebensmittels keine große Rolle spielt. Denn im Unterschied zu den Zweifachzuckern Saccharose und Laktose wird der Dreifachzucker Raffinose nicht in seine Bausteine aufgespalten. Raffinose gelangt ungespalten in den Dickdarm und wird dort von den Darmbakterien verwertet. Dabei entstehen Gase, die zu den bekannten Blähungen führen, die man beim Genuss von Hülsenfrüchten öfter feststellt.

Glykämischer Index und Heißhunger

Kohlenhydrate bestehen aus Zuckerbausteinen, was aber nicht heißt, dass alle Kohlenhydrate süß schmecken. Raffinose hat beispielsweise nur 22 Prozent der Süßkraft von Haushaltszucker. Das liegt daran, dass die Süße eines Zuckers mit der Anzahl der Bausteine abnimmt. Am süßesten schmecken die Einfachzucker, während Mehrfachzucker überhaupt nicht süß schmecken. Einfachzucker wie Glukose lassen den Blutzuckerspiegel sehr schnell ansteigen, weshalb man Glukose als schnelles Kohlenhydrat bezeichnet.

Der wichtigste Mehrfachzucker in Nahrungsmitteln ist Stärke, die vor allem in Getreideprodukten, Kartoffeln und Hülsenfrüchten enthalten ist. Da Stärke nicht süß schmeckt, wird das Gefahrenpotential durch übermäßigen Konsum nicht wahrgenommen. Stärke besteht ausschließlich aus sehr vielen Glukosebausteinen, die über Glukosidbindungen miteinander verknüpft sind. Im Körper wird Stärke in seine Glukosebausteine aufgespalten, die ins Blut abgegeben werden und den Blutzuckerspiegel langsam ansteigen lassen. Stärke wird deshalb als langsames Kohlenhydrat bezeichnet. Im Prinzip hat jeder, der einmal länger auf einer Scheibe Brot gekaut hat, diese Erfahrung gemacht. Im Speichel sind stärkeabbauende Enzyme enthalten, weshalb der Abbau bereits im Mund beginnt. Das Resultat kann man direkt schmecken. Je länger man kaut, umso süßer wird der Brotbrei.

Eine grobe Faustregel lautet: Je süßer ein Lebensmittel schmeckt, desto mehr schnelle Kohlenhydrate stecken darin. Einfachzucker haben in der Regel einen hohen glykämischen Index (GI). Er ist ein Maß für die Geschwindigkeit, mit der Glukose-Bausteine ins Blut aufgenommen werden. Ein hoher GI bedeutet: Das Nahrungsmittel liefert sehr schnell Energie und lässt den Blutzuckerspiegel steil ansteigen. Allerdings fällt er danach auch schnell wieder ab. Dieser rasche Blutzuckerabfall führt zur Ausschüttung von Stresshormonen und kann Heißhungerattacken auslösen. Bei manchen Menschen verursacht er sogar Kopfschmerzen oder Migräne. Mehrfachzucker wie Stärke haben einen mittleren bis niedrigen glykämischen Index, weil sie durch den langsamen Abbau den Blutzuckerspiegel auch nur langsam ansteigen lassen. Sie sind deshalb in der Ernährung den Einfachzuckern vorzuziehen.

Maltodextrin

Beim Mehrfachzucker Maltodextrin handelt es sich um ein technisch hergestelltes Gemisch aus dem Zweifachzucker Maltose, dem Dreifachzucker Maltotriose und einigen Mehrfachzuckern, die alle nur aus dem Baustein Glukose bestehen. Im Prinzip ist Maltodextrin vorverdaute Stärke, da die meisten Glukosidbindungen bereits gespalten sind. Der Vorteil dieses Gemisches liegt auf der Hand. Maltodextrin ist kaum süß und gerade noch wasserlöslich. Deshalb kommt es dort zum Einsatz, wo ein schneller Energieeintrag gebraucht wird, der aber im Vergleich zum Einfachzucker Glukose geringer ausfällt und somit keine Heißhungerattacken auslöst. Maltodextrin hat deshalb seinen festen Platz in der Diätetik, Sportlernahrung und Herstellung isotonischer Getränke.

Fazit

Glukose begegnet uns in unseren Nahrungsmitteln sehr oft in versteckter Form in Mehrfach- und Vielfachzuckern, die nicht süß schmecken. Das darf nicht darüber hinwegtäuschen, dass es sich um Verbindungen handelt, die den Baustein Glukose enthalten und diesen im Körper wieder freisetzen. Dessen sollte man sich bewusst sein, denn Glukose ist für Krebs die wichtigste Energiequelle.

5 KREBS ERNÄHRT SICH ANDERS

„Fermentation ist Leben ohne Luft. "
Louis Pasteur

1861 macht Louis Pasteur bei der alkoholischen Gärung eine wichtige Entdeckung, die den Stoffwechsel der Hefezellen betrifft: Bei Sauerstoffmangel konsumieren die Hefen mehr Zucker und decken ihren Energiebedarf durch dessen sogenannten anaeroben Abbau. Bei ausreichender Versorgung mit Sauerstoff schalten sie wieder auf den aeroben Abbau um.[1] Der Effekt wurde zu Ehren Pasteurs (interessanterweise auf Vorschlag Otto Warburgs[2]) ab 1926 als „Pasteur-Effekt" bezeichnet.

Dass sich Otto Warburg mit dem Pasteur-Effekt beschäftigte, war kein Zufall. 1924 entdeckte er die ungewöhnliche Analogie zwischen alkoholischer Gärung und Krebswachstum: Krebs ernährt sich nach dem gleichen Muster wie Hefezellen.

Der Schlüssel zum Verständnis der Krebszelle liegt nach Warburg deshalb in ihrer Versorgung, die sich sehr deutlich von der einer gesunden Zelle unterscheidet. Um zu verstehen, wie übermäßiger Zuckerkonsum und Übergewicht zu Krebs führt und ihn in seiner Entwicklung unterstützt, muss auf den Warburg-Effekt näher eingegangen werden. Dabei erkennt man, wie die Krebsversorgung durch gezielte Wirkstoffe gestört werden kann. Die Versorgung kann sogar so weit verhindert werden, dass eine Krebszelle daran zugrunde geht.

Warburg-Effekt

Alle Zellen, gesunde wie entartete, brauchen zum Überleben Energie. Das erreichen sie durch Umsetzung von Glukose. Die dabei erhaltene Energie wird in Form von Adenosintriphosphat (ATP) gespeichert. Benötigt eine Zelle Energie, spaltet sie vom ATP zwei Phosphatgruppen ab und es entsteht Adenosin**mono**phosphat (AMP). Bei der Spaltung werden ungefähr 65 Kilojoule zur Nutzung freigesetzt. Die Zellen verfügen über zwei Möglichkeiten, die sie gezielt einsetzen, um die Energiegewinnung den jeweiligen Anforderungen anzupassen. Die beiden Versorgungswege, in Abbildung 5.1 dargestellt, muss man genau anschauen.

Jede Zelle ist, um funktionsfähig zu bleiben und nicht „auszulaufen", von einer Zellmembran umgeben. Damit Nährstoffe in die Zelle eindringen und Abfallstoffe die Zelle verlassen können, besitzt die Membran an einigen Stellen Schleusen, die aus maßgeschneiderten Proteinen bestehen. Sie werden allgemein als Transporterproteine bezeichnet. Gase brauchen keine Transporterproteine: sie sind klein und diffundieren problemlos durch die Zellmembran. Der Eintritt des Nährstoffs **Glu**kose in die Zelle wird durch ein **T**ransporterprotein ermöglicht, dem man den Namen **GLUT** gab.

Gelangt Glukose durch die GLUT-Schleuse in die Zelle, wird sie zuerst vom Enzym Hexokinase in Empfang genommen und umgesetzt. Weitere Abbauschritte schließen sich an, bis es zur Bildung von Pyruvat kommt. Dieser Weg wird nach seinen Entdeckern als Embden-Meyerhof-Parnas-Abbauweg (EMP) bezeichnet.

Für den Abbau des Pyruvats verfügen Zellen über zwei Möglichkeiten, die gesunde Zellen und Krebszellen unterschiedlich nutzen. Welcher Weg eingeschlagen wird, entscheidet ein Protein namens HIF, das als „Atemnotschalter" fungiert. Der Mechanismus dieses Torwächters ist bekannt. HIF, das in der Zelle kontinuierlich gebildet wird, ist sehr sauerstoffempfindlich. Es wird in Anwesenheit von Sauerstoff sofort vernichtet. Dadurch kann das Pyruvat ungehindert in die Mitochondrien gelangen und dort zu Kohlendioxid und Wasser verbrannt werden. Dabei entstehen beachtliche 36 Teile ATP, also sehr viel Energie. Fällt die Sauerstoffversorgung aus irgendeinem Grund aus, bleibt HIF aktiv. Es versperrt dem Pyruvat den Zugang zu den Mitochondrien. Das Pyruvat wird umgeleitet und außerhalb der Mitochondrien zu Milchsäure vergärt. Diese Vergärung liefert sehr viel weniger Energie, lediglich 2 Teile ATP.

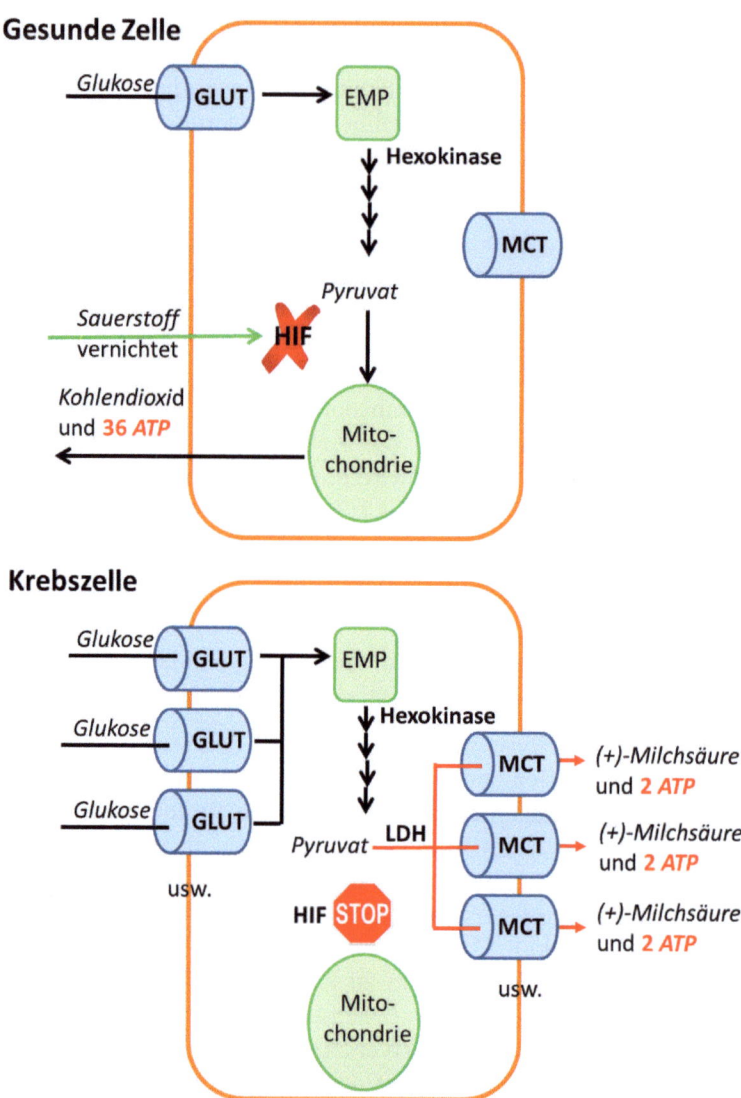

Abbildung 5.1: Die Energiegewinnung mithilfe von Sauerstoff durch Verbrennung von Pyruvat in den Mitochondrien (gesunde Zelle) liefert sehr viel Energie (36 Teile ATP). Die Energiegewinnung ohne Sauerstoff durch Vergärung von Pyruvat außerhalb der Mitochondrien (Krebszelle) liefert wenig Energie (nur 2 Teile ATP).

Der Weg über die Vergärung kann allerdings überlebenswichtig sein. Geht einer gesunden Zelle vorübergehend der Sauerstoff aus, benutzt sie kurzfristig diesen ineffizienten Weg. Das geschieht beispielsweise, wenn man die Luft anhält oder ein Sprinter auf den letzten Metern nicht mehr ausreichend atmen kann. Es handelt sich um eine Notversorgung der gesunden Zelle, um nicht zu ersticken.

Damit die Vergärung keinen sofortigen Schaden anrichtet, braucht es zwei weitere Proteine. Das Protein LDH wirkt in der Zelle als Katalysator für die Umsetzung von Pyruvat zu Milchsäure. Das Transporterprotein MCT in der Zellmembran dient als Schleuse dafür, dass die entstandene Milchsäure die Zelle verlassen kann. Keine Zelle ist an Milchsäure interessiert. Zu viel Milchsäure schadet jeder Zelle und kann sie sogar vergiften. Ein Vorgang, den man sich für eine Krebszelle durchaus wünscht.

Krebszellen bevorzugen die Vergärung von Pyruvat. Das entdeckte Warburg 1924, der Vorgang wird ihm zu Ehren als „Warburg-Effekt" bezeichnet. Warum entscheiden sich Krebszellen, die sich gerade durch schnelles Wachstum auszeichnen für diesen vermeintlich unattraktiven Weg? Warum nur 2 Teile ATP anstelle von 36 Teilen ATP? Das erschien paradox, insbesondere wenn den Zellen ausreichend Sauerstoff zur Verfügung steht. Warburg vermutete, dass die Krebszellen keine Wahl haben und die Vergärung akzeptieren müssen, da die Mitochondrien nicht mehr funktionieren. Diese als „Warburg-Hypothese" bezeichnete Annahme galt lange Zeit als überholt, weil in vielen Fällen die Mitochondrien noch funktionieren und Krebs sich gezielt für die Vergärung entscheidet.

Weshalb Krebszellen die Vergärung wählen, wird später genauer erläutert. Vorweggenommen sei: Krebs meidet Sauerstoff wie der Teufel das Weihwasser, weil Sauerstoff in den Zellen Radikale produziert. Krebs mag keine Radikale, da sie für ihn schädlich sind.[3] Vielmehr versucht er seine Umgebung mit Milchsäure zu schwächen, damit er leichter Metastasen bilden kann. Er umgeht das vermeintliche Energiedilemma, indem er vermehrt GLUT- und MCT-Schleusen in Stellung bringt. Fazit: Eine Krebszelle will keinen Sauerstoff. Deshalb braucht sie sehr viel mehr Zucker als eine gesunde Zelle und produziert größere Mengen an Milchsäure. Weniger Zucker behindert eine

Krebszelle definitiv in ihrem Wachstum.

Therapiemöglichkeiten

In der Krebstherapie kann der eben beschriebene Warburg-Effekt sofort genutzt werden. Man muss alles unternehmen, um die Energiegewinnung mit Sauerstoff wieder zu fördern, damit die Vergärung von Pyruvat zu Milchsäure vermieden wird.

Sauerstoff und erholsamer Schlaf

In gesunden Zellen kommt die Vergärung nur in Ausnahmesituationen zum Einsatz. Entsprechend lässt der Gehalt an Milchsäure Rückschlüsse auf den Gesundheitszustand zu. In der Sportmedizin ist die Messung der Milchsäurekonzentration im Blut wertvoll für die Trainingsoptimierung.

Speziell Sprinter bekommen am Ende eines Rennens Atemprobleme. Den Zellen geht der Sauerstoff aus und die Milchsäurekonzentration schießt auf Werte über 2 Gramm Milchsäure pro Liter Blut. Langstreckenläufer sind langatmiger, erhalten dadurch mehr Luft und verbrennen mithilfe des Sauerstoffs länger Pyruvat. Am Ende eines 10.000-Meter-Laufes weisen sie entsprechender tiefere Laktatwerte von 0,6 Gramm Milchsäure pro Liter Blut auf. Verbrauchen Zellen permanent Energie, haben sie keine Zeit und keinen Treibstoff, um zu wachsen! Deshalb erkranken Sportler, die ein aerobes Dauerlauftraining absolvieren, seltener an Krebs. Die meisten Ärzte empfehlen Joggen zur Krebsprophylaxe oder zur Unterstützung der Krebstherapie.

Sauerstoffmangel begünstigt Krebs. Das lässt sich bei Schlafapnoikern, Schnarchern und Asthmatikern beobachten. Schlafapnoiker bekommen während des Schlafs kurzfristig Atemstillstände, was zu einer verringerten Sauerstoffversorgung führt. Die Auswertung der „Wisconsin-Schlafkohorte" ergab, dass Schlafapnoiker häufiger an Krebs erkranken. [4] Asthmatiker haben Sauerstoffprobleme und ebenfalls ein größeres Risiko. Laut einer schwedische Studie[5] von 2002, weisen Asthmatiker ein um 58 Prozent höheres Lungenkrebs-Risiko auf.

Ein erholsamer Schlaf ohne Atemprobleme ist demnach ein Baustein für eine optimale Krebsprävention. Manche Weintrinker schwören auf ihren abendlichen Schlummertrunk, eine Erfahrung, die nicht alle teilen. Beide Seiten haben Recht. Betrachtet man nur den Alkohol, ist die Sachlage eindeutig: Alkohol verstärkt den Tiefschlaf und vermindert die erholsamen REM-Schlafphasen. Schnarchen und Schlafapnoe können hervorgerufen und verstärkt werden. Bei Rotwein ist die Sachlage jedoch differenzierter zu betrachten.

Im Jahr 2006 fanden italienische Wissenschaftler Spuren des Hormons Melatonin in den Schalen von Weinbeeren.[6] Melatonin steuert den Tag-Nacht-Rhythmus und wirkt schlaffördernd. Die Ärztezeitung kommentierte: *„Sollte sich bestätigen, dass das Hormon auch noch nach dem Keltern im fertigen Wein vorhanden ist, wäre Rotwein sogar noch gesünder als bislang angenommen."*[7] Der 2011 erbrachte Nachweis[8] überraschte in mehrfacher Hinsicht. Es wurden größere Mengen von mehr als einem halben Milligramm pro Liter Wein gemessen, womit sich die Wirkstoffmenge auf dem Niveau von Melatonin-Präparaten zur Behandlung von Schlafproblemen bewegt. Diese Medikamente enthalten meistens nur ein Milligramm Melatonin. Erholsamer Schlaf nach einem Gläschen des richtigen Rotweins, nicht alle Rotweine besitzen gleich viel Melatonin, wird so verständlich. Doch das ist noch nicht alles.

Melatonin wird seit einigen Jahren in die Krebstherapie integriert. Eine Metaanalyse belegt, dass sich selbst bei verschiedenen Krebsarten die Todesfälle um fast 70 Prozent innerhalb eines Jahres reduzieren, wenn Melatonin in der Therapie mitverabreicht wird.

Vermeidung von Milchsäure

Mit dem Wissen, dass eine Krebszelle bei der Energiegewinnung auf die Vergärung von Pyruvat setzt, ergeben sich eine ganze Reihe neuer Angriffsziele gegen den Tumor. Allen geeigneten Wirkstoffen ist gemeinsam, dass sie die Milchsäurekonzentration in und außerhalb der Tumorzelle verringern. Abbildung 5.1 verdeutlicht, warum sechs Eingriffe sinnvoll und möglich sind:

1. Glukose-Schleusen mit GLUT-Inhibitoren verstopfen

Die Blockierung der Glukose-Schleusen betrifft auch gesunde Zellen, eine Tumorzelle leidet jedoch unter Glukosemangel deutlich mehr. Verbindungen, die als GLUT-Inhibitoren wirken, verlangsamen das Krebswachstum.

2. Einsatz von Ersatzzuckern

Alternativ kann man die Tumorzelle täuschen, indem man ihr statt Glukose einen Ersatzzucker anbietet, den sie begierig aufnimmt, aber nicht verwerten kann.

3. Abbau von Glukose in einer Zelle behindern

Im ersten Abbauschritt wird Glukose durch das Enzym Hexokinase umgesetzt. Der Einsatz von Hexokinase-Inhibitoren nimmt der Krebszelle dadurch beide Möglichkeiten zur Energiegewinnung. Gesunde Zellen sind davon ebenfalls betroffen, allerdings deutlich weniger als Krebszellen, die ein Vielfaches an Zucker benötigen. Der richtigen Dosierung kommt damit eine besondere Bedeutung zu.

4. Atemnotschalter außer Kraft setzen

Effizienter und viel selektiver ist das Abschalten des Atemnotschalters mit HIF-Inhibitoren. Gesunde Zellen, die ohnehin HIF ständig vernichten, sind nicht betroffen. Tumorzellen hingegen brauchen HIF dringend zum Überleben.

5. Umsetzung von Pyruvat zu Milchsäure behindern

LDH-Inhibitoren sind ebenfalls sehr selektiv. In den Krebszellen findet dann keine Vergärung mehr statt, weil die Umsetzung von Pyruvat zu Milchsäure blockiert wird.

6. Säure-Schleusen verschließen

Die Blockierung der Säure-Schleusen durch MCT-Inhibitoren ist ebenfalls geeignet, einer Tumorzelle zu schaden. Sie wird langsam, aber zunehmend vergiftet, da die Milchsäure sie nicht mehr verlassen kann.

Alle diese Ansätze werden in letzter Zeit vermehrt bearbeitet. Dabei wurden beachtliche Erfolge erzielt, von denen einige nachstehend vorgestellt werden. Das in Abbildung 5.1 gezeichnete Bild der Energiegewinnung in Zellen kann noch weiter verfeinert werden, um daraus weitere Tumor-Angriffsziele zu formulieren. Dieses würde den Rahmen des Buches bei weitem sprengen. Der interessierte Leser sei hierfür auf die weiterführende Literatur verwiesen, die von Sonveaux und Mitarbeitern sehr gut zusammengefasst wurde.[9]

GLUT-Inhibitoren

Eine vermeintlich einfache Maßnahme, um den Eintritt von Glukose in eine Zelle zu verhindern, ist die Reduzierung jeglichen Zuckers aus Nahrungsmitteln. Diese Idee liegt vielen Diäten zugrunde. Hervorzuheben ist hier die ketogene Ernährung. In ihrem Buch „Krebszellen lieben Zucker – Patienten brauchen Fett" beschreibt das Autorenteam eindrücklich den Einfluss dieser Diät (mehr dazu im 9. Kapitel) auf den Stoffwechsel von Krebszellen.[10] Weniger Kohlenhydrate stören das Wachstum von Krebs empfindlich und unterstützen Krebstherapien. Heilerfolge, die ausschließlich auf Zuckerentzug setzen, führen jedoch nicht zum gewünschten Erfolg, da Zellen die benötigte Glukose aus öl- und eiweißhaltigen Nahrungsmitteln selbst herstellen. Der Mechanismus ist überlebenswichtig und kein Zufall. Man schätzt, dass unser Gehirn täglich ca. 50 - 100 Gramm Glukose benötigt, weshalb der radikale Verzicht nicht ratsam ist. Das heißt nicht, dass man 10 Stück Würfelzucker essen sollte. Der Körper kann alternativ die Glukose aus Stärke, Proteinen oder Fett gewinnen.

Wer seinen Zuckerkonsum nicht reduzieren will, kann darüber nachdenken, durch Verstopfen der GLUT-Schleusen den Zucker weniger zu verwerten. Das ist nicht nur mit Medikamenten, sondern auch mit der richtigen Ernährung möglich. Das in Äpfeln reichlich vorhandene Quercetin sowie der Wirkstoff im grünen Tee (Epigallocatechingallat) sind in der Lage, die Glukoseaufnahme deutlich zu verlangsamen. Beide Verbindungen senken bei Brusttumorzellen die Glukoseaufnahme erheblich und verlangsamen das Tumorwachstum.[11] Im Falle von Quercetin wurde der Mechanismus – die gezielte Blockierung der GLUT-Schleusen – bereits bestätigt.[12]

Ersatzzucker

Vielversprechend sind Ersatzzucker, die der Tumorzelle vorgaukeln, sie würde Glukose aufnehmen. Diese kann sie aber nicht abbauen. Mit der im Milchzucker vorhandenen Galaktose haben wir bereits einen Zucker kennengelernt, der diese Täuschung perfekt hinbekommt. Selbst das geschulte Auge kann auf den ersten Blick die Struktur von Galaktose nicht von Glukose unterscheiden (Abbildung 4.1). Bei genauerem Hinsehen bemerkt man den Unterschied. Es ist die OH-Gruppe am 4. Kohlenstoffatom, die im Fall von Galaktose nach oben und bei der Glukose nach gerichtet ist.

Kleine Ursache, große Wirkung. Durch den sublimen Unterschied kann die Krebszelle, wie Warburg bemerkte, nicht mehr ihre Energie aus der Galaktose beziehen. Was die Krebszelle nicht erkennt, gilt nicht für das Enzym Hexokinase. Für dieses Protein ist es ein gewaltiger Unterschied, der sich durch einen Schlüssel-Schloss-Mechanismus sehr gut veranschaulichen lässt. Dem Zucker kommt die Rolle eines Schlüssels zu, der, wie bei einem guten Sicherheitsschloss, über sehr viele Zacken verfügt. Selbst wenn nur ein Zacken leicht verbogen ist, passt der Schlüssel nicht mehr in das Protein-Schloss. Wenn der Zucker aber nicht passt, kann er zur Energiegewinnung nicht abgebaut werden.

Galaktose ist ein wichtiger Zucker im menschlichen Organismus und wird als Nahrungsergänzungsmittel, Zuckerersatz und Therapeutikum eingesetzt. Bei Patienten, die über einen Zeitraum von vier Monaten maximal 50 g pro Tag einnahmen, wurden keine schädliche Nebenwirkungen beobachtet.[13] Was die Frage aufwirft, warum man bei der Ernährung von Krebspatienten, die eine Chemotherapie durchlaufen, nicht Glukose durch Galaktose ersetzt, um synergistische Effekte mitzunehmen? Die im vorherigen Kapitel festgestellte Hirnalterung durch Galaktose sollte nicht abschrecken. Sie wird nur bei chronischer Zufuhr und bislang nur bei Ratten und Mäusen beobachtet. Der kurzfristige Einsatz von Galaktose zur Krebsbehandlung sollte vorangetrieben werden. Denn Krebszellen, deren Ernährung von Glukose auf Galaktose umgestellt wird, sterben ab.

„Zucker treibt Krebszellen in den Selbstmord", lautete die hoffnungsvolle Überschrift in der *WELT*.[14] Bei dem eingesetzten Zucker handelt es sich um die bereits erwähnte 2-Desoxyglukose. Die Verbindung sieht ebenfalls auf den ersten Blick wie Glukose aus (Abbildung 5.2), allerdings fehlt ihr in Position 2 ein Sauerstoffatom. Die Zelle merkt den Schwindel nicht und konsumiert den angebotenen Ersatzzucker, obwohl sie ihn anschließend nicht verwerten kann. Zwar wird 2-Desoxyglukose im ersten Schritt vom Protein Hexokinase umgesetzt, das Produkt kann aber in den Folgeschritten nicht mehr weiter zu Pyruvat umgesetzt werden. Mit zunehmendem Konsum wird Hexokinase sogar inhibiert, weshalb sogar normale Glukose nicht mehr abgebaut werden kann.[15] Dadurch hat man der Zelle alle Möglichkeiten genommen, Milchsäure zu bilden.

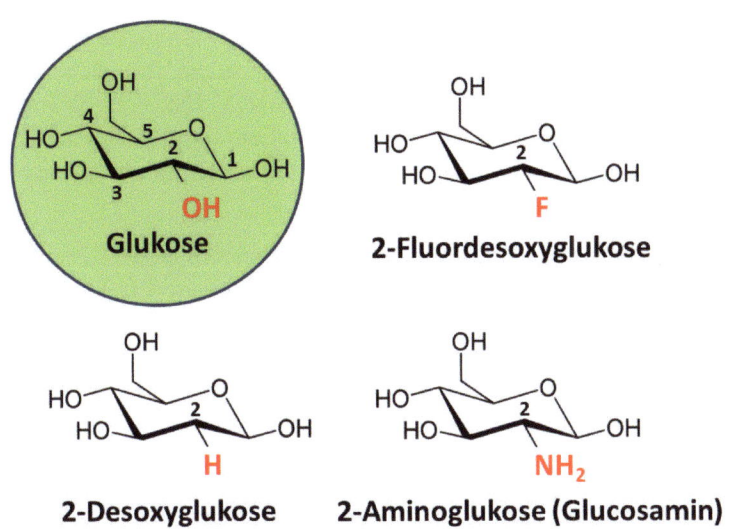

Abbildung 5.2: Strukturformeln wichtiger Glukoseverbindungen, die sich von Glukose (Traubenzucker) ableiten. Wird die OH-Gruppe in 2-Stellung durch andere Atome ersetzt, können die resultierenden Zuckerverbindungen nicht mehr von der Zelle zur Energiegewinnung genutzt werden.

Es kommt noch besser: Bei den Studien mit 2-Desoxyglukose wurde ein synergistischer Effekt entdeckt. Der Ersatzzucker liegt nicht unnütz in der Zelle, sondern entfernt ein Protein, das als Schutzmechanismus ausschließlich in Krebszellen anzutreffen ist. Auf gesunde Zellen hat 2-Desoxyglukose somit keinen schädlichen Einfluss. Leider reicht die Wirkung allein verabreicht nicht aus, um Krebszellen zu vernichten. Erste Versuche belegen allerdings einen zusammenwirkenden Effekt mit Chemotherapeutika, die dadurch viel effizienter eingesetzt werden können.

Dieser zweistufige Therapieansatz sieht vor, den Zellen zuerst den Ersatzzucker zu verabreichen. Die Krebszellen konsumieren ihn massenhaft, können ihn aber nicht in Energie umwandeln. Dadurch wird das Wachstum bereits gehemmt. Gleichzeitig hat 2-Desoxyglukose das Tumorschutzprotein entfernt und die Zelle für das nachgereichte Chemotherapeutikum geschwächt. Erste In-vitro-Versuche (im Reagenzglas) an Krebszellen sowie In-vivo-Versuche mit (lebenden) Mäusen bestätigen diesen Ansatz. Die alleinige Verabreichung von 2-Desoxyglukose schränkt bei Brustkrebszellen das Wachstum ein, während in Kombination mit dem Medikament Doxorubicin dessen Wirksamkeit deutlich verstärkt wird.[16]

Das Prinzip, Glukose in 2-Stellung zu verändern, um gegen Krebs vorzugehen, ist vielversprechend. Der zugrunde liegende Effekt hat sich in der Tumordiagnostik längst bewährt. Er wird ausgelöst, wenn man in 2-Stellung ein radioaktives Fluoratom in das Molekül einbringt (Abbildung 5.2). Die hergestellte 2-Fluordesoxyglukose ist das am häufigsten eingesetzte Radiopharmakon in der Tomographie. Sie gelangt durch die GLUT-Schleuse in die Tumorzelle, kann nicht abgebaut werden, wird somit angereichert und strahlt fleißig Positronen ab, die sich tomographisch detektieren lassen (Abbildung 5.3). Auf diese Weise werden Krebszellen und Metastasen leicht aufgespürt und gesehen.

Die in 2-Stellung veränderten Glukoseverbindungen sind, getrieben vom Phänomen der „Unsterblichkeit" des Krebses, ins Visier der Altersforschung geraten. Man erhofft sich Erkenntnisse darüber, wie man mit Ersatzzucker gleichzeitig Krebs bekämpfen und älter werden kann. Auf die Zunahme des Lebensalters bei deutlich reduziertem

Zuckerkonsum wurde bereits hingewiesen.

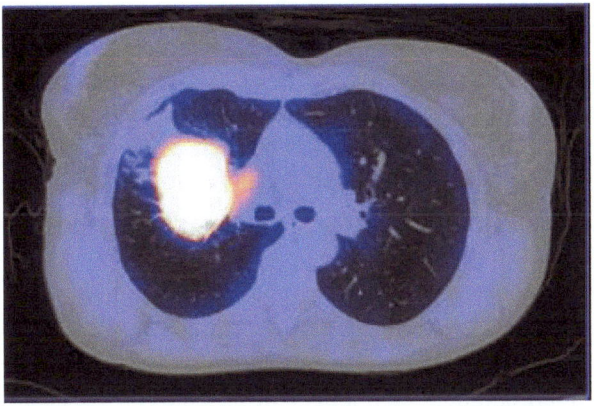

Abbildung 5.3: PET-Aufnahme eines Lungentumors, der nach Verabreichung von [18]Fluordesoxyglukose als leuchtend heller Fleck hervortritt. Abbildung entnommen aus Ref.[17]

Der Effekt verstärkte sich in Versuchen mit alten Mäusen, die man mit 2-Aminoglukose fütterte.[18] Dieser Zucker verfügt in 2-Stellung über eine Aminogruppe (Abbildung 5.2). Die Lebenserwartung der Tiere erhöhte sich durchschnittlich um 10 Prozent. Das entspricht einer Steigerung der menschlichen Lebenserwartung von etwa acht Jahren. Der Effekt wurde mittlerweile in Humanstudien bestätigt.[19]

2-Aminoglukose entsteht beim Abbau von Glukose und ist ein natürlich vorkommender Zucker im Körper und Bestandteil des Bindegewebes, des Knorpels und der Gelenkflüssigkeit. Aus diesem Grund werben Anbieter für 2-Aminoglukose, das als Nahrungsergänzungsmittel unter dem Namen Glucosamin erhältlich ist. Sie gehen davon aus, dass Glucosamin in den Knorpel eingelagert wird und somit bei schmerzhaften Gelenkbeschwerden Abhilfe leisten kann. Für diese Annahme fehlen leider wissenschaftliche Belege. Es ist eher davon auszugehen, dass viele Konsumenten sich von der Idee einer Lebensverlängerung leiten lassen, zumal sie bei einem natürlichen

Stoffwechselprodukt und Nahrungsergänzungsmittel keinerlei Argwohn schöpfen. Das dürfte sich als großer Irrtum erweisen.

Glucosamin spielt eine wichtige Rolle bei der Aktivierung von Proteinen, ein Prozess, der als Glucosamin-Acetylierung Eingang in die Literatur gefunden hat und im Kapitel 12 (Öl ins Feuer gießen) näher erläutert wird. Bei diesem Prozess der Bindung oder Abspaltung von N-Acetylglucosamin an oder von Proteinen werden verschiedene tumorfördernde Proteine aktiviert und Tumorsuppressoren stillgelegt.

Die Auswertung einer prospektiven Studie mit über 500.000 Teilnehmern in Alter von 40 bis 69 Jahren hatte zum Ziel, den Einfluss von Glucosamin auf das Krebsrisiko zu bestimmen. Prospektiv heißt in diesem Fall, alle Teilnehmer hatten zu Studienbeginn keinen Krebs. 20 Prozent der Teilnehmer gaben an, regelmäßig Glucosamin zu konsumieren. Während der Nachbeobachtungszeit von 12,5 Jahren zeigte sich, dass sich bei den Glucosamin-Konsumenten das Risiko, Krebs zu bekommen, signifikant erhöht hatte. Von den 19 untersuchten Krebsarten wurde lediglich für Lungenkrebs ein geringeres Risiko beobachtet.[20]

Von der Vorstellung, dass etwas unbedenklich ist, nur weil es natürlich vorkommt, mussten wir uns bereits beim Stoffwechselprodukt Methylglyoxal verabschieden. Verwirrender ist die Tatsache, dass die Erhöhung des Lebensalters nicht automatisch mit einem verbesserten Schutz vor Krebs einhergeht. Faktoren, die ein längeres Leben versprechen, können durchaus das Krebsrisiko erhöhen. An dieser Stelle ist es deshalb wichtig festzuhalten, dass Glucosamin durch übermäßigen Zuckerkonsum vermehrt gebildet wird und damit dem Krebswachstum Vorschub leistet. Wer länger leben möchte, kann das durch geringeren Zuckerkonsum erreichen.

Hexokinase-Inhibitoren

Das Protein Hexokinase spielt eine fundamentale Rolle bei der Energiegewinnung in gesunden und in Tumorzellen. Wie in Abbildung 5.1 aufgezeigt, wird es im ersten Glukoseabbauschritt benötigt. In Tumorzellen findet man größere Mengen an Hexokinase, weil das für ihr Überleben wichtig ist. Eine schnell wachsende Tumorzelle, die auf die schlechtere anaerobe Energiegewinnung setzt, muss um ein Vielfaches mehr an Glukose konsumieren. Deshalb interagiert Hexokinase mit der GLUT-Schleuse in der Weise, dass vermehrt Glukose in die Tumorzelle eingeschleust wird.

Das ist leider noch nicht alles! Hexokinase interagiert darüber hinaus mit einem Protein namens VDAC, das auf der Membran der Mitochondrien zu finden ist und es kommt zur Ausbildung eines VDAC-Hexokinase-Komplexes. Dieser Komplex sorgt dafür, dass das Selbstmordprogramm der Tumorzelle außer Kraft gesetzt wird.[21,22]

All das macht Hexokinase-Inhibitoren zu idealen Krebsmitteln. Sie verfügen über einen dreifachen Hebel, um eine Tumorzelle in die Knie zu zwingen. Eine Tumorzelle, deren Hexokinase blockiert wird, nimmt weniger Glukose auf und selbst die kleinere Menge kann nicht mehr abgebaut werden, weil hierfür Hexokinase benötigt wird. In der Folge wird kein Pyruvat mehr gebildet, weshalb die Tumorzelle keine Möglichkeit zur Energiegewinnung mehr hat. Darüber hinaus kann auch kein VDAC-Hexokinase-Komplex mehr gebildet werden. Dadurch wird die Freisetzung von Cytochrom C ermöglicht, was als Startschuss für das Apoptoseprogramm gilt. Die Tumorzelle stirbt.

Was wären mögliche Kandidaten für solche Hexokinase-Inhibitoren? Die im vorherigen Abschnitt vorgestellte 2-Desoxyglukose ist geradezu prädestiniert für diese Aufgabe. Zuvor wurde lediglich festgehalten, dass der Ersatzzucker nicht verwertet werden kann. Warum? 2-Desoxyglukose wird zwar genauso wie Glukose durch das Enzym Hexokinase umgesetzt, das Produkt kann aber nicht mehr weiter abgebaut werden und häuft sich in der Zelle an. Diese Anhäufung hemmt die Hexokinase und löst den Zelltod aus. Ähnliche Befunde wurden für andere Ersatzzucker gefunden. Auf den synergistischen Effekt von 2-Desoxyglukose mit Chemotherapeutika wurde bereits hingewiesen. Nun haben wir einen zusätzlichen Mechanismus kennen gelernt, der diese Synergie nachdrücklich unterstützt.[23]

Abschalten des Atemnotschalters

In der Krebsforschung hat die Beeinflussung des Atemnotschalters HIF einen festen Platz. Allerdings gibt es, trotz der dezidierten

Kenntnislage über den Mechanismus, noch keine HIF-Inhibitoren auf dem Markt. Eine indirekte Ausnahme ist Temsirolimus, ein Derivat des Krebswirkstoffs Rapamycin. Das Medikament ist als Krebsmittel bei Nierenzell-Karzinomen zugelassen, allerdings nicht als HIF-Inhibitor, obwohl die Inaktivierung von HIF nachgewiesen ist.[24]

Solange sich nichts auf dem Markt ändert, muss man mit kleinen Fortschritten vorlieb nehmen. Im Jahre 2010 machte Margreet Vissers von der neuseeländischen Universität Otago eine bemerkenswerte Beobachtung zum Krebs der Gebärmutterschleimhaut.[25] Die Tumore enthielten größere Mengen an HIF, aber deutlich weniger Vitamin C im Vergleich zu gesunden Zellen. Durch nachträgliche Vitamin-C-Verabreichung gelang es ihr, dass sich die HIF-Konzentrationen in den Tumorzellen wieder normalisierten, HIF gebremst wurde und die Tumore ihr Wachstum verlangsamten.[26]

Vitamin-Befürworter propagieren oft unreflektiert Vitamin C als Radikalfänger. Dabei übersehen sie, dass es gerade Radikale sind, die Krebs sehr effektiv bekämpfen. Vitamin C schützt offensichtlich auf eine andere Art vor Krebs als bislang angenommen.

Eine bemerkenswerte Wirkung auf HIF besitzt Epigallocatechingallat, der Wirkstoff im grünen Tee. Es kann HIF nicht vernichten, jedoch so stabilisieren, dass das Protein seinen Aufgaben als Torwächter nicht mehr nachkommen kann. Die antikanzerogene Wirkung auf Prostatakrebszellen[27] und Lungenkrebszellen[28,29] wird auf diese Weise erklärt. Damit ist das Wirkpotenzial von grünem Tee nicht erschöpft. Von weiteren Wirkmechanismen zur Bekämpfung von Krebs wird noch die Rede sein.

LDH-Inhibitoren

Das Protein LDH wird für die Vergärung von Pyruvat zu Milchsäure benötigt. Die Hemmung von LDH verhindert, dass die Tumorzelle genügend Energie aus Pyruvat herausholt, um überleben zu können. Gesunde Zellen sind davon nicht betroffen, somit ist die Behandlung deutlich sicherer und nebenwirkungsfreier. In einem 2013 erschienenen Übersichtsartikel zu LDH-Inhibitoren erlauben sich die Autoren einen Seitenhieb auf die Ignoranz für dieses Forschungsgebiet: *„LDH* *war bislang ein eher unerforschtes Ziel, da seine Bedeutung für die Förderung des Fortschreitens von Krebs seit Jahrzehnten vernachlässigt wurde".*[30]

Es gibt aber durchaus natürliche LDH-Inhibitoren. Zu nennen sind an erster Stelle Epigallocatechin und Galloflavin[31]. Epigallocatechin kommt im Rotwein vor. Größere Mengen sowie Galloflavin werden aus grünem Tee gewonnen. Im Magen wird der Wirkstoff des grünen Tees in Epigallocatechin und Gallussäure aufgespalten, wobei letztere im Darm zu Galloflavin verstoffwechselt wird. Gallussäure ist für die Barrique-Note im Rotwein ausschlaggebend und verfügt über den gleichen Baustein wie Epigallocatechin und Galloflavin. Somit überrascht es nicht, dass Gallussäure ebenfalls als LDH-Inhibitor wirkt.[32] Bedauerlicherweise werden klinische Tests für die drei Wirkstoffe nicht finanziert, da sie nicht mehr zu patentieren sind und die „Gefahr" besteht, dass durch Tee- und Rotweinkonsum die gleiche Wirkung wie mit Medikamenten der Pharma-Industrie erzielt werden kann. Ein Los, dass sie mit weiteren hoffnungsvollen Krebswirkstoffen teilen.[33]

Verstopfung der Säure-Schleusen

Genauso elegant wie die Hemmung des LDH-Proteins ist die Blockade der MCT-Schleusen. Diese Säure-Schleusen nehmen in der Tumorzelle in dem Maße zu, wie Milchsäure produziert wird und entsorgt werden muss. So lässt sich aus der Anzahl der Säure-Schleusen das Krebswachstum ermitteln. Je mehr Säure-Schleusen vorhanden sind, umso weiter ist der Krebs fortgeschritten.

Die schnelle Entsorgung der Milchsäure ist für die Krebszelle aus zwei Gründen überlebenswichtig. Zum einen, um sich nicht selbst zu vergiften und zum anderen, um ihre Umgebung zu schwächen. Die Krebszelle legt sich mit der austretenden Milchsäure einen „Säuremantel" zu, um sich vor Angriffen des Immunsystems zu schützen. Die Blockierung der Säure-Schleusen macht eine Krebszelle somit auch von außen leichter angreifbar.

Die ersten erfolgreich entwickelten MCT-Blockierer waren Zimtsäureverbindungen. Diese enthalten zwar eine Säuregruppe, jedoch verhindern andere Gruppen den Durchgang durch die Schleuse. In

Ermangelung kommerzieller MCT-Inhibitoren ist man erneut auf ausgewählte Nahrungsmittel angewiesen.

Im Rotwein liegen beachtliche 100–200 Milligramm pro Liter an Zimtsäureverbindungen vor. In der Gruppe der Flavonoide wurden Morin, Quercetin, Naringin, Phloretin und Silibinin als MCT-Inhibitoren bestätigt.[34] Diese sind in Obst, Gemüse und Gewürzen enthalten, was die Kombination von Rotwein mit mediterraner Küche unterstreicht. Interessanterweise wurde bereits auf einige dieser Flavonoide als GLUT-Inhibitoren hingewiesen. Sie sind also in der Lage, Glukose- als auch Säure-Schleusen zu blockieren. Das macht diese Verbindungen noch wertvoller. Dieses Konzept wurde in einer Studie mit Brustkrebszellen eindrücklich bestätigt.[35]

Der Pentosephosphat-Abbauweg

Krebszellen brauchen Riesenmengen an Zucker, um ihre schlechte Energiegewinnung zu kompensieren. Das ist nicht alles! Sie benötigen zusätzlich große Zuckermengen zur Herstellung von DNA-Bausteinen, um zu wachsen und sich zu teilen. Dazu sind sie auf einen zweiten Abbauweg der Glukose angewiesen, der als Pentosephosphat-Abbauweg[36] bezeichnet wird.

Auf dem Pentosephosphat-Abbauweg (PP-Abbauweg) entsteht vermehrt gefährliches Methylglyoxal. Gesunde Zellen erkennen die Gefahr und entsorgen das Mutagen, indem sie es in Milchsäure umwandeln. Krebszellen versuchen das ebenfalls, scheitern aber letztlich, weil die Menge an Methylglyoxal zu groß ist. In beiden Fällen ist die Milchsäure, die aus Methylglyoxal entsteht, jedoch nicht die gleiche Milchsäure, die durch LDH aus Pyruvat gebildet wird. Dieser Sachverhalt wurde in der Medizin nicht überall richtig erkannt und führte dazu, dass Krebs über 50 Jahre hinweg falsch behandelt wurde. Der Irrtum sollte mittlerweile Medizingeschichte sein. Leider verstehen das einige sogenannte Heiler und selbst Ärzte immer noch nicht und propagieren eine falsche Krebstherapie. Um die Sachlage zu erklären, beschreibt der nächste Abschnitt, wie sich die beiden Milchsäuren unterscheiden. Danach wird ausgeführt, warum Methylglyoxal so schädlich und für die schlimmsten Mutationen verantwortlich ist.

Der Mythos der linksdrehenden Milchsäure

Ein Detail in Abbildung 5.1 ist wichtig. Die aus den Säure-Schleusen ausgetretene Milchsäure wurde mit dem Präfix (+) versehen, was so viel wie rechtsdrehend bedeutet. Der Begriff ist vielen im Zusammenhang mit Milchsäure geläufig. Joghurt-Hersteller werben damit, dass ihr Produkt besonders bekömmlich sei, weil es rechtsdrehende Joghurtkulturen enthalte. Die Kulturen sind natürlich nicht rechtsdrehend. Eigentlich meint der Hersteller, dass die Bakterien rechtsdrehende Milchsäure produzieren. Damit suggeriert man dem Konsumenten, der Joghurt würde keine linksdrehende Milchsäure enthalten. Linksdrehende Milchsäure wird zur Unterscheidung mit dem Präfix (-) versehen. Fast alle Joghurts enthalten beide Formen, allerdings in unterschiedlichem Verhältnis, das durch den verwendeten Bakterienstamm festgelegt wird.

Missverständnisse entstehen leicht, wenn Verbindungen nicht eindeutig benannt werden. Was jedoch nicht toleriert werden darf, sind Falschaussagen. Eine solche ist die Behauptung, dass linksdrehende Milchsäure für gesundheitliche Probleme bis hin zu Krebs verantwortlich ist. Das ist falsch.

Beide Milchsäuren, rechts- und linksdrehende, sind chemisch identisch. Sie unterscheiden sich jedoch in ihrer räumlichen Anordnung: Sie sind unterschiedlich wie ein Bild zu seinem Spiegelbild, vergleichbar mit unserer rechten und linken Hand. Das Phänomen wird Chiralität genannt (vom griech. cheir = Hand). Die spiegelbildlichen Formen verhalten sich unter physikalischen Bedingungen gleich. Einzig gegenüber linear polarisiertem Licht oder einer anderen chiralen Substanz zeigen sich Differenzen. Das nutzt man sich zur Unterscheidung und Benennung. Verbindungen, die die Ebene des Lichts nach links drehen, werden mit dem Präfix (-) versehen und als linksdrehend bezeichnet, diejenigen, die die Ebene nach rechts drehen mit dem Präfix (+) und als rechtsdrehend gekennzeichnet.

Bedeutsam ist, dass chirale Verbindungen im menschlichen Körper unterschiedliche Wirkungen entfalten können und sich diese nicht gegenseitig aufheben. So schmeckt bei der Aminosäure Asparagin eine Form süß, die andere Form bitter. Beim Limonen riecht eine Form nach Orange, die andere nach Zitrone. In beiden Fällen ist eine

Mischung weder geschmack- noch geruchlos!

Die vermehrte Produktion von Milchsäure durch Krebszellen erkannte Otto Warburg 1925. In seiner vielzitierten Arbeit „Über Milchsäurebildung beim Wachstum"[37] berichtet er, dass ein Jensen Rattensarkom mit einem Trockengewicht von 2,7 Gramm innerhalb von zwei Stunden 0,416 Gramm Milchsäure produziert. Eine außergewöhnlich große Menge! Warburg will wissen, welche Form vorliegt und bestimmt dazu den Drehwert. Er kristallisiert die Milchsäure vorab als Zinksalz, um mit einer besonders reinen Substanz zu arbeiten. In der anschließenden Messung erhält er für das Zinksalz der Milchsäure einen Drehwert von -8,6°.

Der Wert von -8,6° wird zur Quelle aller Missverständnisse werden. Aus dem Vorzeichen wird irrtümlich geschlossen, dass es sich um linksdrehende (-) Milchsäure handelt. Jedoch war damals schon bekannt, dass einige Salze der Milchsäure, insbesondere das Zinksalz, die Richtung des Drehwerts umkehren. Aus diesem Grund kristallisiert rechtsdrehende (+)-Milchsäure als linksdrehendes (-)-Zinksalz. Warburg weiß das und schreibt folgerichtig: *„Es lag also nach dem Umkristallisieren reines und vor dem Umkristallisieren fast reines d-Laktat vor."* Die Gleichsetzung von Milchsäure und Laktat ist üblich, weil Milchsäure unter physiologischen Bedingungen als Laktat vorliegt. Die korrekte Schreibweise verhindert jedoch nicht das Missverständnis für Laien. Warburg verwendet anstelle des Präfixes (+) die alte Abkürzung „d", was ebenfalls für rechtsdrehend steht (vom griech. dextro = rechts). Es gilt damit: Die von Warburg untersuchten Krebszellen produzieren rechtsdrehende (+)-Milchsäure, wie er selbst festhält.

Trotzdem verbreitet sich die Missinterpretation und das falsche Dogma „Krebs produziert linksdrehende Milchsäure". Das führt seit hundert Jahren zu einer bestenfalls sinnlosen Krebstherapie. Diese Therapie sieht vor, die schädliche Wirkung der linksdrehenden Milchsäure durch Verabreichung von rechtsdrehender Milchsäure zu „neutralisieren" und aus dem Körper zu schleusen. Das ist in mehrfacher Hinsicht ein verhängnisvoller Unsinn. Der Begriff Neutralisierung wird völlig falsch verwendet. Eine Säure wird nicht mit einer Säure, sondern mit Lauge neutralisiert. Es gibt keine Ausschleusung von linksdrehender Milchsäure – sie liegt überhaupt nicht vor. Vor allem missachtet man die Tatsache, dass Enantiomere unterschiedliche und nicht genau entgegengesetzte Wirkungen im Körper haben. Man stellt Patienten unverantwortlich eine Heilung in Aussicht, die gar nicht eintreten kann.

Gesunde Zellen und Krebszellen produzieren grundsätzlich rechtsdrehende Milchsäure aus Pyruvat! Sie können linksdrehende Milchsäure aus Methylglyoxal herstellen, allerdings nur in extrem kleinen Mengen. Diese eingeschränkte Möglichkeit führt bei übermäßigem Zuckerkonsum zur Entstehung von Krebs.

Methylglyoxal – die Wurzel allen Übels

Wird auf dem EMP-Weg Glukose abgebaut, entsteht als Nebenprodukt das sehr starke Mutagen Methylglyoxal in sehr kleiner Menge. Es wird sofort durch zwei Enzyme in linksdrehende Milchsäure umgewandelt und durch die Säure-Schleusen entsorgt. Den PP-Abbauweg wählen Zellen, die schnell wachsen wollen. Er ist somit für Krebszellen prädestiniert. Diese produzieren übergroße Mengen an Methylglyoxal, die nicht schnell genug entsorgt werden können. Es kommt zu Angriffen von Methylglyoxal auf die DNA. Das führt zu gefährlichen Mutationen, auf die im nächsten Kapitel näher eingegangen wird.

Welcher der beiden Wege von einer Zelle ausgewählt wird, hängt vom Bedarf ab. Braucht sie Energie, wählt sie den EMP-Abbauweg. Will sie wachsen und sich teilen, wählt sie den PP-Abbauweg. Die Entscheidung, welcher Weg eingeschlagen wird, trifft ein Protein mit dem Namen AMPK (Abbildung 5.4).

[Zur Erinnerung: Die Energie in einer Zelle wird in Form von Adenosintriphosphat (ATP) gespeichert. Benötigt eine Zelle Energie, spaltet sie vom ATP zwei Phosphatgruppen ab und es entsteht Adenosinmonophosphat (AMP). Bei der Spaltung werden ungefähr 65 Kilojoule zur Nutzung freigesetzt.]

AMPK kann als ein Energiesensor betrachtet werden, quasi als ein Messgerät, das unentwegt das Verhältnis von AMP zu ATP misst.[38]

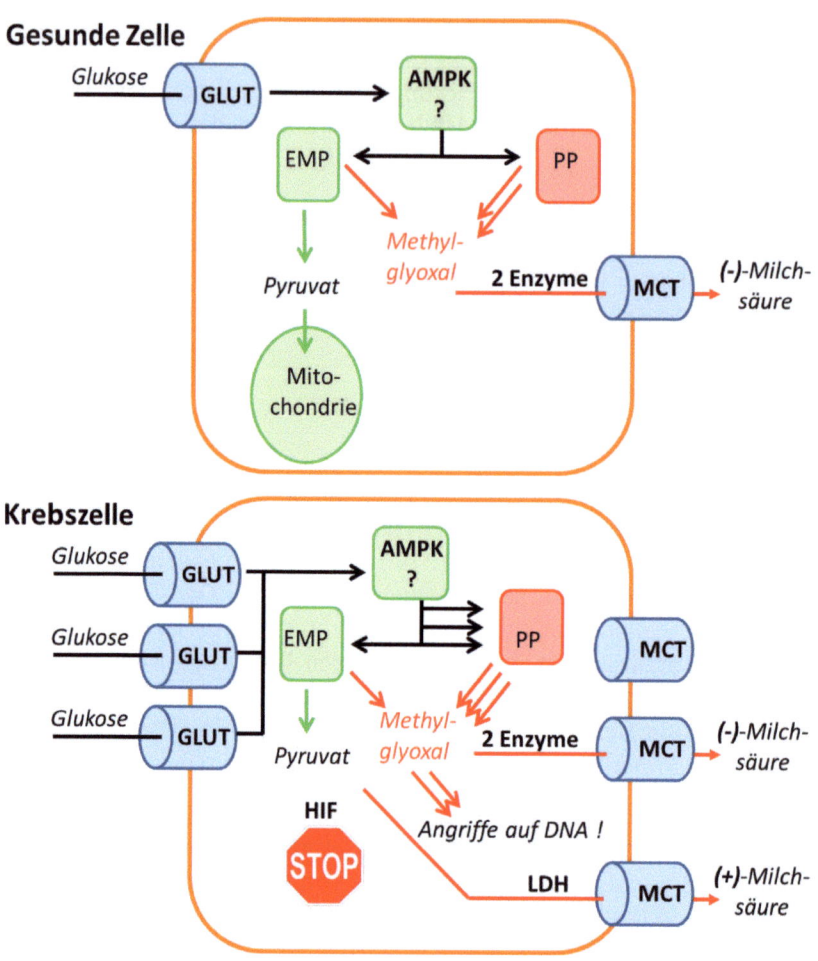

Abbildung 5.4: Das Protein AMPK entscheidet in allen Zellen, ob der Glukoseabbau über den EMP-Abbauweg (bei Energiemangel) oder den PP-Abbauweg (für Wachstum) erfolgen soll. Krebszellen, die von Glukose überflutet werden, produzieren auf dem PP-Abbauweg vermehrt Methylglyoxal, was zu Mutationen führt.

Fällt das Verhältnis zugunsten von AMP aus, realisiert die Zelle einen Energiemangel. Sie aktiviert AMPK und sorgt dafür, dass der EMP-Abbauweg eingeschlagen wird. Fällt das Verhältnis zugunsten von ATP aus, realisiert die Zelle, dass sie über ausreichende Energiereserven verfügt. Sie aktiviert das AMPK nicht und verwendet die Glukose für Wachstum.

Kleine Mengen Methylglyoxal stellen kein Problem dar. Problematisch sind größere Mengen. Wie bei allen Reaktionen unter Beteiligung von Enzymen kann in einem bestimmten Zeitfenster nur eine bestimmte Menge eines Stoffes umgesetzt werden. Bekanntes Beispiel: Aus dem Alkoholwert aus einer Blutprobe lässt sich leicht ausrechnen, welche Alkoholmenge Stunden zuvor konsumiert wurde. Der Alkohol im Blut wartet darauf, bis er beim enzymatischen Abbau an die Reihe kommt. Diese Geduld bringt Methylglyoxal nicht auf. Im Gegensatz zum reaktionsträgen Alkohol ist Methylglyoxal eine hochreaktive Verbindung. Diese Moleküle warten nicht darauf, bis sie zum Abbau an der Reihe sind. Stattdessen treiben sie in der Zwischenzeit ihr Unwesen, reagieren bevorzugt mit der DNA und verursachen Mutationen, die Krebs begünstigen. Deshalb findet man in gesunden Zellen und in Krebszellen keine größeren Mengen an linksdrehender Milchsäure!

Der Pentosephosphat-Abbauweg ist ausschlaggebend für Krebsentstehung und Krebswachstum! Die Enzyme für diesen Abbauweg gibt es in fast allen Zellen, jedoch nicht in der gleichen Größenordnung. Die höchsten Konzentrationen liegen in Leberzellen und im Fettgewebe vor. Weitere Gewebe, die Fettsäuren und Steroide synthetisieren, sind ebenfalls auf den Pentosephosphat-Abbauweg angewiesen. Zuvorderst sind die weibliche Brust, der Hoden und der Eierstock zu nennen. Die hohe Korrelation zwischen Krebsvorkommen und intensiv genutztem Pentosephosphat-Abbauweg ist erkennbar.

Muskel- und Herzzellen verfügen über keine Enzyme für den PP-Abbauweg. Hier findet der Glukoseabbau fast ausschließlich über den EMP-Abbauweg statt.[39] Für Muskeln und Herz wird praktisch kein Krebs beobachtet! Langläufer sind in der Regel schlank, weshalb der PP-Abbauweg zum Abbau von Fettzellen nicht benötigt wird. Muskeln und Herz sind praktisch immer in Bewegung, die Metapher zu den Langläufern ist durchaus gerechtfertigt. Bei Menschen mit Übergewicht sieht das deutlich anders aus. Durch übermäßigen Zuckerkonsum wird Fettgewebe produziert und der Pentosephosphat-Abbauweg angekurbelt, auf dem dann vermehrt Methylglyoxal anfällt.

Eine Sonderstellung nehmen die roten Blutkörperchen ein. Da sie keine Mitochondrien haben, sind sie vollständig auf den Pentosephosphat-Abbauweg angewiesen. Somit müssten sie ideale Kandidaten für die Krebsentstehung sein. Für rote Blutkörperchen wird jedoch kein Krebs beobachtet. Das ist kein Widerspruch, denn rote Blutkörperchen besitzen keinen Zellkern und damit keine DNA! Das bedeutet, sie wachsen und teilen sich nicht. Sie haben nur eine mittlere Lebensdauer von 120 Tagen. Danach sterben sie ab und werden in der Milz abgebaut. In dem Maße, wie sie absterben, werden sie im Knochenmark neu gebildet.

Dennoch dürfen die roten Blutkörperchen nicht außer Acht gelassen werden. Da sie keine andere Möglichkeit als den PP-Abbauweg haben, produzieren sie bei Menschen mit erhöhtem Blutzuckerspiegel riesige Mengen an Methylglyoxal und transportieren es dann in alle Organe.

Der Teufelskreis ist in Abbildung 5.5 festgehalten und veranschaulicht das in der Einleitung formulierte Komplementaritätsprinzip für die Entstehung von Krebs. Übermäßiger Zuckerkonsum produziert das Mutagen Methylglyoxal, das anschließend mit der DNA reagiert. Die mutierte DNA befiehlt der Zelle, sich mit zusätzlichen Zucker-Schleusen zu versorgen. Durch den zusätzlichen Glukoseüberschuss kann sich die Zelle nun auf ihr Wachstum konzentrieren und wählt für den Glukose-Abbau den Pentosephosphat-Abbauweg. Auf diesem entsteht jedoch noch mehr Methylglyoxal. Die Folgen sind weitere Mutationen und DNA-Anweisungen, um noch mehr Zucker-Schleusen aufzubauen. Nach mehreren Zyklen ist die Umwandlung der gesunden Zelle zur Krebszelle abgeschlossen. Stoffwechsel und Genetik gehen bei der Krebsentstehung Hand in Hand.

Mit dem Wissen um den Pentosephosphat-Abbauweg ergeben sich neue Wege zur Krebsbekämpfung. Gemeinsames Ziel ist die Unterdrückung dieses Pentosephosphat-Abbauwegs. Am einfachsten ist erneut der Verzicht auf zu viel Zucker. Dann liegt weniger Glukose vor, über deren Verbleib der AMPK-Sensor entscheiden muss. Befindet sich bereits Glukose in der Zelle, muss man AMPK aktivieren, damit der EMP-Abbauweg eingeschlagen wird. Das kann man beispielsweise durch moderates Joggen erreichen. Sport und Bewegung wird im Zusammenhang mit Krebsprävention, Krebstherapie und Krebsnachsorge immer wieder positiv konnotiert. Wir erinnern uns an das geringere Krebsrisiko von Langläufern. Ein Großteil der gesundheitsfördernden Effekte von Bewegung beruht auf der Aktivierung von AMPK.[40]

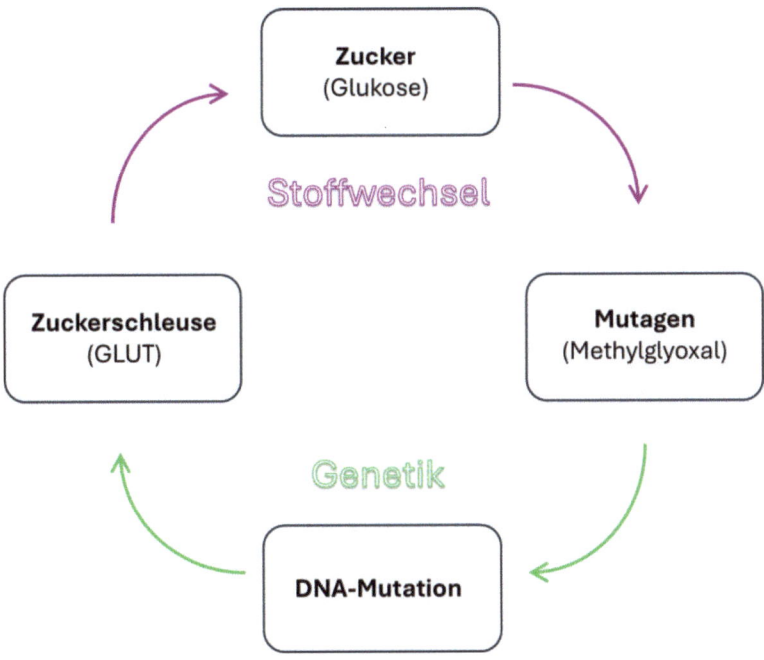

Abbildung 5.5: Der Teufelskreis bei der Krebsentstehung. Durch Methylglyoxal ausgelöste Mutationen veranlassen eine Zelle zusätzliche Zucker-Schleusen aufzubauen, was zu noch mehr Zuckeraufnahme führt. Nach mehreren Zyklen ist die Umwandlung einer gesunden Zelle zur Krebszelle abgeschlossen.

Weitere AMPK-Aktivatoren sind pflanzliche Naturstoffe oder Medikamente pflanzlichen Ursprungs. Salicylsäure ist in Form von Aspirin besser bekannt. Die Medikamente Aspirin und Metformin können vor Krebs schützen. Der Entdecker der AMPK, Grahame Hardie, führt das darauf zurück, dass beide Medikamente unter anderem als AMPK-Aktivatoren wirken.[41]

Der Entdecker der DNA-Struktur, Nobelpreisträger James Watson, wurde befragt, was er unternehme, um sich vor Krebs zu schützen. Seine Antwort: *„Ich nehme Metformin und Aspirin; ich versuche, nicht zu viel Zucker zu essen und treibe Sport. Alles zusammen wird wahrscheinlich mein Risiko, an Krebs zu erkranken, um 50 Prozent reduzieren".*[42] Nach allem, was wir nun wissen, keine überzogene Prognose.

6 MUTATIONEN BEGÜNSTIGEN KREBS

„Was du bist, hängt von drei Faktoren ab: Was du geerbt hast, was deine Umgebung aus dir machte und was du in freier Wahl aus deiner Umgebung und deinem Erbe gemacht hast."
Aldous Huxley

Im Mai 2013 begründet die US-Schauspielerin Angelina Jolie in der *New York Times* ihre Entscheidung, sich beide Brüste amputieren zu lassen. Bei ihr ist das Brustkrebsgen BRCA1 mutiert, eine Mutation, die in ihrer Familie gehäuft vorkommt und vererbt wird. Nicht mutiertes BRCA1 gehört zu den guten Tumorsuppressorgenen. Es dient dazu, Erbgutschäden zu reparieren und Krebs zu verhindern. Bei dem Hollywood-Star ist das Gen so verändert, dass es mit hoher Wahrscheinlichkeit seinen Dienst versagt. Ihr Risiko, an Brustkrebs zu erkranken, lag bei 87 Prozent. Für Jolie, die bereits ihre Mutter, Großmutter und eine Tante durch Brustkrebs verloren hatte, war diese Prognose ausreichend, um ihre Entscheidung zu treffen.

Frauen mit nicht mutiertem BRCA1-Gen sind dennoch nicht vor Brustkrebs geschützt. Sie haben lediglich ein geringeres Risiko zu erkranken. Krebsforscher gehen davon aus, dass nur fünf von 100 Brustkrebspatientinnen eine Veranlagung für die Krankheit haben. Brustkrebs ist somit keine klassische Erbkrankheit. Offensichtlich gibt es weitere mutierte Gene, die vergleichbaren Schaden anrichten können.

Mutationen sind Veränderungen der Basensequenz in der DNA. Sie sind die natürlichste Sache der Welt. Ohne Mutationen keine Evolution. Einige von ihnen sind unvermeidbar, weil wir sie bereits von unseren Eltern geerbt haben, oder weil man sich den Ursachen nicht entziehen kann. Für manche Mutationen sind wir jedoch selbst verantwortlich.

Im 2. Kapitel wurde bereits darauf hingewiesen, dass Fehler bei der Verdopplung der DNA, also bei der Zellteilung, unvermeidlich sind. Bei jeder Zellteilung sorgt das sehr exakt arbeitende Protein DNA-Polymerase dafür, dass keine Fehler bei der Replikation stattfinden.

Sehr exakt heißt, dass bei der Replikation von 100 Millionen Nukleotiden nur ein Fehler auftritt. Bei 3 Milliarden Nukleotiden in einer menschlichen Zelle wird klar, dass Fehler unvermeidlich sind. Selbst wenn die DNA-Polymerase zu 100 Prozent exakt arbeiten würde, wären Mutationen nicht zu vermeiden. Denn die DNA ist ein labiles Makromolekül und diese Instabilität führt mitunter selbst zu Mutationen.

Weitere unvermeidbare Mutationen werden beispielsweise von der kosmischen Höhenstrahlung oder vom Sonnenlicht verursacht. Vor der kosmischen Höhenstrahlung kann sich auf der Erde niemand schützen. Ob man allerdings ein Flugzeug besteigt – in einigen tausend Meter Höhe fällt die Strahlenbelastung höher aus – ist eine persönliche Entscheidung. Ähnliches gilt für das Sonnenlicht. Während ohne Sonne kein Leben und kein Vitamin D möglich ist, begünstigt zu viel Sonnenstrahlung die Entstehung von Hautkrebs. In beiden Fällen kann man sich der Ursache nicht entziehen. Das Risiko bleibt, es liegt aber an jedem selbst, ob man den Risikofaktor verstärkt oder abschwächt.

Wie sieht die Situation für Mutationen aus, deren Ursache man gezielt beeinflussen kann? Diese werden durch Stoffe (Mutagene) verursacht, denen man sich bewusst oder unbewusst aussetzt. Menschen, die früher durch ihren Beruf mit Asbest in Berührung kamen, hatten ein signifikant höheres Krebsrisiko. Man schätzt, dass zwischen 80 und 90 Prozent der Brustfellkrebsfälle durch Asbest verursacht wurden. Rauchen verursacht 90 Prozent der Lungenkrebserkrankungen. Durch Umwelteinflüsse Krebs zu bekommen, wird in der Öffentlichkeit dennoch deutlich überschätzt. Nach Expertenmeinung lösen Pestizide und andere Umweltgifte weniger als ein Prozent der Krebserkrankungen aus.[1]

Die Fehleinschätzung in der Öffentlichkeit dürfte auf eine übertriebene und leicht misszuverstehende Berichterstattung in den Medien zurückzuführen sein. Dort ist oft von Mutagenen die Rede, die Krebs auslösen können. In der Regel beruft man sich auf einen Test, der 1975 vom US-amerikanischen Biochemiker Bruce Ames entwickelt wurde und ihm zu Ehren als „Ames-Test" bezeichnet wird. Der Test mit genetisch manipulierten Bakterien erkennt Stoffe, die eine spezifische

Veränderung der Bakterien-DNA auslösen und als „Ames positiv" deklariert werden. Während Forscher darin lediglich einen Hinweis auf ein mögliches mutagenes Potenzial beim Menschen sehen, wird in vielen Medien der nicht zu rechtfertigende Eindruck „Mutagen = Karzinogen" erweckt. Mittlerweile wurden zwar tausende Substanzen als „Ames-positiv" erkannt, jedoch lösen die meisten keinen Krebs beim Menschen aus. „Kann Krebs auslösen" ist nicht dasselbe wie „löst Krebs aus".

Demgegenüber wird übermäßiger Zuckerkonsum als Krebsauslöser in der Öffentlichkeit überhaupt nicht wahrgenommen. Dabei wird jede dritte Krebserkrankung durch das „Ames-positive" Mutagen Methylglyoxal verursacht, das beim Zuckerabbau entsteht und Krebszellen in ihrem Wachstum unterstützt. Schlimmer noch, die durch Methylglyoxal ausgelösten Mutationen sind für die übelsten Krebsfälle verantwortlich.

Viele Mutationen können glücklicherweise repariert werden, da die genetische Information in beiden Strängen der Doppelhelix gespeichert ist. Die in einem Strang verloren gegangene Information kann von der im anderen Strang ersetzt werden. Sollte die Reparatur versagen, muss immer noch nicht mit dem Schlimmsten gerechnet werden. Nicht jede Mutation führt zu Krebs! Wie später erläutert wird, gibt es Mutationen, die zu keinem Aminosäureaustausch in einem Protein führen. Sie sind harmlos und werden als stille Mutationen bezeichnet.[2] Die durch Methylglyoxal ausgelösten Mutationen gehören leider nicht in diese Kategorie.

Krebszellen erwerben durch Mutationen Wachstumsvorteile gegenüber gesunden Zellen (siehe Krebsmerkmale). Dadurch kommt es zu einer Ansammlung schneller wachsender Zellen und damit zu einem Tumor. Solche Mutationen liegen meist in Abschnitten auf der DNA, die zur Herstellung von Proteinen benötigt werden. Viele Jahre glaubte man, dass durch Mutation eines einzigen Gens, eines sogenannten Protoonkogens, ein Onkogen entsteht und das zugehörige Protein für alle Krebserkrankungen verantwortlich sei. Diese Vorstellung ist überholt. Die Suche nach dem einen Onkogen lieferte schließlich ein komplizierteres Bild der Tumorentstehung. Man fand über 100 Onkogene, die Krebs verursachen. Außerdem identifizierte man Gene, die Tumorzellen bekämpfen, weshalb sie als Tumorsuppressorgene bezeichnet werden.

Das Zusammenspiel von Onkogenen und Tumorsuppressorgenen beim Zellwachstum vergleicht man gerne mit der Geschwindigkeit in einem fahrenden Auto.[3] Den Protoonkogenen kommt die Rolle des Gaspedals zu, den Tumorsuppressorgenen die Rolle der Bremse. Die Mutation zu einem Onkogen führt im übertragenen Sinn zu einem eingeklemmten Gaspedal, also einer Erhöhung der Geschwindigkeit bei der Zellteilung. Die Konsequenzen wären bei voller Funktionsfähigkeit der Bremse überschaubar. Allerdings bedeutet die Mutation in einem Tumorsuppressorgen den Verlust der Bremse. Das Zellwachstum kann nicht mehr gestoppt werden, die Zelle wächst und teilt sich ohne Kontrolle weiter. Kein großes Problem, solange nicht das Gaspedal einklemmt ist. Die Katastrophe geschieht erst, wenn zur Mutation eines Protoonkogens noch die Mutation in einem Tumorsuppressorgen kommt, also gleichzeitig ein eingeklemmtes Gaspedal und eine defekte Bremse vorliegen.

Diese Analogie verdeutlicht, dass es mehrere Mutationen benötigt, bevor Krebs entsteht. Damit wird verständlich, weshalb manche Menschen früher als andere an Krebs erkranken. Hat man bereits 20 Prozent der benötigten Mutationen von den Eltern geerbt und trägt selber durch seinen Lebenswandel 50 Prozent der benötigten Mutationen (durch Rauchen, Übergewicht, UV-Strahlung etc.) bei, erkrankt man früher, weil für die 30 Prozent der unvermeidlichen Mutationen weniger Zeit gebraucht wird. Frei nach dem vorangestellten Zitat von Aldous Huxley - ob man Krebs bekommt, hängt von drei Faktoren ab: von den Genmutationen, die man geerbt hat, von den Genmutationen, die durch die Umwelt bedingt sind und von den Genmutationen, die man durch sein eigenes Zutun verantwortet.

Es kann hier nicht auf alle Onko- und Tumorsuppressorgene eingegangen werden. Jedoch werden die beiden wichtigsten Vertreter vorgestellt: das Protoonkogen *ras* sowie das Tumorsuppressorgen *p53*. Für die Mutationen dieser beiden Gene ist meistens Methylglyoxal verantwortlich. Im Falle von Darmkrebs sind sogar beide Gene mutiert. Könnte man diese Mutationen vermeiden, hätte Darmkrebs keine Chance. Um aufzuzeigen, wie das gelingt, müssen einige Grundlagen der Molekularbiologie, insbesondere der genetische Code, näher beleuchtet werden. Mutationen verändern zunächst nur den genetischen Code. Erst wenn dieser abgerufen und in ein Protein umgesetzt wird, werden die Folgen der Mutationen sichtbar. Es kommt im Protein zum Austausch von Aminosäuren. Sind Aminosäuren betroffen, die für die räumliche Struktur eines Proteins wichtig sind, hat dies dramatische Folgen. Durch die Strukturänderung kann das Protein seine Aufgabe, beispielsweise als Tumorsuppressor, nicht mehr erfüllen (Schlüssel-Schloss-Prinzip).

DNA und genetischer Code – Bauplan des Lebens

Die Teilung einer Zelle funktioniert nur, wenn sich zuvor die DNA verdoppelt hat. Die hierfür benötigten DNA-Bausteine werden durch den Abbau von Glukose über den Pentosephosphat-Abbauweg hergestellt. Im Jahre 1953 entdeckten James Watson und Francis Crick die dreidimensionale Struktur der DNA und den Mechanismus ihrer Verdopplung. Diese brillante Leistung wies den Weg zum Verständnis der Funktion von Genen. Im Normalzustand ist die DNA in Form einer Doppelhelix aufgebaut, ähnlich einer verdrillten Strickleiter. Zwischen den beiden Seilen, die aus einer alternierenden Abfolge von Desoxyribose- und Phosphat-Gruppen bestehen, befinden sich die Sprossen. Sie bestehen aus einer Kombination zweier von vier möglichen organischen Nukleinbasen, Adenin (A), Thymin (T), Guanin (G) und Cytosin (C). Die Basenkombinationen einer Sprosse wird durch Wasserstoffbrückenbindungen zusammen gehalten (Abbildung 6.1).

Die Zellteilung gelingt nur, wenn bei der Kernteilung die DNA exakt verdoppelt werden kann. In einem ersten Schritt werden alle Wasserstoffbrückenbindungen in den Sprossenmitten von einem Enzym durchtrennt. Die entstandenen Einzelstränge dienen dann als Matrize für den jeweils neu aufzubauenden komplementären Gegenstrang. Damit ist die Verdopplung der DNA abgeschlossen ist. Das alles funktioniert deshalb gut, weil es eine wichtige Spielregel gibt; es dürfen sich beim Aufbau der Sprossen nur A-T- beziehungsweise G-C-Basenpaare ausbilden, damit die DNA stabil bleibt. Das hängt mit der Größe dieser Basenpaare zusammen.

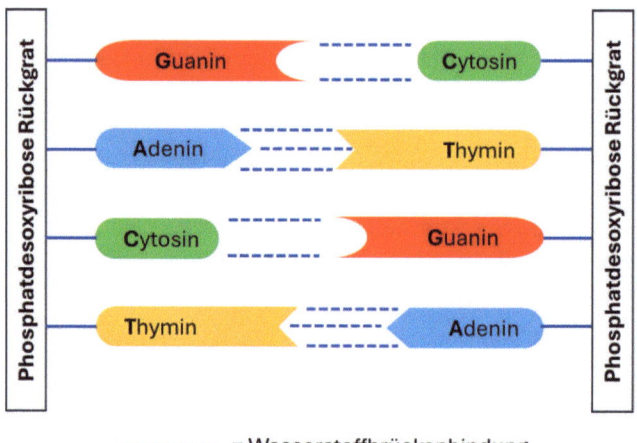

Mutationen begünstigen Krebs

-------- = Wasserstoffbrückenbindung

Abbildung 6.1: Ausschnitt aus dem DNA-Strickleitermodell: Phosphat und Desoxyribose bilden die tragenden Seile der Leiter, die Basenpaare A-T und G-C die Sprossen. Durch Verdrillung der Strickleiter entsteht die bekannte Doppelhelix-Struktur.

Was passiert nun, wenn eine dieser Nukleinbasen, aufgrund eines Mutagens, chemisch verändert wird? Dann kann bei der Verdopplung der DNA die richtige komplementäre Base nicht eindeutig eingebaut werden. Falls es zum Einbau einer falschen Base kommt, ist die Mutation etabliert und der Fehler wird sich bei weiteren Teilungen fortsetzen.

Die Baupläne, das heißt, die Gene für die Herstellung der Proteine finden sich in einem bestimmten Bereich der DNA. Da die DNA im Zellkern liegt und die Proteine außerhalb des Zellkerns zusammengebaut werden, gibt es einen Mechanismus, der die DNA-Information überbringt. Die DNA im entsprechenden Gen-Abschnitt wird „aufgelockert" und von der so freigelegten DNA-Sequenz eine mRNA-Abschrift angefertigt. Der Vorgang wird als Transkription bezeichnet und ähnelt der DNA-Verdopplung. Es gibt allerdings zwei Ausnahmen: Anstelle des Zuckers Desoxiribose (D) wird der Zucker Ribose (R) und anstelle der Nukleinbase Thymin wird Uracil (U) eingebaut. Diese

RNA ist der Überbringer des Bauplans, weshalb der Präfix m (für engl. messenger) vorangestellt wird.

Die mRNA bringt die Abschrift in das Zytoplasma. Dort wird das Protein Schritt für Schritt – eine Aminosäure nach der anderen – an der mRNA aufgebaut und abschließend freigesetzt. Der Vorgang wird als Translation bezeichnet. Damit sind wir beim genetischen Code angekommen. Dieser Code ordnet einem Triplett, also einer Gesamtheit von drei aufeinanderfolgenden Basen – dem sogenannten Codon – jeweils eine bestimmte Aminosäure zu. Da wir es mit vier Basen (A, U, G und C) zu tun haben, existieren 64 mögliche Codone. Davon werden 61 zur Codierung der 20 natürlich vorkommenden Aminosäuren verwendet und die restlichen drei sind Stopcodons, die das Ende des Proteinaufbaus bewirken. Tabelle 6.1 listet die Codone für alle 20 in Proteinen vorkommenden Aminosäuren auf.

Es wird erkennbar, dass der genetische Code eine gewisse Varianz aufweist. Falls es zum Einbau einer falschen Aminosäure kommt, verändert das die Struktur des Proteins und damit seine Funktion gewaltig. Es ist also sehr gut, dass es für besonders wichtige Aminosäuren mehrere Codone gibt. Dadurch verlieren einige Mutationen ihren Schrecken. Betrachtet man die Codone für die Aminosäuren Glycin, Alanin, Valin, Threonin und Prolin, fällt auf, dass sich diese jeweils nur in der dritten Base unterscheiden. Jede der vier Nukleotidbasen an dritter Stelle kann also beliebig durch eine andere ausgetauscht werden. Eine Mutation an letzter Stelle hat für diese Aminosäuren keine Folgen. Es bleibt sichergestellt, dass die korrekte Aminosäure ins Protein eingebaut wird. Es handelt sich hierbei um die eingangs erwähnten „stillen Mutationen".

Mutationen in der mittleren Position des Basentripletts hingegen wirken sich drastisch aus. Durch Mutation in der mittleren Position des Codons kommt es fast immer zum Austausch mit einer anderen Aminosäure. Zugespitzt ist die Situation für die Nukleotidbase Guanin. Wird in der Codonmitte Guanin ausgetauscht (siehe Tabelle 6.1), werden die Aminosäuren Tryptophan, Cystein, Glycin und Arginin nicht mehr ins Protein eingebaut und durch andere Aminosäuren ersetzt. Es sind aber gerade diese Aminosäuren, die wesentlich für die räumliche Struktur und Stabilität eines Proteins sind und letztlich für dessen

Funktion. Reagiert Guanin in der Codonmitte mit Methylglyoxal hat das katastrophale Folgen. Das Protein wird eine andere räumliche Struktur einnehmen und erfüllt seine Aufgaben nicht mehr.

Tabelle 6.1: Zuordnung der 20 in Proteinen vorkommenden Aminosäuren zu den 61 von 64 möglichen Codone der mRNA (gebildet aus Adenin A, Cytosin C, Guanin G und Uracil U).

Aminosäure	Abkürzung	Codon
Methionin	Met	AUG
Tryptophan	Trp	UGG
Tyrosin	Tyr	UAU, UAC
Phenylalanin	Phe	UUU, UUC
Cystein	Cys	UGU, UGC
Asparagin	Asn	AAU, AAC
Asparaginsäure	Asp	GAU, GAC
Glutamin	Gln	CAA, CAG
Glutaminsäure	Glu	GAA, GAG
Histidin	His	CAU, CAC
Lysin	Lys	AAA, AAG
Isoleucin	Ile	AUU, AUC, AUA
Glycin	Gly	GGU, GGC, GGA, GGG
Alanin	Ala	GCU, GCC, GCA, GCG
Valin	Val	GUU, GUC, GUA, GUG
Threonin	Thr	ACU, ACC, ACA, ACG
Prolin	Pro	CCU, CCC, CCA, CCG
Leucin	Leu	CUU, CUC, CUA, CUG, UUA, UUG
Serin	Ser	UCU, UCC, UCA, UCG, AGU, AGC
Arginin	Arg	CGU, CGC, CGA, CGG, AGA, AGG

Räumliche Stabilität in Proteinen

Um zu verstehen, weshalb die „Unantastbarkeit" der Aminosäuren Tryptophan, Cystein, Glycin und Arginin für die Struktur und Funktion eines Proteins so außerordentlich wichtig ist, werden in diesem Abschnitt die Strukturelemente vorgestellt, die für die Struktur von Proteinen im Allgemeinen verantwortlich sind. Stellvertretend ist in Abbildung 6.2 die dreidimensionale Struktur des Proteins RAS aufgezeigt.

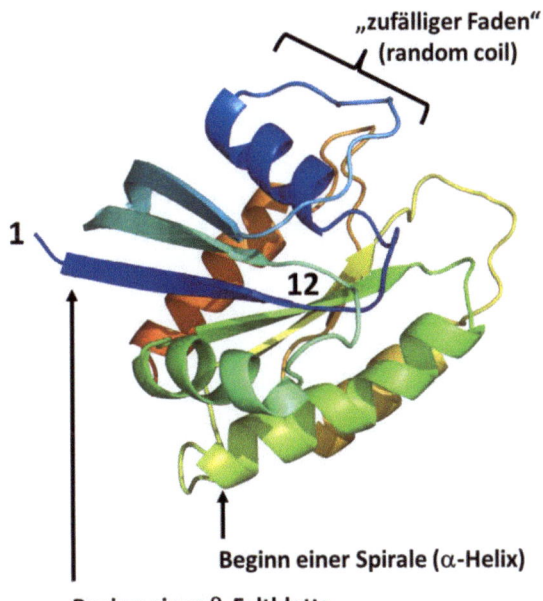

Abbildung 6.2: Die dreidimensionale Struktur des Proteins RAS, das aus 189 Aminosäuren besteht. An 1. Stelle steht die Aminosäure Methionin, die mit den folgenden 10 Aminosäuren ein Band (β-Faltblatt) ausbildet. An 12. Stelle folgt die Aminosäure Glycin, die von besonderer Bedeutung ist. Die unstrukturierten Bereiche mit großer Beweglichkeit bezeichnet man als zufällige Fäden (engl. „random coils"). Durch Ausbildung von Spiralen und Bändern kommt es zu strukturierten Bereichen mit eingeschränkter Beweglichkeit. Durch optimale Verknüpfung der strukturierten Bereiche entsteht die 3-dimensionale Tertiärstruktur. Abbildung aus Referenz[4] entnommen und modifiziert.

Wären die Aminosäuren im Protein ausschließlich wie die Perlen in einer Kette aneinander aufgereiht (Primärstruktur), würde man einen sehr beweglichen Faden erhalten, an dem keine dreidimensionale Erkennung stattfinden kann. Es ließe sich kein räumliches „Schloss" konstruieren, in dessen Inneren nur ein bestimmtes Molekül (einem „Schlüssel" gleich) eine Umsetzung erfährt. Vielmehr ordnen sich im Protein bestimmte Bereiche der Kette in Form von Spiralen (α-Helices) und Bändern (β-Faltblätter). Es kommt zur sogenannten Sekundärstruktur. Diese verleiht dem Protein zwar schon mehr Stabilität, die jedoch noch nicht ausreicht. Die notwendige Stabilität gewinnt das Protein letztlich aus der Tertiärstruktur, indem die Spiralen und Bänder optimal angeordnet werden. Dafür stehen dem Protein verschiedene Möglichkeiten zur Verfügung.

Die wichtigste sind Schwefelbrücken, die nur zwischen zwei Cysteinen stattfinden kann. Wird eines der benötigten Cysteine durch eine andere Aminosäure ersetzt, bricht die Struktur des Proteins zusammen.

Eine zweite Möglichkeit besteht darin, die Tertiärstruktur durch interne Ionenbindungen zu stabilisieren. Dafür benötigt einer der Aminosäurepartner eine zusätzliche positive Ladung (wie in Arginin), der andere braucht dafür eine zusätzliche negative Ladung. Das erklärt, weshalb es sechs Codone für Arginin gibt (Tabelle 6.1), obwohl insgesamt der Anteil dieser Aminosäure in Proteinen eher bescheiden ist. Offensichtlich versteht die Natur beim Arginin keinen Spaß. Es kommt nicht darauf an, wie häufig die Aminosäure in Proteinen gebraucht wird, sondern ob sie Aufgaben übernimmt, die von fundamentaler Bedeutung sind. Neben ihrer sehr wichtigen Aufgabe als Strukturbildner in Proteinen kommt dem Arginin beim Glukoseabbau noch eine wichtige Rolle zu, die nicht so sehr bekannt ist! Arginin springt bei der Entsorgung des Methylglyoxals ein, wenn die dafür vorgesehene enzymatische Entsorgung überlastet ist (dazu später mehr).

Zur besonderen Funktion der Aminosäure Glycin für die Tertiärstruktur: Glycin ist die kleinste Aminosäure und als einzige Aminosäure nicht chiral. Ihr Einbau dient dazu, die Ordnung in der Sekundärstruktur aufzuheben. Das braucht man zum Beispiel, wenn eine Spirale nicht mehr weiter verlängert werden soll. Glycin wird deshalb auch als Helixbrecher bezeichnet. Falls durch Mutation das Glycin am Ende einer Spirale oder eines Faltblattes ausgetauscht wird, wachsen diese Strukturelemente weiter. Dadurch finden sich die Bindungspartner für die Tertiärstruktur nicht mehr. Es kommt zu einer falschen Faltung des Proteins. Das geschieht bei mutiertem RAS meistens in Stellung 12 (siehe vorne). Dadurch wird beim Zellwachstum, um bei unserem bildlichen Vergleich zu bleiben, aus einem beweglichen Gaspedal ein eingeklemmtes.

Zwischenfazit: Die Betrachtungen zur räumlichen Stabilität von Proteinen belegen, dass der durch Mutation bedingte Austausch bei den Aminosäuren Tryptophan, Cystein, Glycin und Arginin, für den Zusammenbruch der Proteinstruktur verantwortlich ist. Bei diesen Aminosäuren ist stets in der Codonmitte Guanin ausgetauscht worden. Methylglyoxal ist dafür prädestiniert.

Methylglyoxal – die Wurzel allen Übels (Fortsetzung)

Übermäßiger Zuckerkonsum erzeugt größere Mengen an Methylglyoxal, die nicht mehr rechtzeitig entsorgt werden können. Da Methylglyoxal hochreaktiv ist, kommt es zu Angriffen auf Proteine und DNA. Wie sehen diese Angriffe aus?

Methylglyoxal besteht fast ausschließlich aus zwei reaktiven Carbonylgruppen, die besonders Aminogruppen angreifen. Das läuft umso leichter ab, je basischer das Amin ist. Methylglyoxal reagiert mit der Verbindung Guanidin sehr schnell, da Guanidin eine sehr starke Base ist (Abbildung 6.3).

Genauso schnell greift Methylglyoxal Verbindungen mit einem Guanidinbaustein an. Das trifft auf die Nukleinbase Guanin, die Aminosäure Arginin und das Medikament Metformin zu. Guanin kann dann im Transkriptionsschritt nicht mehr richtig erkannt werden. Es folgt der Einbau einer falschen Nukleinbase in die mRNA und im anschließenden Translationsschritt der Einbau einer anderen Aminosäure ins Protein. Dieses Protein hat nun eine veränderte Struktur und Funktion erhalten.

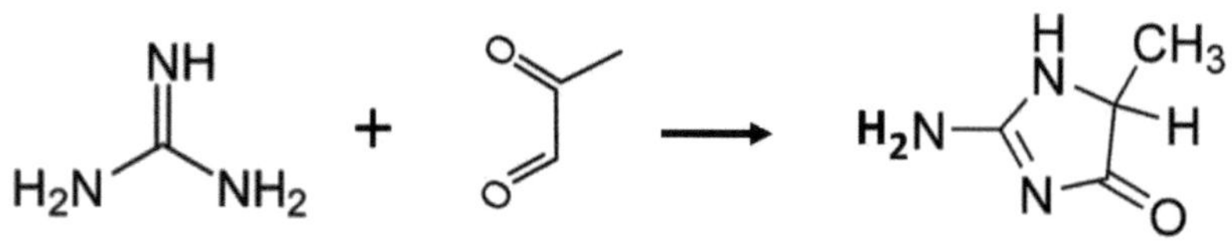

Guanidin   Methylglyoxal   Hydroimidazolon

Abbildung 6.3: Umsetzung von Guanidin mit dem Mutagen Methylglyoxal zum Hydroimidazolon.

Aber was passiert, wenn Methylglyoxal auf die reine Aminosäure Arginin trifft? Es findet die gleiche Reaktion statt, nur richtet das entstandene Produkt keinen Schaden an und wird entsorgt! Arginin, als Nahrungsergänzungsmittel in jeder Drogerie zu erwerben, müsste deshalb zur Krebsprävention und Hemmung des Krebswachstums geeignet sein.

Gestützt wird diese Hypothese durch die Wirksamkeit des Diabetes-Medikamentes Metformin, das einen Guanidinbaustein enthält. Der Einsatz von Metformin zur Prävention und Therapie von Krebs ist seit Jahren auf dem Vormarsch.

Der Mechanismus, der durch Methylglyoxal ausgelösten Mutationen ist somit klar geworden. Findet er bei der Entstehung von Krebs öfters statt, oder handelt es sich um eine Ausnahme, die nur vereinzelt beobachtet wird? Das wird für die beiden wichtigsten Mutationen, von Protoonkogen *ras* und Tumorsuppressorgen *p53*, nachstehend beantwortet. Dabei wird deutlich werden: Dieser Mutationstyp, verursacht durch zu viel Zucker, verantwortet die meisten und schlimmsten Krebsverläufe.

ras-Mutationen

Nicht mutiertes RAS ist das wichtigste Bremspedal bei der Steuerung von Wachstumsprozessen in einer Zelle. Es kann das Zellwachstum je nach Bedarf an- oder abstellen. Kommt es zur Mutation, kann dieser

Schalter nicht mehr abgestellt werden. Er bleibt dauerhaft aktiv und leitet unablässig Wachstum und Zellteilung ein. In 30 Prozent der menschlichen Tumore findet man eine Mutation von RAS.

Die Beziehung zwischen mutiertem *ras* und schlechter Prognose für die Heilung von Krebs ist enorm. Die höchste Korrelation liegt beim Bauchspeicheldrüsenkrebs vor, dem Krebs mit der schlechtesten Prognose. Dabei liegt zu 90 Prozent bei Bauchspeicheldrüsenkrebs nur eine einzige Mutation im *ras* vor. Fast immer wurde hier die an 12. Stelle im Protein vorkommende Aminosäure Glycin durch eine andere Aminosäure ersetzt. Deshalb muss die vorausgegangene Mutation stets die Nukleinbase Guanin in der Codonmitte betroffen haben. Glycin wird jedoch nicht durch ein- und dieselbe Aminosäure ausgetauscht, was die Suche nach dem Mutagen spannend macht. Im mutierten Protein kommen statt dessen in Position 12 die Aminosäuren Asparaginsäure, Valin oder Arginin vor. Besteht eine schlüssige Erklärung für die drei Möglichkeiten? In der Literatur gibt es schlagkräftige Hinweise auf Methylglyoxal.[5] Man muss nicht nach drei verschiedenen Ursachen für die Mutationen von Codon 12 suchen. Vielmehr lassen sich alle drei Mutationen schlüssig auf das Mutagen Methylglyoxal zurückführen.

Mit der Mutation geht die Abstellfunktion des Wachstumsschalters verloren, das ist schlimm. Es kommt aber noch schlimmer. Die *ras*-Mutation unterstützt zudem die Ausbildung weiterer Zucker-Schleusen (GLUT) und bewirkt eine vermehrte Glukoseaufnahme.[6] RAS-Mutanten mögen zudem keine Radikale. Gerade beim Bauchspeicheldrüsenkrebs induzieren sie niedrige Radikalkonzentrationen, was den Tumorsuppressor *p53* nicht auf den Plan ruft und das Krebswachstum zusätzlich begünstigt.[7]

Wie kann dem entgegengewirkt werden? Reduzierung des Zuckerkonsums steht an erster Stelle, da dadurch weniger Methylglyoxal anfällt. Arginin und Metformin können Methylglyoxal abfangen und die Tumorentstehung verhindern. Die Synergismen gehen weiter. Bei bereits vorhandenen Krebszellen helfen Arginin und Metformin, denn ihre Aufgabe begrenzt sich nicht auf das reine Abfangen von Methylglyoxal. Bei der Abfangreaktion durch Arginin entstehen Sauerstoffradikale,[8] die zusätzlich den Tumor bekämpfen.

Hat sich bereits ein Tumor gebildet und mutiertes RAS liegt vor, müssen sich Wirkstoffe dem Tumorwachstum entgegenstellen können. Die Suche nach solchen darf sich nicht auf RAS-Inhibitoren beschränken, denn die RAS-Mutation bewirkt die Aktivierung weiterer Proteine für Wachstum und Zellteilung. Besonders eine Proteingruppe wird aktiviert, die für den Krebs von Vorteil ist, weshalb sie den Trivialnamen **Ras**putin erhielt.

Das Krebswachstum verlangsamt sich durch Verbindungen, die Rasputin inhibieren. Bekannte Substanzen begegnen uns hier, die im Kapitel über Epigenetik näher ausgeführt werden. Beispielsweise sind Epigallocatechingallat (EGCG) im grünen Tee und Resveratrol im Rotwein in der Lage, an Rasputin zu binden und das Krebswachstum zu behindern.[9] Resveratrol kann hierbei nicht hoch genug bewertet werden. Neben der Aushebelung des üblen Onkogens *ras* bewirkt es zudem die Aktivierung des mit Abstand wichtigsten Tumorsuppressorgens *p53*.

p53-Mutationen

Ende der 60-er Jahre beschreiben die Krebsforscher Frederick Li und Joseph Fraumeni eine seltene Erbkrankheit, die mit einem sehr hohen Risiko einer Krebserkrankung verbunden ist. Die Ärzte waren in Untersuchungen auf Familien gestoßen, in denen die unterschiedlichsten Krebsformen sehr gehäuft auftraten. Damit nicht genug: Die Mehrzahl der Patienten waren Kinder und Jugendliche, die im Verlauf der Erkrankung multiple Tumore entwickelten. Aufgrund der Krankengeschichten lag die Vermutung einer Erbkrankheit nahe, für die man sehr früh den Namen Li-Fraumeni-Syndrom (LFS) einführte.

Man rätselte lange über die Ursache. Das erste Tumorsuppressorgen identifizierte man erst 1986.[10] Die Entdeckung von Genen, deren Produkte die Entstehung von Krebs verhindern, elektrisierte Li und Fraumeni. Sie beschlossen, diese Möglichkeit zu erforschen. Bereits vier Jahre später konnten sie berichten, dass der 1989 entdeckte Tumorsuppressor P53 bei fast allen Patienten mit LFS in mutierter Form vorliegt und deren Krebs begünstigt.[11]

„Natürlicher Krebskiller", „Wächter des Genoms" oder „Haupttumor-suppresorprotein" – die Superlative überschlagen sich, wenn es um P53 geht. Zu Recht. Die Bedeutung des Proteins P53, das aus 393 Aminosäuren besteht, ist enorm. Viele Forscher glauben sogar, dass sich kein Krebs entwickelt, solange die Funktion dieses Proteins nicht beeinträchtigt ist. Es ist tatsächlich in mehr als 50 Prozent der menschlichen Tumore mutiert und kann seine Aufgabe als Tumorsup-pressor nicht mehr erfüllen. P53 war deshalb in den letzten 40 Jahren das am häufigsten untersuchte Protein. Zwar werden noch nicht alle Funktionen verstanden, dennoch ist klar, welche fundamentalen Aufgaben es übernimmt. Funktionstüchtiges, also nicht mutiertes P53 ist an der Regulierung der Zellteilung beteiligt, erkennt mutierte DNA-Sequenzen, stoppt das Wachstum der Zelle, veranlasst die entsprechenden DNA-Reparaturen und löst, falls diese nicht greifen, den gezielten Zelltod (Apoptose) aus. Das perfekte Krebsmedikament?

Es dauerte über 10 Jahre, bevor man P53 als Tumorsuppressor erkannte. Durch Zufall hatte Arnie Levine nicht mutiertes P53 isoliert, während die Forscher in aller Welt mutiertes P53 isolierten, das sich wie ein Onkogen verhält. Durch die Mutation wird der eigentliche Tumorsuppressor zum Onkogen. P53 findet man in gesunden Zellen nicht, jedoch immer in Krebszellen. Deshalb hielt man P53 über mehr als 10 Jahre für ein Onkogen. Wie konnte es zu dieser falschen Einschätzung kommen?

Stellen Sie sich vor, was ein Außerirdischer auf der Erde beobachtet. Er sieht überall dort, wo ein Haus brennt, Menschen in Uniformen und Helmen. Überall dort, wo kein Haus brennt, sieht er sie nicht. Wer könnte es dem Außerirdischen verdenken, wenn er uniformierte Helmträger zunächst für Pyromanen hielte. Beschäftigt er sich länger mit den Helmträgern, kann er deren eigentliche Aufgabe erkennen. Die Feuerwehr wurde gerufen und bekämpft das Feuer. Dabei sind unterschiedliche Strategien zu beobachten. Kleine Feuer werden gelöscht, das Haus wird renoviert. Bei großem Feuer lässt die Feuerwehr das Haus abbrennen und beschränkt sich darauf, dass das Feuer nicht auf benachbarte Häuser überspringt.

Im übertragenen Sinn kann man sich P53 als Feuerwehr vorstellen. Wie wird sie gerufen und wie sehen die Strategien zur Bekämpfung von Krebszellen aus? P53 fungiert als Schalter, der in gesunden Zellen ausgeschaltet und in Krebszellen angeschaltet wird.

Funktion des P53-Schalters

Gesunde Zellen produzieren ständig P53. Ein Protein namens Mdm2 wird an P53 gebunden, um es zu inaktivieren. Das entstandene Produkt wird aus dem Zellkern transportiert und abgebaut. In gesunden Zellen ist die Anwesenheit von P53 nämlich nicht erwünscht.

Durch Bestrahlung, Radikale oder Mutationen angegriffene Zellen aktivieren Proteine, die bewirken, dass P53 stattdessen mit Phosphorsäure umgesetzt wird. Die Bindung zwischen P53 und Mdm2 kommt also nicht mehr zustande. Dadurch wird P53 nicht abgebaut. Die Konzentration nimmt zu und P53 beginnt seine Arbeit als Tumorsuppressor. Zuerst werden Proteine gebildet, die die Zellteilung stoppen. Danach wird die Reparatur der DNA veranlasst. Sollte dies nicht mehr möglich sein, wird der gezielte Zelltod (Apoptose) eingeleitet.

Sogar in von Krebs bedrohten Zellen wird P53 angetroffen. Moderate Sonnenbäder helfen, Vitamin D zu produzieren und beugen bestimmten Gesundheitsproblemen vor. Sonnenanbeter verdanken es nur P53, dass die Bestrahlung nicht sofort Krebs auslöst. In sehr sonnigen Ländern tritt vermehrt Hautkrebs auf, weil bei exzessiver Bestrahlung selbst der beste Schutzmechanismus nicht mehr ausreicht.

Was geschieht bei einer Mutation von P53? Dann wird es in der Zelle fatal. Die Bindung zwischen mutiertem P53 und Mdm2 kann nicht rückgängig gemacht werden, die Bremse ist blockiert. Diese blockierte Bremse beim Zellwachstum findet sich in 50 Prozent aller Krebsfälle. Bei den meisten Patienten liegt nur eine Mutation im p53-Gen vor, wodurch eine andere Aminosäure ins Protein eingebaut wird.

Die Auswertung der P53-Daten von 10.000 Krebspatienten beweist: Die p53-Mutationen geschehen nicht x-beliebig. Sie finden an bevorzugten Stellen, sogenannten „Hotspots", statt. In den Hotspots wird stets die Aminosäure Arginin ausgetauscht (Abbildung 6.4), weshalb die Mutation immer die Nukleinbase Guanin in der Codonmitte betrifft. Wieder dürfte Methylglyoxal der Übeltäter dafür sein.

Alle im vorherigen Kapitel vorgestellten Medikamente und Naturstoffe sind aus diesem Grund doppelt sinnvoll. Sie verhindern nicht nur eine Mutation des Protoonkogens *ras*, sondern auch die des Tumorsuppressorgens *p53*.

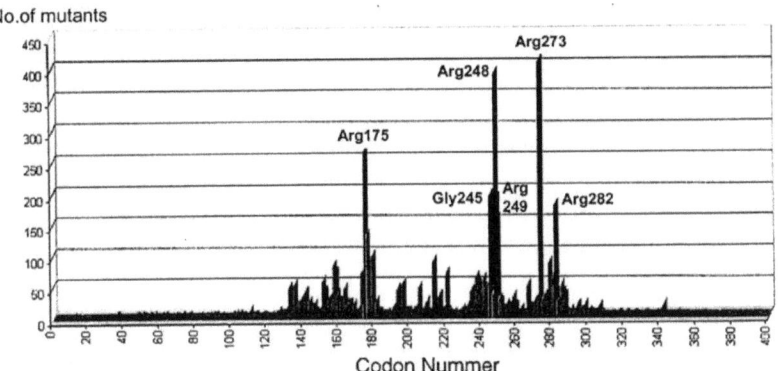

Abbildung 6.4: Auswertung der **P53-Mutationen** von 10.000 Krebspatienten. Sehr gut zu erkennen sind die **sechs Hotspots**, das heißt, die Aminosäuren in der Proteinsequenz, die von einer Mutation besonders betroffen sind. Sie enthalten alle die Nukleotidbase Guanin in der Mitte des Basentripletts (Codons). Abbildung entnommen aus Ref. [12]

P53 und Zuckerabbau

Gesunde Zellen favorisieren für den Glukoseabbau den EMP-Abbauweg. Krebszellen brauchen den PP-Abbauweg, auf dem die vermehrt benötigten Nukleotide hergestellt werden. P53 überrascht dabei mit einer außergewöhnlichen Rolle beim Glukoseabbau: Es kehrt den Warburg-Effekt um und versucht, den PP-Abbauweg zu behindern.

Während Tumorzellen durch Radikale geschwächt werden und durch Ausbildung zusätzlicher GLUT-Schleusen ihren Energiebedarf realisieren, erhöht P53 die Radikalkonzentration und reduziert die Anzahl der GLUT-Schleusen. Durch die Aktivierung von AMPK verschiebt sich der Glukose-Abbau zugunsten des EMP-Weges. Unter diesem

Gesichtspunkt bekommt die Behandlung mit Glykolyse-Inhibitoren, die im letzten Kapitel vorgestellt wurden, einen neuen Stellenwert. Die Glykolyse-Inhibitoren, die in Krebszellen die Energiegewinnung behindern, aktivieren P53. Zudem nehmen P53-Aktivatoren Einfluss auf den Glukoseabbau.

Was liegt näher, als die Verbindungen zu kombinieren? Die Kombination aus Glykolyse-Inhibitoren, P53-Aktivatoren und Chemotherapeutika liefert erste beeindruckende Ergebnisse. „P53 und Glukosestoffwechsel: ein Orchester, das in der Krebstherapie zu dirigieren ist", lautet der Titel eines Übersichtsartikels.[13] Treffender kann man die Metapher nicht formulieren, die den Einsatz der vorgestellten Wirkstoffkombinationen und den Stoffwechsel in Krebszellen als Therapieziel propagiert.

Fazit

Es ist der übermäßige Zuckerkonsum, der Tumorzellen hilft, schneller zu wachsen. Insbesondere Methylglyoxal, das beim Zuckerabbau entsteht, löst verheerende Mutationen aus. Es kommt auf die Balance an. Auf Zucker ganz zu verzichten, ist ungesund. Moderater Zuckerkonsum ist in Ordnung, weil unser Gehirn Glukose braucht und kleine Mengen an Methylglyoxal enzymatisch entsorgt werden können. Leider nimmt die Bildung dieser Enzyme mit dem Alter ab, wodurch es zur vermehrten Bildung von Methylglyoxal und Angriffen auf die DNA kommt. Ein gemäßigter Zuckerkonsum, gepaart mit der Einnahme von Methylglyoxal-Abfängern, wirkt dem entgegen.

7 DIABETES UND KREBS

„Diabetes vorbeugen heißt Krebs vorbeugen"[1]
DKFZ

Diabetiker erkranken doppelt so häufig an Krebs[2], der mittlerweile deren Todesursache Nr.1 ist. Der Zusammenhang zwischen Übergewicht und Zuckerkonsum bei Diabetes ist bekannt. Es besteht aber auch ein Zusammenhang zwischen Krebs und Diabetes. Die wichtigsten Empfehlungen bei Typ-2-Diabetes zu Beginn der Krankheit unterscheiden sich deshalb nicht von den Empfehlungen zur Krebstherapie: Reduzierung des Zuckerkonsums und regelmäßige Bewegung.

Diabetes mellitus

Diabetes mellitus (Zuckerkrankheit) ist eine Sammelbezeichnung für verschiedene Erkrankungen des Stoffwechsels. Allen gemeinsam ist, dass sie zu erhöhten Blutzuckerwerten führen, weil die Patienten einen Mangel am Hormon Insulin haben oder die Insulinwirkung vermindert ist. Medizinisch unterscheidet man verschiedene Diabetes-Formen. Die Hauptformen sind der Typ-1- und der Typ-2-Diabetes mellitus.[3]

Typ-1-Diabetes wird durch einen absoluten Mangel des Hormons Insulin ausgelöst. Ursache dafür ist ein komplettes Versagen der Betazellen in der Bauchspeicheldrüse, die das Hormon Insulin produzieren. Bislang ist diese Form nicht heilbar, weshalb die Patienten ihr ganzes Leben Insulin spritzen müssen.

Typ-2-Diabetes entsteht zum einen durch eine verminderte Empfindlichkeit der Körperzellen für Insulin (Insulinresistenz), zum anderen führt eine jahrelange Überproduktion von Insulin zu einer Erschöpfung der insulinproduzierenden Zellen. Diese liefern dann nicht mehr genügend Insulin für den erhöhten Bedarf. Als wichtigste Ursachen für Typ-2-Diabetes gelten, neben einer genetischen Veranlagung, Übergewicht und Bewegungsmangel.

Die Rolle des Insulins

Ein konstanter Blutzuckerspiegel (oder korrekter: Blutglukosespiegel) ist Grundvoraussetzung für das Überleben. Alle Zellen benötigen rund um die Uhr Energie, die sie zuallererst aus dem Abbau von Glukose beziehen. Diese wird den Zellen über das Blut zur Verfügung gestellt. Das kann nur funktionieren, wenn eine beträchtliche Menge an Glukose gespeichert wird, die während der Nacht, wenn keine Nahrungsaufnahme erfolgt, oder während Fastenperioden abgerufen wird. Wie gelingt es dem Körper trotz der großen Schwankungen bei der Glukosezufuhr und -verwertung den Blutglukosespiegel relativ konstant zu halten?

Die Antwort ist in der Leber zu finden. Hier wird Glukose in Form von Glykogen gespeichert und der Blutzuckerspiegel kontrolliert. Unterstützt wird die Leber dabei von zwei Hormonen: Steigt der Blutzuckerspiegel an, bewirkt das Hormon Insulin, dass Glukose in der Leber zu Glykogen umgesetzt und gespeichert wird. Sinkt der Blutzuckerspiegel bewirkt der Gegenspieler des Insulins, das Hormon Glucagon, dass gespeichertes Glykogen wieder zu Glukose abgebaut und ins Blut abgegeben wird (Abbildung 7.1).

Die Leber nutzt Glukose darüber hinaus zur Synthese von Fettsäuren. Das ist wichtig, da die Leber nicht unbegrenzt Glykogen speichern kann. Mit anderen Worten: Alles, was an Zucker zu viel konsumiert wird, entsorgt die Leber in Form von Fett. Auch dieser Effekt ist umkehrbar und kommt beim Fasten zum Tragen. In Ermangelung von Nahrung und Glukose kann der Körper dann Fettsäuren aus dem Fettgewebe freisetzen, die von der Leber aufgenommen und zur Energiegewinnung verwendet werden können.

Warum Diabetes das Krebsrisiko erhöht

Lange Zeit vermutete man, dass das erhöhte Risiko und das Fortschreiten von Krebs aufgrund von Diabetes mellitus auf mehrere diabetes-spezifische Parameter zurückzuführen sind, wie beispielsweise ein hoher Insulinspiegel, eine anhaltende Entzündung und ein hoher Glukosespiegel. Letzteres wurde in den letzten fünfzehn Jahren bewiesen. Ein hoher Glukosespiegel als direkter Zusammenhang zwischen Diabetes mellitus und Krebserkrankungen ist eindeutig belegt.[4,5] Die Berichte, dass ein hoher Blutzuckerspiegel eine entscheidende Rolle bei fast allen Krebsmerkmale spielt, häufen sich[6] und werden bei allen Krebsformen beobachtet.[7,8,9,10,11,12,13]

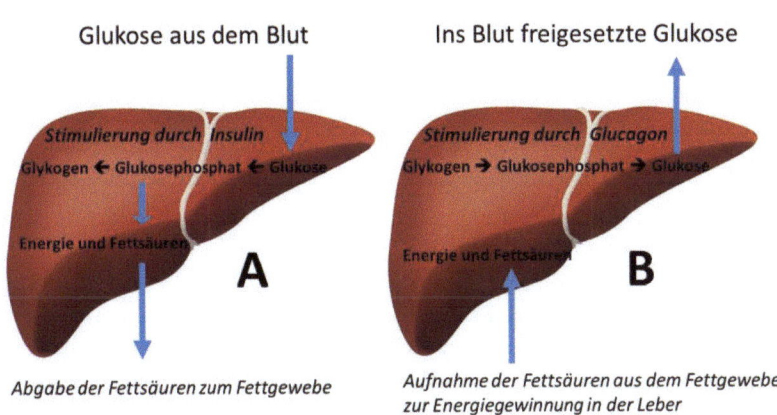

Abbildung 7.1: Die Funktion der Hormone Insulin und Glucagon zur Aufrechterhaltung eines konstanten Blutzuckerspiegels. A: Insulin stimuliert nach einer Mahlzeit die Aufnahme von Glukose in die Leber. Zuerst wird Glukosephosphat gebildet und daraus Glykogen. B: Die Umkehrung der Reaktionen wird durch Glucagon veranlasst. Glykogen wird abgebaut und Glukose ins Blut abgegeben.

Auf die Sonderstellung der roten Blutkörperchen wurde bereits hingewiesen, weshalb der Zusammenhang zwischen Diabetes mellitus und größerem Krebsrisiko nicht mehr überraschen sollte. Rote Blutkörperchen besitzen keine Mitochondrien und sind zur Energiegewinnung auf den Pentosephosphatweg angewiesen, auf dem das Mutagen Methylglyoxal verstärkt anfällt. Da sie keinen Zellkern besitzen, sind sie ideal vor Krebs geschützt. Allerdings nur sie, denn die großen Mengen an Methylglyoxal, die sich dadurch im Blutplasma befinden, können nun überall im Körper ihr Unwesen treiben. Da der durch Insulin stimulierte Zuckerabbau bei Diabetes-Patienten gestört ist, kommt es zu hohen Blutzuckerspiegeln und folglich zu noch höheren Werten an Methylglyoxal. Und die Mengen sind beachtlich! Neueste Untersuchen belegen, dass die Konzentration an Methylglyoxal im Blut von Diabetes-Patienten 100-mal größer ist als im Blut von gesunden Menschen.[14]

Medikamente und Nahrungsmittel, die zur Reduzierung des Blutzuckerspiegels bei Diabetes mellitus geeignet sind, eignen sich deshalb ebenso zur Prävention und Therapie bei Krebs. Diese Aussage wird durch einige Wirkstoffe bestätigt, von denen nachstehend die Rede ist.

Metformin

Das Diabetes-Medikament Metformin, das auch bei schwerem Übergewicht (Adipositas) verschrieben wird, senkt den Blutzucker, indem es die Neubildung von Glukose in der Leber hemmt. Metformin blockiert das Hormon Glucagon, wodurch die Umwandlung von Glykogen in Glukose und dessen Freisetzung ins Blut unterbunden wird.[15] Darin besteht der überwältigende Erfolg von Metformin bei Typ-2-Diabetes.

Einer Metaanalyse in China ist es nicht entgangen, dass Diabetiker, die Metformin einnehmen, eindeutig weniger an Krebs erkranken und krebskranke Diabetiker, die mit Metformin behandelt werden, bessere Überlebenschancen haben.[16] Der Studie zufolge zeigt sich das besonders ausgeprägt für Brustkrebs (Sterberisiko um 30 Prozent vermindert), Darmkrebs (-30 Prozent) sowie für Krebs der Gebärmutterschleimhaut (-51 Prozent) und Eierstockkrebs (-56 Prozent).

Die Erfolge lassen sich schwerlich nur durch die Inhibierung von Glucagon erklären. Und in der Tat, Metformin stellt weitere Mechanismen zur Krebsbekämpfung zur Verfügung, von denen einige bereits vorgestellt wurden. So bewirkt Metformin eine Senkung des Onkogens Bcl2 (siehe 2. Krebsmerkmal) und Aktivierung von AMPK. Beides führt dazu, dass das Apoptose-Programm wieder aktiviert wird.[17] Die Aktivierung von AMPK verschiebt zudem den Glukoseabbau zugunsten des EMP-Wegs, wodurch Krebswachstum verzögert wird. Der originellste Beitrag dürfte aber darin bestehen, dass Metformin mit seinem Guanidinbaustein in der Lage ist, sehr effizient das Mutagen Methylglyoxal zu vernichten.

Am 26. Dezember 2016 erscheint die Publikation „Syrosingopin sensibilisiert die Krebszellen für die Abtötung durch Metformin". Darin präsentiert die Arbeitsgruppe um Michael Hall vom Biozentrum der Universität Basel die bemerkenswerten Resultate, die sie durch gleichzeitige Verabreichung der Medikamente Metformin und Syrosingopin bei Leukämiezellen und Leberkrebs in Mäusen erhalten.[18]

Aufschlussreich ist die Vorgehensweise des Forscherteams. Man weiß, dass mit Metformin behandelte Diabetiker seltener an Krebs erkranken. Allerdings befürchtete man, dass die krebshemmende Wirkung des Metformins bei Patienten ohne Diabetes zu schwach sein könnte. Aus diesem Grund sucht das Team gezielt nach Wirkstoffen, die die Wirksamkeit gegen Krebszellen verstärken können. Sie testen 1120 Substanzen und werden beim alten Medikament Syrosingopin fündig.

Das überrascht, weil Syrosingopin ursprünglich als Blutdrucksenker und Neuroleptikum vermarktet und zwischenzeitlich durch besser verträgliche Medikamente verdrängt wurde. Erfreulicherweise denken die Forschenden zu Ende und interessieren sich für einen weiteren Wirkmechanismus, der mit einem Blutdrucksenker und Neuroleptikum nicht in Einklang zu bringen ist. Offensichtlich muss Syrosingopin etwas können, was bislang nicht bekannt war.

Sie finden heraus, dass Syrosingopin in der Lage ist, das Enzym Enolase zu hemmen. Das ist hochinteressant. Enolase wird im Glukoseabbau gebraucht, um die Vorstufe von Pyruvat zu erzeugen. Damit ist es unerheblich, ob Pyruvat mit Sauerstoff in den Mitochondrien oder durch Vergärung abgebaut wird. Beide Wege können durch die Inhibierung von Enolase nicht mehr zur Energiegewinnung genutzt werden. Allerdings könnte die Zelle versuchen, dieses Manko durch verstärkte Glukose-Herstellung in der Leber zu kompensieren. Aber genau hier setzt die Wirkung von Metformin ein, indem das Hormon Glucagon blockiert wird. Die Kombination der beiden Wirkstoffe Metformin und Syrosingopin schneidet die Krebszelle von ihren wichtigsten Energiequellen ab.

Phlorizin und seine Verwandten

1987 wird in Amerika ein bemerkenswertes Patent veröffentlicht. Unter dem Titel *„Behandlung von Krebs mit Phlorizin und seinen Verwandten"*[19] wird der Naturstoff Phlorizin vorgestellt. Sehr interessant ist die Begründung der Anmelder, die Warburg nicht besser hätte formulieren können:

„Die Blockierung der Glukosezufuhr behindert die lebenswichtigen Prozesse der Krebszelle und führt bei hohen Temperaturen zum Tod der Krebszellen. Im Gegensatz dazu wird Hitze und die Verringerung der Glukosezufuhr von normalem Gewebe gut vertragen. Das Körpergewebe kann seinen Energiebedarf durch den Stoffwechsel von Fettsäuren in Gegenwart von Sauerstoff als einziger Energiequelle decken. Die Sauerstoffkonzentration in Krebsgeschwülsten ist extrem niedrig und reicht für den Fettstoffwechsel der Krebszellen nicht aus. Daher gewinnt der Tumor den Großteil seiner Energie durch den anaeroben Abbau von Glukose zu Milchsäure.

Erfindungsgemäß wird ein Verfahren zur Behandlung von Krebs bei Säugetieren bereitgestellt, das die Verabreichung von Phlorizin in einer Menge umfasst, die wirksam ist, um den Glukosetransport in den Krebszellen zu hemmen."

Den Naturstoff Phlorizin (Abbildung 7.2) isolierte man bereits 1835 aus der Rinde von Apfelbäumen. Aufgrund des bitteren Geschmacks, der an Extrakte aus der Chinarinde und Weidenbäumen erinnert, wurden fiebersenkende Eigenschaften und die Eignung als Malariamittel untersucht. Dabei bemerkte man 1886, dass es bei der Verabreichung von Phlorizin zu einer verstärkten Ausscheidung von Glukose über den Harn kommt. Dieser Sachverhalt wurde schon früher bei Diabetes beobachtet. Es dauerte jedoch über 100 Jahre bis zur Erkenntnis, dass für die gleiche Wirkung unterschiedliche Ursachen verantwortlich sind.

Phlorizin behindert den Glukosetransport in die Zellen und entsorgt stattdessen die Glukose über den Harn mit dem Ergebnis, dass der Blutzuckerspiegel sinkt. Die Behandlung von Diabetes mit Phlorizin drängte sich auf. Leider war dem kein Erfolg beschieden, da Phlorizin im Körper zu schnell abgebaut wird.

Damit kam die Stunde der Chemiker. Sie erkannten die Glukosidbindung zwischen Glukose und Phloroglucin als Ursache für den enzymatischen Abbau und ersetzten sie. Das führte zur Entwicklung der Gliflozine, die über eine ausreichende Stabilität verfügen und nicht zu schnell abgebaut werden.

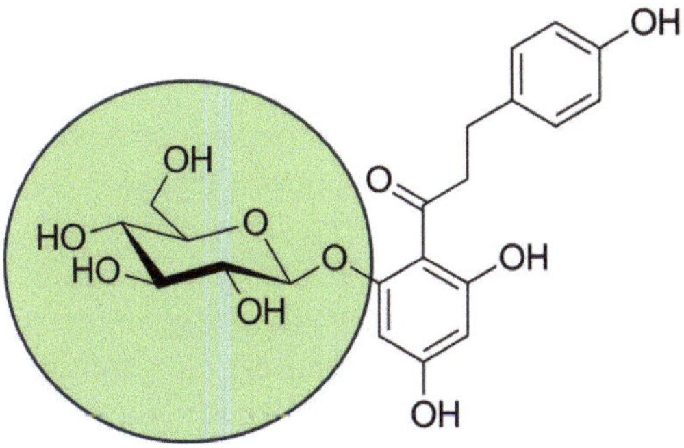

Abbildung 7.2: Die Struktur des Glukosids Phlorizin, der Glukosebaustein ist farblich grün unterlegt.

Gliflozine bewähren sich seit vielen Jahren zur Behandlung von Diabetes. Aufgrund positiver Effekte auf die Herz- und Nierenfunktion, setzt man Gliflozine mittlerweile auch bei chronischer Herz- und Niereninsuffizienz ein. Aktuell werden Gliflozine als potenzielle Krebsmedikamente[20] und zum Schutz vor Alzheimer[21] untersucht. Mit Blick auf dem Wirkmechanismus war das Comeback für die Indikation Krebs naheliegend.

Krebszellen sind auf einen größeren Zuckerkonsum angewiesen, weshalb sie vermehrt Glukose-Schleusen (GLUT) auf ihrer Zelloberfläche in Stellung bringen. Das reicht jedoch nicht aus, um an die benötigten Glukosemengen zu gelangen. Krebszellen bilden deshalb eine weitere Schleusenart aus, durch die Natrium zusammen mit Glukose in die Zelle einströmt. Die als SGLT-2-Cotransporter (vom engl. sodium glucose cotransporter) bezeichneten Schleusen finden sich vermehrt auf praktisch allen Krebszellen. Gliflozine sind SGLT-2-Inhibitoren, die das Einströmen von Glukose in die Krebszelle verhindern. Der Mechanismus ist, mit Blick auf die Strukturen von Phlorizin und Gliflozine, leicht zu verstehen. Der Glukosebaustein möchte die Glukoseschleuse passieren und bleibt stecken, weil der sperrige Rest nicht durch die Schleuse passt. Die Schleuse wird verstopft. Der Krebszelle fehlt somit eine beträchtliche Glukosemenge zur Energiegewinnung. Gliflozine aktivieren zudem die AMPK, was den Pentosephosphat-Abbauweg hemmt, den Krebszellen zur Teilung benötigen.

Die Entwicklung von SGLT-2-Inhibitoren als Krebsmedikamente befindet sich erst in der Anfangsphase. Die bislang positiven Ergebnisse bei fast allen Krebsarten sind jedoch überwältigend.[22] Da es sich um bereits zugelassene Wirkstoffe handelt, ist mit einer kürzeren Entwicklungszeit und einem weiteren Beispiel für ein geglücktes „drug repurposing" zu rechnen.[23] Auch die wieder aufgenommene Entwicklung von Phlorizin zur Krebsbehandlung erzielt ermutigende Resultate.[24] Es ist allerdings zu erwarten, dass sich für einen billigen Naturstoff keine Pharmafirma interessieren wird. Das ist in dem Fall zu verkraften, da ein Tee aus Apfelbaum-Fruchtansätzen mit einem hohen Gehalt an Phlorizin rezeptfrei erhältlich ist.

Adipositas-Medikamente

Adipositas ist eine chronische Krankheit, die definiert ist als eine über das Normalmaß hinausgehende Vermehrung des Körperfetts. Berechnungsgrundlage für die Gewichtsklassifikation ist der Körpermasseindex, der sogenannte „Body Mass Index" (BMI). Der BMI ist das Verhältnis aus Gewicht und Körpergröße zum Quadrat (kg/m^2). Adipositas liegt vor, wenn der BMI größer 30 ist.

Seit Ende Juli 2023 kann Patienten mit Adipositas ein Medikament verordnet werden, welches das Körpergewicht wirksam reduziert. Der Wirkstoff Semaglutid wird unter dem Handelsnamen Wegovy verkauft. Semaglutid ist ein sogenannter GLP-1 Rezeptor-Agonist, womit der Wirkmechanismus verständlich wird. GLP steht für das engl. „Glucagon-like-peptide", was so viel wie „Glucagon-ähnliches-Peptid" bedeutet. Die Ähnlichkeit liegt in der Peptidsequenz begründet und nicht in der Wirkungsweise, ganz im Gegenteil. Semaglutid hemmt das Hormon Glucagon, weshalb weniger Glukose aus der Leber freigesetzt wird. Ähnliches hatten wir für das Medikament Metformin festgehalten, das ebenfalls bei Adipositas verschrieben wird.

Bislang ist Wegovy für Menschen mit Adipositas zugelassen, wenn eine gewichtsbedingte Begleiterkrankung vorliegt, etwa ein Typ-2-Diabetes, Bluthochdruck oder eine kardiovaskuläre Erkrankung. Als Ergänzung zu einer kalorienreduzierten Ernährung und verstärkter körperlicher Aktivität erzielten Patienten mit Semaglutid Gewichtsreduktionen von bis zu 15 Prozent.[25]

Medikamente, die GLP-1 aktivieren, wie Semaglutid, sind nicht neu. Seit Jahren in der Diabetestherapie eingesetzt, senken sie den Blutzuckerspiegel. Die gleichzeitige Gewichtsabnahme war zunächst Nebeneffekt, der nicht lange unbeachtet blieb. 2021 belegte eine Studie, dass Semaglutid auch Menschen ohne Diabetes beim Abnehmen hilft. Es erfolgte die Zulassung für die Indikation Adipositas. Die hohe Nachfrage, angefeuert durch medial wirksame Abnehmerfolge wie von Elon Musk, führte zu Lieferengpässen, sodass Wegovy auf dem europäischen Markt lange nicht erhältlich war.

Die Fallzahlen für Adipositas steigen seit Jahren erschreckend. Semaglutid hat das Potenzial, diese Entwicklung aufzuhalten. Der Hersteller Novo-Nordisk avanciert mittlerweile zum wertvollsten Unternehmen in Europa.[26] Daran wird sich so schnell nichts ändern. Von Krebstherapie ist bislang noch nicht die Rede. Es wird jedoch nur eine Frage der Zeit sein, bis man für Semaglutid einen entsprechenden Nebeneffekt beobachten wird. Die Analogie zum Medikament Metformin ist nicht zu übersehen.

Nutraceuticals

„Eure Nahrungsmittel sollen eure Heilmittel - und eure Heilmittel sollen eure Nahrungsmittel sein. " Der Ratschlag von Hippokrates ist immer noch aktuell. Die Grenze verschwimmt zusehends. Ständig werden neue Studien veröffentlicht, die über die gesundheitsfördernden Wirkungen von Inhaltsstoffen aus Lebensmitteln berichten. Eine Gruppe von Lebensmitteln hat sich etabliert, die unter dem Begriff Nutraceuticals vermarktet werden. Das Kofferwort setzt sich aus den

englischen Wörtern nutrition (= Nahrung) und pharmaceutical (= Pharmazeutika) zusammen. Es sind Lebensmittel oder Teile eines Lebensmittels, deren biologisch aktive Verbindungen einen definierten medizinischen oder gesundheitlichen Nutzen haben. Nicht überraschend finden sich viele traditionelle pflanzliche Heilmittel, Nahrungsergänzungsmittel, Gewürze und Ballaststoffe unter den Nutraceuticals wieder. Im Gegensatz zu Pharmazeutika sind es nicht Substanzen, die speziell für eine bestimmte Erkrankung entwickelt wurden.

Es ist deshalb umso wichtiger, zu erforschen, wie Nutraceuticals wirken. Durch Aufklärung der Wirkmechanismen wird sich die Akzeptanz der Nutraceuticals erhöhen. Das ist gerade bei Typ-2-Diabetes relevant, für den ein Umdenken in Richtung Nutraceuticals bei den Ernährungsempfehlungen erfolgt.[27] Beispielhaft werden im Folgenden zwei Substanzen in Nahrungsmitteln vorgestellt, für die der Nutzen zur Diabetes-Prävention und -Therapie belegt ist. Davon können auch Krebspatienten profitieren. Die Rede ist von Sulforaphan und Eugenol.

Sulforaphan

Brokkoli senkt hohe Blutzuckerspiegel. Er hilft auch, wenn mit dem gängigen Medikament Metformin keine Fortschritte mehr möglich sind. Dies beobachtete eine Studie mit zum Teil übergewichtigen Typ-2-Diabetikern.[28] Am meisten profitierten die Übergewichtigen.

Diese vorteilhafte Wirkung ist zurückzuführen auf Sulforaphan, das Abbauprodukt eines im Brokkoli enthaltenen Senföls. Sulforaphan hemmt in der Leber die Neubildung von Glukose. Sein Wirkmechanismus unterscheidet sich dennoch von Metformin. Deshalb untersucht man die Möglichkeit, beide Wirkstoffe zur effizienteren Senkung des Blutzuckerspiegels zu kombinieren.

Das Interesse ist groß, weil Sulforaphan mit einem ganzen Bündel an Wirkmechanismen antritt und bei allen Krebsformen Wirkung zeigt. Es kommt zu Hemmungen bei der Zellteilung, die Apoptose wird begünstigt und wichtige Signalwege reguliert.[29] Neueste Erkenntnisse deuten darauf hin, dass Sulforaphan über epigenetische Mechanismen Schlüsselgene kontrolliert.[30] Dazu mehr im 10. Kapitel.

Eugenol

Das nach Nelken riechende Eugenol kommt in verschiedenen Teilen bestimmter Heil- und Gewürzpflanzen vor, wie beispielsweise Gewürznelke, Zimtrinde, Basilikum, Kurkuma, Pfeffer, Ingwer, Oregano, Thymian, Lorbeer, Majoran und Muskatnuss. Die größten Mengen finden sich in der Gewürznelke und im Zimt.

Für Nelken- und Zimtpräparate beobachtete man schon länger einen positiven Einfluss bei Typ-2-Diabetes[31] oder Krebserkrankungen.[32] Jetzt weiß man warum! Eugenol senkt die Blutzuckerspiegel auf eine besonders raffinierte Weise. Die Glukose wird nicht über den Harn ausgeschieden, sondern gezielt in Muskelzellen eingeschleust. Das geschieht über den selektiven Glukosetransporter GLUT4, der auf Muskel- und Herzmuskelzellen vorliegt. In diesen Zellen findet man keinen Krebs, weil die Glukose dort ausschließlich zur Energiegewinnung über den EMP-Abbauweg verwendet wird. Indem Eugenol zusätzlich die AMPK aktiviert, wird der EMP-Abbauweg in Gang gesetzt.[33]

Eugenol ist außerdem ein wichtiges Nutraceutical zur Vorbeugung von Muskelbeeinträchtigungen, was sich durch seine vermittelnde Wirkung auf die Glukoseaufnahme und Entzündungsreaktionen im Muskel erklärt. Fastenkuren werden meistes wegen eines möglichen Muskelabbaus kritisiert. Eugenol wirkt diesem Abbau der Muskeln entgegen.

Der Nutzen der mediterranen Küche, in der Kräuter und Gewürze eine wichtige Rolle spielen, wird unter dem Gesichtspunkt Eugenol um eine Facette bereichert. Eugenol ist sehr wasserunlöslich und wird so vom Körper sehr schlecht aufgenommen. Die Löslichkeit in Alkohol und Ölen hingegen ist deutlich besser. Da Olivenöl und Wein in der mediterranen Küche ihren festen Platz haben, kommt die Wirkung des Eugenols hier besonders zum Tragen.

Typ-1-Diabetes

Versagen die Betazellen in der Bauchspeicheldrüse wird kein Insulin mehr produziert, was zu Typ-1-Diabetes führt. Nach bisheriger Lehrmeinung handelt es sich um eine Autoimmunkrankheit. Ein „fehlgeleitetes" Immunsystem produziert Antikörper, die „fälschlicherweise" die Betazellen angreifen. Diese verlieren dadurch die Fähigkeit, Insulin herzustellen. Der Typ-1-Diabetes macht 5-10 Prozent der Diabetesfälle aus, wobei eine genetische Veranlagung, wenn beide Eltern dazu beitragen, das Risiko erhöht.

Die Hypothese vom fehlgeleiteten Immunsystem hat in den letzten Jahren jedoch einige Rückschläge erlitten. Sie sind hochinteressant, weil sie Parallelen von Typ-1-Diabetes und Krebs offenlegen.[34] Kurz zusammengefasst: Unausgereifte Betazellen, die bei Kindern und Heranwachsenden zu beobachten sind, verhalten sich in frappierender Weise wie Krebszellen. Sie wachsen und teilen sich schnell und benutzen ähnliche Stoffwechselwege. Beide stabilisieren den Atemnotschalter HIF und produzieren in verstärktem Maß Sauerstoffradikale. Ab einem gewissen Stadium, das durch Mutationen noch schneller erreicht wird, kann das Immunsystem eine beeinträchtigte Betazelle nicht mehr von einer Krebszelle unterscheiden. Das Immunsystem löst dann die gleiche Kaskade an Immunreaktionen aus, die es zur Bekämpfung von Tumorzellen im Frühstadium auslöst.[35] Von einem „fehlgeleiteten" Immunsystem kann deshalb nicht die Rede sein.

Die Analogie von unausgereiften Betazellen und Krebszellen zieht beachtliche Konsequenzen für die jeweilige Therapie nach sich. Diese müssen sich unterscheiden. Im Gegensatz zu Krebszellen sollen Betazellen nicht vernichtet werden. Die Problematik zeigt sich beim Einsatz von Vitaminen und Antioxidantien. Diabetes-Patienten sind durch den oxidativen Stress auf Vitamine und Antioxidantien angewiesen, die leider die Entstehung und das Wachstum von Krebs begünstigen.

Die Entwicklung neuer Medikamente zur Behandlung von Typ-1-Diabetes und Krebs ist durch die Ähnlichkeit der jeweiligen Zellen miteinander verflochten und erlebt einen neuen Aufschwung. So wie Krebspatienten bereits von Antidiabetika profitieren, zeichnen sich erste Erfolge für Typ-1-Diabetiker durch Krebswirkstoffe ab. In einer Studie mit dem Krebsmittel Glivec konnte bei Patienten, die kurz zuvor an Typ-1-Diabetes erkrankt waren, der Zerfall der Betazellen ein Jahr lang aufgehalten werden.[36] Dabei wird es nicht bleiben.

Fazit

Weniger Zucker, Diabetes Medikamente und bestimmte Nahrungsmittel senken den Blutzuckerspiegel und damit das Krebsrisiko. Beides wird durch besondere Ernährungsgewohnheiten unterstützt, wie sie beispielsweise beim Fasten oder einer ketogenen Diät vorliegen. Von diesen Möglichkeiten berichten die beiden nächsten Kapitel.

8 FASTEN

„Wenn die Krankheit auf ihrer Höhe ist, dann muss die knappste Nahrungszufuhr erfolgen. "[1]

Hippokrates

Aus evolutionärer Sicht betrachtet, erkennt man, warum Fasten schon vor Jahrtausenden praktiziert werden musste und überlebenswichtig war. Als sich der frühe Mensch ausschließlich durch die Jagd ernährte, insbesondere im Winter, wenn keine pflanzlichen Nahrungsmittel zur Verfügung standen, entschied das Jagdglück, ob man zu essen hatte oder nicht. In den Perioden ohne Nahrung löste das Fasten eine ganze Kaskade von biochemischen Reaktionen aus, um die Grundversorgung des Körpers sicherzustellen.

Der Gedanke, Fasten zu Heilungszwecken einzusetzen, dürfte auf Hippokrates von Kos zurück gehen, der vor 2.500 Jahren das vorangestellte Zitat verfasste. Hildegard von Bingen erkannte im 11. Jahrhundert ebenfalls, dass Fasten zu einem gesunden Körper und Geist führt. Ein Blick auf ihre Empfehlungen macht deutlich, dass es ihr primär darum ging, Kalorien zu reduzieren und durch mehr Ruhe zu sich selbst zu finden. Heilfasten im heutigen Sinne geht auf Otto Buchinger zurück, der seine Überlegungen 1935 in seinem Buch „Das Heilfasten" festhielt. Es handelt sich um die erste systematische Beschreibung der Fastenphysiologie und der Krankheiten, für die Fasten angezeigt ist.

Aktuell steht Fasten wieder im Rampenlicht der medizinischen Forschung. Die positiven Auswirkungen des geregelten Verzichts auf Nahrung werden in immer mehr Studien deutlich. Fasten hemmt nachweislich Entzündungen, senkt hohen Blutdruck und kann bei Krebsleiden helfen.

Die Idee, Krebszellen durch Fasten oder Diäten auszuhungern, ist nicht neu, wurde aber bislang kontrovers diskutiert. Das Leitmotiv der Befürworter besteht darin, der Krebszelle die für sie lebensnotwendige Glukose zu entziehen. Weniger Glukose bedeutet für sie ein weniger an Energie und Insulinausschüttung, wodurch die Wachstumsprozesse von Krebszellen geschwächt werden.

Kritiker erachten das als nicht sinnvoll, weil sich der Körper die ihm verweigerte Glukose aus Reservebeständen und anderen Nahrungsbestandteilen selbst herstellen kann. Zum einen wird auf die Möglichkeit hingewiesen, dass Glykogen in der Leber wieder in Glukose umgesetzt werden kann, zum anderen, dass sich Glukose durch Abbau von Proteinen oder durch Fettverbrennung gewinnen lässt. Während man den Abbau von Fettgewebe noch akzeptieren kann, geht das beim Abbau von Muskelmasse nicht.

Die meisten Kritiker haben richtig, aber nicht zu Ende gedacht. Das ist deprimierend. Die Energiegewinnung durch die oben genannten Möglichkeiten sind längst bekannt und stehen detailliert in jedem guten Lehrbuch der Biochemie. Natürlich kann Glukose aus dem Speicher Glykogen hergestellt werden. Dieser Speicher reicht jedoch nur für einen Tag aus, danach kann Glukose nur noch durch Protein- und Fettabbau gewonnen werden. Die Muskulatur stellt während des Fastens das größte Protein- und damit Aminosäurereservoir dar. Die Fähigkeit, sich zu bewegen ist lebenswichtig, setzt aber eine gewisse Muskelmasse voraus. *„Die zweitwichtigste Aufgabe des Stoffwechsels während des Hungerns ist also die Erhaltung des Proteins. Dies geschieht durch Verlagerung der verwendeten Energielieferanten von Glukose auf Fettsäuren und Ketonkörper.“*[2] Während des Fastens wird somit der beobachtbare Muskelabbau nur in den ersten Tagen favorisiert und danach sukzessive durch Fettabbau ersetzt, bei dem Ketonkörper entstehen (Abbildung 8.1). Diese Ketonkörper lassen sich zur Energiegewinnung nutzen. Aus diesem Grund sinken die Blutzuckerspiegel während des Fastens. Der Körper benötigt einfach weniger Glukose, weil er zusätzlich Energie aus dem Fettabbau gewinnt.

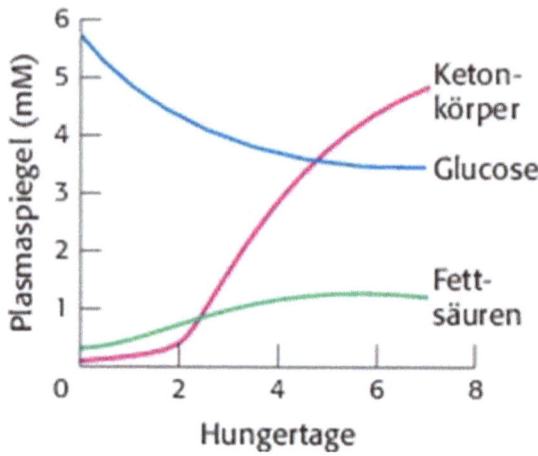

Abbildung 8.1: Die Plasmaspiegel von Fettsäuren und Ketonkörpern steigen während des Hungerns an, der Blutglukosespiegel dagegen sinkt. Abbildung entnommen aus Ref.[3]

Welche Ketonkörper entstehen bei der Fettverbrennung? Unter der Sammelbezeichnung finden sich nur drei Verbindungen, von denen eine formal gar kein Keton ist. Sie sind in Abbildung 8.2 dargestellt. Konkret handelt es sich bei den Ketonkörpern um Aceton, Beta-Hydroxybuttersäure und Acetoacetat. Aceton ist für den Stoffwechsel weniger bedeutsam, da es durch Ausatmen den Körper verlässt. Aceton-Geruch (vergleichbar mit Nagellackentferner auf Aceton-Basis) kann man im Atem von Personen wahrnehmen, die einen hohen Acetoacetatspiegel im Blut haben.

Für den Stoffwechsel verbleiben somit lediglich die Verbindungen Acetoacetat und Beta-Hydroxybuttersäure, die in der Leber gebildet und in das Blut abgegeben werden. Lange Zeit hielt man diese Ketonkörper für Abfallprodukte. Mittlerweile hat man sie als relevant für den Energiestoffwechsel erkannt. Beide Verbindungen sind normale Brennstoffe der Zellatmung und als Energiequelle sehr bedeutsam.

Fasten

Und besonders nicht zu vergessen: sie sind aktive Mitspieler im Kampf gegen Krebs.

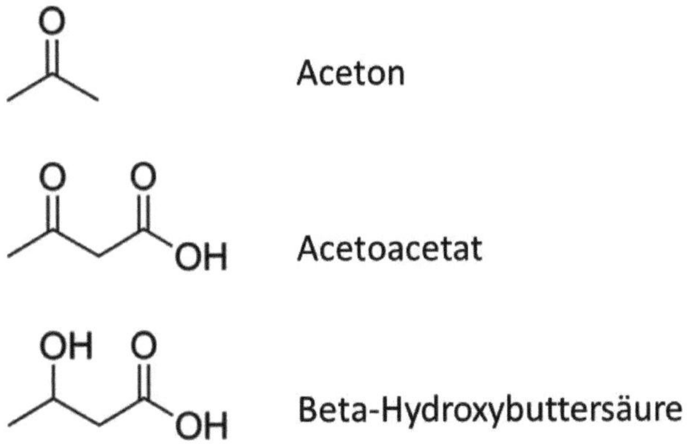

Aceton

Acetoacetat

Beta-Hydroxybuttersäure

Abbildung 8.2: Die bei der Fettverbrennung entstehenden Ketonkörper. Beta-Hydroxybuttersäure wird, da sie unter physiologischen Bedingungen in der Salzform vorliegt, auch als Beta-Hydroxybutyrat bezeichnet. Die Stellung der Hydroxygruppe im Molekül (mit Beta oder als 3-Stellung benannt) ist eminent wichtig, um Verwechslungen mit Gamma- oder 4-Hydroxybuttersäure zu vermeiden.

Für das Herz und die Muskeln findet man praktisch keinen Krebs. Das wurde damit begründet, dass Glukose ausschließlich über den EMP-Abbauweg abgebaut wird. Das ist richtig, aber nur ein Teil der Antwort. Der Ketonkörper Acetoacetat ist ein weiterer Grund. Das Herz bevorzugt Acetoacetat zur Energiegewinnung, und ist nicht an Glukose interessiert. Auch die Muskelzellen profitieren vom Acetoacetat, da es die Muskelzellfunktionen reguliert und die Muskelregeneration beschleunigt.[4] Acetoacetat ist oxidierte Buttersäure, die, wie diese, Krebszellen in ihrem Wachstum einschränkt und die Resozialisierung von Krebszellen zu „gesunden" Zellen fördert.

Wie sieht es aus beim Gehirn, das bei normaler Ernährung große Mengen an Glukose braucht? Im Hungerzustand oder bei Diabetes passt sich das Gehirn an und verwertet stattdessen Acetoacetat. Bei andauerndem Hunger werden 75 Prozent des Brennstoffbedarfs des Gehirns durch Acetoacetat gedeckt. Der „Ratschlag" mancher Kritiker, den Zuckerkonsum nicht so sehr einzuschränken, weil das Gehirn angeblich bis zu 100 Gramm am Tag braucht, wird hier entlarvt und widerlegt. Das Gehirn kommt sehr gut mit weniger Zucker aus, vorausgesetzt, dass genügend Fett vorhanden ist.

Fasten sorgt dafür, dass die Blutzuckerspiegel sinken. Tiefere Blutzuckerspiegel bedeuten ein geringeres Krebsrisiko und verbesserte Bedingungen für die Krebstherapie. Auf den Zusammenhang zwischen Krebs und Diabetes mellitus wurde im vorherigen Kapitel bereits eingegangen. An dieser Stelle geht die Analogie weiter. Immer mehr Ärzte raten Diabetikern und Adipösen, ihre Nahrung umzustellen.[5] Fettreiche Nahrung wird jetzt an die Stelle von Kohlenhydraten gesetzt. Dadurch wird der Blutzuckerspiegel gesenkt, die Grundvoraussetzung für die Behandlung beider Krankheitsbilder.

Vorurteile und Ängste, die mit Fasten assoziiert sind, lassen sich schwer entkräften. Fasten wird dabei als unnatürlich wahrgenommen und die gesundheitlichen Verbesserungen infrage gestellt. Vielleicht kann das Beispiel Zugvögel, von dem im nächsten Abschnitt die Rede ist, ein Umdenken bewirken. Denn Fasten ist alles andere als unnatürlich.

Stoffwechselanpassungen bei lange andauerndem Fasten

Zugvögel sind ein eindrucksvolles Beispiel für Fasten und Energiegewinnung aus dem Fettgewebe. Jedes Jahr machen sich schätzungsweise 50 Milliarden Zugvögel auf die Reise zu ihren Winterquartieren und zurück. Die Distanzen, die oft Nonstop zurückgelegt werden, sind enorm. Den Rekord hält aktuell die Pfuhlschnepfe, die mit einem Sender ausgestattet, 12.000 Kilometer von Alaska nach Neuseeland ohne

Unterbrechung in 9 Tagen abflog.[6] Neun Tage Fasten bei körperlicher Betätigung am Limit lässt erahnen, dass die Energiegewinnung ausschließlich aus der Verbrennung von Fett resultiert. Glukose-Reserven sind bekanntlich schon nach einem Tag verbraucht. Die Vögel bauen auch keine Proteine ab, da sie sich keinen Muskelabbau während des Fluges leisten können.

In der Tat, die Vögel haben sich kurz vor dem Langstreckenflug beachtliche Fettpolster angefressen. Das Fett wird unter der Haut, in der Bauchhöhle und in der Leber gespeichert. Etwa zwei Drittel des Fettdepots werden beim langen Flug verbraucht. Die Verbrennung des Fettes, bei der Ketonkörper zur Energiegewinnung produziert werden, versorgt die Vögel auch mit Wasser, das zum Ausgleich der Atmungsverluste gebraucht wird.

Fasten hilft bei Krebs

Fasten senkt nachweislich die Blutzuckerspiegel, was für die Krebstherapie von Vorteil ist. Doch es kommt noch besser:

Durch den Wechsel auf Fettverbrennung wird eine wichtige Stoffwechselumstellung eingeläutet. Nach drei Hungertagen werden die Ketonkörper Acetoacetat und 3-Hydroxybutyrat in der Leber in größeren Mengen gebildet und an das Blut abgegeben. Es sind gerade diese beiden Ketonkörper, die für Aufmerksamkeit sorgen. Zum einem hemmen sie das Wachstum von Krebszellen in einer einzigartigen Weise, ohne das normale Zellwachstum zu beeinträchtigen und zum anderen, verbessern sie etablierte Anti-Krebs-Wirkstoffe in ihrer Wirkung.[7]

Acetoacetat beispielsweise reduziert das Wachstum in verschiedenen Krebszelllinien.[8] Beta-Hydroxybuttersäure macht dasselbe bei Darmkrebszellen.[9] Mehr dazu, insbesondere zu den Wirkmechanismen im Kapitel 9, wenn es um die ketogene Diät geht.

Fasten aktiviert den Tumorsuppressor P53. Dieser sorgt dann in größerem Maße dafür, dass sich weniger Glukose-Schleusen (GLUT) bilden und der Glukoseabbau über den EMB-Abbauweg verläuft.

Aktuell sorgt Fasten zur Behandlung von Leberkrebs für Schlagzeilen. Für diesen Krebs steht mit Sorafenib ein Medikament zur Verfügung, das die Krebszellen daran hindert, sich zu vermehren oder an das Blutsystem angeschlossen zu werden. Das größte Problem bei Leberkrebs ist dessen Eigenschaft, sehr schnell Resistenzen gegen Medikamente aufzubauen, weshalb diese Patienten schnell austherapiert sind. Wendet man Sorafenib aber zusammmen mit Fasten an, werden die beiden wichtigsten Energie liefernden Mechanismen unterdrückt und das Krebswachstum verlangsamt. In der Studie wurde gezeigt, dass der Tumorsuppressor P53 für den kombinatorischen Effekt von Fasten und Sorafenib notwendig ist. Für Krebspatienten, deren Tumorsuppressor noch nicht mutiert ist, könnte sich diese Behandlungsstrategie als Glücksfall erweisen.[10]

Ein weiterer Puzzlestein wurde 2023 gefunden. Forschern am Max-Planck-Institut in Köln gelang der Nachweis, weshalb Fasten so gut für die Leber ist. Sie beobachteten bei Mäusen, dass Fasten das Gehirn dazu veranlasst, Signale auszusenden, die die Leber zur Autophagie veranlasst.[11]

Autophagie und ihre Konsequenzen bei Krebs

Der japanische Zellbiologe Yoshinori Ohsumi bekam 2016 den Nobelpreis für Medizin für seinen Nachweis, dass Zellen den evolutionären Vorgang der Autophagie aktivieren, wenn sie „hungern".[12] Unter Autophagie versteht man den „Selbstverdauungsprozess" von Zellen, abgeleitet von den altgriechischen Wörtern für selbst (autos) und fressen (phagein). Sie sorgt bei gegebenem Nährstoffangebot für ein ausgewogenes Gleichgewicht zwischen dem Aufbau und dem Abbau von Proteinen. Alle Zellen verfügen über die Gene, diesen für sie überlebenswichtigen Prozess zu aktivieren. Fastet eine Zelle länger als 14

Stunden, initiiert sie den Prozess und opfert eigene Zellstrukturen, um dem Hungertod zu entgehen. Beschädigte Zellorganellen oder Proteine werden von einer Membran überzogen und verdaut. *„Dadurch erlangen vor allem gealterte Zellen nicht nur ihre vollständige Funktionsfähigkeit zurück, der „Selbstverzehr" produziert noch zusätzlich Energie, die dem Körper zur Verfügung steht. So können gealterte Zellen, die faktisch am Ende ihres Lebenszyklus stehen, den bevorstehenden Zelltod durch dieses „Recycling Programm" hinauszögern, indem die ganzheitliche Funktionalität wiederhergestellt wird.* "[13]

Während der Autophagie werden vor allem Substanzen verdaut, die schädlich für unseren Organismus sind – wie beispielsweise verklebte Proteine in Nervenzellen, die für Alzheimer beziehungsweise Demenz verantwortlich gemacht werden. Wird die Autophagie nicht mehr aktiviert, fördert das die Entstehung von Alzheimer, aber auch anderer Krankheiten wie Parkinson, Typ-2-Diabetes oder Krebs.

Die ersten Studien zum Einfluss von Autophagie auf Krebszellen waren zunächst nicht in sich schlüssig, oder zeigten eher kontraproduktive Ergebnisse.[14] Nur langsam setzte es sich durch, dass Autophagie Krebstherapien verbessert und die Tumorgenese hemmt.[15] Auf den Punkt brachte es 2019 eine Forschergruppe vom Salk Institut aus San Diego: *„Unsere Daten deuten darauf hin, dass die Autophagie ein integraler Bestandteil des tumorsuppressiven Krisenmechanismus ist und dass der Verlust der Autophagie-Funktion für die Krebsentstehung erforderlich ist.* "[16] Die Gruppe postuliert sogar, dass es ohne Autophagie keinen Schutz vor Krebs geben kann. Selbst bei bereits vorhandenem Krebs hilft die Autophagie, durch Medikamente geschwächte Krebszellen zu entsorgen.

Das erwähnte Beispiel zur Behandlung von Leberkrebs, die Verabreichung von Sorafenib unter Fasten, ist keine Ausnahme. Krebsmedikamente auf Rapamycin-Basis stehen sehr hoch im Kurs. Das Besondere an Rapamycin ist, dass es sehr spezifisch an ein wichtiges Protein bindet, das deshalb als mTOR (für das engl. mammalian target of rapamycin) bezeichnet wird. Eine abnorme Aktivierung von mTOR ist für eine Vielzahl von Tumoren verantwortlich. Die Inaktivierung von mTOR stellt somit ein angestrebtes Ziel für die Krebsbehandlung dar. Die Inhibierung von mTOR löst zudem die Autophagie aus. Beim Neuroblastom (Tumore, die sich bei Kindern häufig im Bauchraum oder entlang der Wirbelsäule entwickeln) konnte eindeutig nachgewiesen werde, dass die Hemmung des Tumorwachstums primär auf die Autophagie zurückzuführen war.[17]

Die gezielte Auslösung der Autophagie gilt derzeit als neuartige Therapiemethode bei Krebs. Insbesondere der Kombination aus Fasten, zur Initiierung der Autophagie, und bewährten Chemotherapeutika, dürfte eine vielversprechende Zukunft beschieden sein.

Intervallfasten

Im Januar 2018 beschreibt der Fernsehmoderator und Mediziner Eckart von Hirschhausen in einer Fernsehsendung seinen Selbstversuch, bei dem er in drei Monaten durch Intervallfasten 10 Kilogramm an Gewicht verloren und ein zusätzliches Lebensjahr gewonnen hat. Was verbirgt sich hinter dieser Fastenmethode?

Eine Grundlage bildeten die Forschungsergebnisse von Satchin Panda am Salk Institut in San Diego, die das hartnäckige Paradigma der Zuckerindustrie, „eine Kalorie ist eine Kalorie", endgültig widerlegten. Panda veröffentlichte 2012 in der renommierten Fachzeitschrift *Cell Metabolism* das Foto zweier schwarzer Mäuse.[18] Beide Tiere stammten aus der gleichen Zuchtlinie, waren gleich alt, bekamen die gleiche (sehr fettreiche) Futtermenge und hatten beide wenige Bewegungsmöglichkeiten. Dennoch wurde eine Maus fett, während die andere schlank blieb (Abbildung 8.3). Der einzige Unterschied: Die schlanke Maus durfte ihre Futtermenge jeden Tag nur in einem begrenzten Zeitfenster fressen, während die fette Maus dies rund um die Uhr durfte. Das Zeitfenster der Futteraufnahme bestimmt demnach, wie die Kalorien verarbeitet werden.

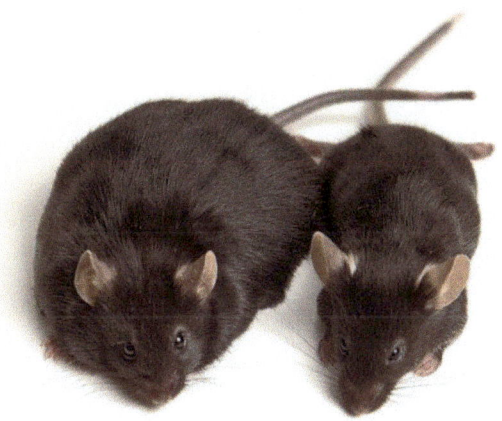

Abbildung 8.3: Der Zeitrahmen und nicht die Futtermenge entscheiden über die Gewichtszunahme bei Mäusen. Bei gleicher Futtermenge konnte die linke Maus rund um die Uhr fressen, hingegen hatte die rechte Maus nur ein Zeitfenster von acht Stunden pro Tag zur Verfügung. (Foto: Dr. Satchin Panda und Dr. Amandine Chaix)

Menschen mit Übergewicht sind entsprechend optimistisch, ihre Pfunde mit dem sogenannten Intervallfasten loszuwerden oder nicht noch mehr zuzunehmen. Das Intervallfasten kann in verschiedenen Formaten durchgeführt werden. Bei der häufigsten Form, dem 16:8-Fasten, wird nur in einem Zeitfenster von acht Stunden am Tag Nahrung aufgenommen; in der restlichen Zeit wird nichts gegessen. Oft wird auf das Frühstück oder das Abendessen verzichtet. Trinken soll und darf man immer, solange es kalorienfrei ist. Die Karenzzeit kann die Nacht umfassen, man schläft sich schlank. Diese 16:8-Variante setzte Panda in seinem Mäuse-Experiment ein. Beide Mäuse in Abbildung 8.3 konsumierten die gleiche Futtermenge. Während die linke Maus das Futter rund um die Uhr fressen konnte, hatte die rechte Maus nur ein Zeitfenster von acht Stunden pro Tag zur Verfügung. Das Resultat ist eindrücklich: die linke Maus wird fett und krebsanfällig, die rechte Maus bleibt schlank und ist besser vor Krebs geschützt.

Noch bemerkenswerter war im Jahr 2014 der Nachweis von Valter Longo an der University California darüber, dass krebskranke Mäuse durch zeitweises Fasten länger leben.[19] Außerdem bremste das Intervallfasten das Wachstum des Tumors. Es schützte die gesunden Zellen vor den Wirkungen einer Chemotherapie, Krebszellen aber nicht. Der Wirkmechanismus lässt erwarten, dass sich die Ergebnisse auf den Menschen übertragen lassen.

Das Intervallfasten führt bei Mäusen und Menschen zu einem signifikanten Abfall von Glukose, von Insulin und von IGF-1 sowie zu einem 5–10-fachen Anstieg eines Proteins, das IGF-1 gezielt inhibiert. IGF-1 ist ein ganz besonderer Wachstumsfaktor. Er ist entscheidend bei der Entstehung einiger Tumorarten beteiligt und verstärkt gezielt das Wachstum von bereits vorhandenen Tumoren. Umso unverständlicher ist der Einsatz von IGF-1 als illegales Dopingmittel bei Sportlern.

Die extremen Veränderungen, die durch periodisches kurzfristiges Fasten verursacht werden, schaffen eine für Krebszellen schädliche Umgebung. Als Folge vermehrter Mutationen verlieren Krebszellen schrittweise die Fähigkeit, sich an extreme Umgebungen anzupassen. Erste Studien, bei denen 36 Stunden vor und 24 Stunden nach der Chemotherapie auf Nahrung verzichtet wird, sind ermutigend.[20] Sie lassen hoffen, dass Intervallfasten nicht nur zur Krebsprävention und Langlebigkeit, sondern ebenso zur Krebstherapie genutzt werden kann.

Die Hypothese erhielt aktuell eine beeindruckende Bestätigung. Forscher der TU München untersuchten den Einfluss von Intervallfasten auf Mäuse unterschiedlichen Alters. Dabei machten sie die bemerkenswerte Beobachtung, dass in den heranwachsenden Tieren die Entwicklung der Betazellen gestört wurde, nicht jedoch in den erwachsenen Mäusen.[21] *„Die Zellen der heranwachsenden Mäuse hörten an einem bestimmten Punkt auf zu reifen und produzierten dann weniger Insulin."* Im vorherigen Kapitel wurde die Ähnlichkeit von unausgereiften Betazellen und Krebszellen bereits vorgestellt. Das Immunsystem attackiert beide gleichermaßen. Erwachsene sind davon nicht betroffen. Bei ihnen sind die Betazellen ausgereift und vor den Attacken des Immunsystems geschützt.

Fazit: Der Körper verbraucht beim Intervallfasten seine Glukosevorräte aus der Leber, füllt sie aber im Essenszeitraum wieder auf. Deshalb muss der Körper nicht auf seine Protein- und Fettvorräte zurückgreifen. Intervallfasten zur Gewichtsabnahme kann demnach nur funktionieren, wenn in den Essenszeiträumen wohlgemerkt der Zuckerkonsum und nicht der Kalorienkonsum reduziert wird. So wird weniger Glukose gespeichert, weshalb in den Fastenzeiträumen vermehrt Ketonkörper durch Fettverbrennung erzeugt werden. Derselbe Weg muss erfolgen, um die Vorzüge zur Krebstherapie nutzen zu können.

Die Vorteile des Fastens lassen sich auch durch eine Veränderung der Ernährung erzielen. Der Verzicht auf Zucker wird durch Lebensmittel kompensiert, die bei der Verdauung vermehrt Ketonkörper produzieren. Die als „Ketogene Diät" bezeichnete Diät macht seit Jahren Schlagzeilen zur Gewichtsabnahme und mittlerweile auch zur Krebstherapie. Davon handelt das nächste Kapitel.

9 KETOGENE DIÄT

„Es geht darum, den Ernährungszustand des Patienten effektiver zu beeinflussen, als dies mit konventionellen Programmen gelingt, und dabei zugleich das neoplastische Wachstum möglichst wenig zu fördern oder gar zu hemmen. "

Eggert Holm

Meistens ist der Wunsch abzunehmen die Treibkraft für eine Diät, die Kohlenhydrate reduziert. Solche Diäten können aber auch die Gesamtsituation für Krebsgefährdete und Krebspatienten verbessern. Das lässt sich mit dem Erfolg der zuvor erwähnten Diabetes-Medikamente vergleichen, die eigentlich nur die Senkung des Blutzuckerspiegels zum Ziel hatten. Der zusätzliche Nutzen bei Krebs war ein sehr positiver Nebeneffekt.

Die allgemeine Kritik an Diäten geht fast immer davon aus, dass es zu schädlichen Mangelerscheinungen kommen könnte. Es würden dann wichtige Vitamine betroffen sein oder die für unser Gehirn benötigten Glukosemengen fehlen. Jedoch wird dabei die Tatsache übersehen: Vitamine sind bei Krebs eher schädlich (dazu später mehr), und der Großteil der Glukose kann durch Ketonkörper ersetzt werden kann.

Was bedeuten die kohlenhydratarmen Diäten für den Körper? Der Körper wird anstelle von Kohlenhydraten verstärkt Ketonkörper als Energiequelle verwenden. Die Leber stellt diese aus Fettreserven und Nahrungsfetten her. Man befindet sich praktisch in der gleichen Situation wie die Zugvögel während ihres Fluges in die Winterquartiere. Die ketogene Diät unterscheidet sich (wie nachfolgend beschrieben) beachtlich von anderen Diät-Varianten, indem sie die Kohlenhydratmenge in größerem Ausmaß reduziert.

Paläo-Diät

Die Paläo-Diät, auch als Steinzeitdiät bezeichnet, orientiert sich an einer Ernährungsform, von der man annimmt, dass sich ihrer die

Menschen vor 20.000–10.000 Jahren bedient haben. Gemeint ist die Zeit der Neolithischen Revolution, ab der die Menschen begannen, sich durch Ackerbau und Viehzucht zu ernähren. Die Ernährungsform verzichtet zwar nicht ausdrücklich auf Kohlenhydrate, dennoch sind die aufgenommenen Zuckermengen beschränkt. Die in Kapitel 2 aufgeführten Beispiele für weniger Krebsfälle bei Ureinwohnern unterstützt die Argumentation der Paläo-Befürworter. Weil der Mensch genetisch nicht an die moderne „Zivilisationskost" angepasst ist, sollen sich durch die Diät viele „Zivilisationskrankheiten" (darunter auch Krebs) vermeiden lassen. In der Tat zeigen Studien einen positiven Einfluss auf einige Krebsformen. Man beobachtet weniger Fälle an Dickdarmkrebs[1] und eine geringere Sterblichkeit.[2]

Low-Carb-Diät

Der Begriff „Low Carb" stammt aus dem Englischen und bedeutet „wenig Kohlenhydrate". Bei einer Low-Carb-Diät wird der Kohlenhydratanteil der gesamten Ernährung auf 15 bis 30 Prozent gesenkt, das entspricht je nach Körpergewicht etwa 100 bis 120 Gramm pro Tag. Ziel ist es, den Körper durch den Verzicht auf Kohlenhydrate zum Abbau von Fettdepots anzuregen. Das Ziel, in die Ketose zu kommen, ist in Anbetracht der erlaubten Kohlenhydratmenge schwerlich zu erreichen.

Lutz-Diät

Die Lutz-Diät, mitunter als „Leben ohne Brot-Diät" bezeichnet, wurde zwischen 1950 und 1960 vom österreichischem Arzt Wolfgang Lutz entwickelt. Für Lutz stand eine Gewichtsabnahme nicht im Vordergrund. Ihm ging es vielmehr um die Behandlung chronischer Erkrankungen wie Morbus Crohn, Gicht, Epilepsie und Multiple Sklerose. Obwohl der Titel seines Buches von 1967 es suggeriert, verbietet Lutz Brot nicht generell. Vielmehr sollte die tägliche Kohlenhydratzufuhr auf 72 Gramm reduziert werden. Dadurch wird eine Senkung des Blutzuckerspiegels erreicht und viele Diabetiker können mit dieser gut verträglichen Diät ihre Insulinspitzen vermeiden. Bei 72 Gramm ist es allerdings nicht möglich in die Ketose zu gelangen. Mit der Diät werden keine Ketonkörper zur Energiegewinnung produziert.

Atkins-Diät

Der Grundstein für die Atkins-Diät ist eine ketogene Ernährungsweise, in der die Kohlenhydrate zu Beginn drastisch reduziert werden. Dafür dürfen Eiweiß und Fett in unbegrenzter Menge gegessen werden. Der US-Mediziner Robert Atkins propagierte in den 1970er-Jahren mit dieser Diät eine stufenweise Vorgehensweise, um sein Idealgewicht zu erreichen und danach zu erhalten. Grob vereinfacht: In den beiden ersten Wochen wird die Kohlenhydratmenge auf 20 Gramm täglich reduziert, in den nächsten Wochen danach auf 25 Gramm erhöht und dann sukzessive weiter erhöht, solange keine Gewichtszunahme beobachtet wird. Auf diese Weise wird die persönliche Kohlenhydratmenge ermittelt, bei deren Unterschreitung es zu keiner Gewichtszunahme mehr kommen kann. Die Produktion von Ketonkörpern wird nur in den ersten Wochen beobachtet.

Ketogene Diät

Der Begriff der Ketogenen Diät wurde 1921 von Russel Wilder geprägt. Wilder hatte die Idee, eine Ernährungsweise zu konzipieren, die den Fastenstoffwechsel nachahmt und zur Bildung von Ketonkörpern führt, ohne dass dafür gefastet werden muss.[3] Diese Ernährung hatte sich bei Kindern mit Epilepsie bewährt, denen zuvor nur Fasten half. Eine ketogene Diät konnte länger durchgehalten werden. Auf dieser Grundlage entwickelte Wilders Kollege, Mynie Peterman, vier Jahre später genaue Vorgaben zur Anwendung der ketogenen Diät bei Kindern mit Epilepsie[4], die heute (auch bei Erwachsenen) noch Gültigkeit haben.

Die Ketogene Diät (oder Keto-Diät) ist die strengste Low-Carb-Diät. Kohlenhydratreiche Lebensmittel sind fast tabu. Auf dem Speiseplan stehen stattdessen fett- und proteinreiche Lebensmittel wie Fleisch, Fisch, Milchprodukte, Nüsse und Samen. Kohlenhydratarmes Gemüse und Obst kann in geringen Mengen gegessen werden. Der

Gesamtenergiebedarf wird zu 75 Prozent aus Fett gedeckt, die verbliebenen 25 Prozent verteilen sich auf Eiweiß und Kohlenhydrate. Zudem ist der Anteil an verwertbaren Kohlenhydraten auf 0,5 Gramm pro kg-Körpergewicht begrenzt. Eine einfache Faustregel lautet: Je Kilogramm Körpergewicht sollten am Tag 2,5 Gramm Fett, 1,4 Gramm Eiweiß und 0,5 Gramm verwertbare Kohlenhydrate nicht überschritten werden. Die Betonung liegt auf „verwertbare Kohlenhydrate", denn Ballaststoffe sind hiervon ausgenommen und dürfen unbegrenzt konsumiert werden.

Vermutungen über den Zusammenhang mit Krebs gab es schon länger. Aber erst die Untersuchung von Linda Nebeling vom University Hospital in Cleveland gilt als der Beginn der Erforschung von Ketogener Diät als Therapieoption für Krebspatienten.[5] Nebeling verordnete zwei Mädchen mit Tumoren im Gehirn, die nach Operation, Bestrahlung und mehreren Chemotherapien auf weitere Behandlungen nicht mehr ansprachen, einer ketogenen Ernährung. Bei beiden Kindern schlug die Therapie ungewöhnlich gut an. Das Kind, dessen Eltern die ketogene Ernährung fortsetzten und das Kind lebte noch viele Jahre später.

Die Arbeiten von Nebeling datieren aus dem Jahr 1995 und sind kein Einzelfall geblieben. Man wundert sich, warum eine Ketogene Diät bei krebskranken Menschen von Krebsgesellschaften und Ernährungseinrichtungen bis in die heutige Zeit nicht empfohlen wird. Begründung: *„Hierfür fehlen methodisch hochwertige Studien und damit eine sichere Evidenz für die ketogene Diät."*[6] Kriterien, ab wann eine Studie methodisch hochwertig, oder ab wann eine Evidenz sicher ist, fehlen. Dadurch lassen sich im Prinzip bisherige Beobachtungen und Ergebnisse ignorieren.

Aber es deutet sich Licht am Ende des Tunnels an. Neuere Studien sind hinzu gekommen. Sie belegen, dass eine ausgewogene Ketogene Diät nicht zu einem erhöhten Risiko eines Nährstoffmangels führt[7] und Ketogene Diät als sinnvolle Ergänzung zur Krebstherapie geeignet ist. Zwar wurden die Ergebnisse nur an isolierten Krebszellen oder an krebskranken Tieren beobachtet und dürfen somit nicht direkt auf den Menschen übertragen werden. Überall in der Medikamentenentwicklung beginnt man mit isolierten Zellen und wechselt dann auf

Tierversuche. Erst wenn es aufgrund dieser Versuche ausreichende Daten über die Sicherheit gibt, geht man zu Versuchen am Menschen über. An diesem Punkt liegt eine Besonderheit der Ketogenen Diät vor. Bei ihr werden bei der Fettverbrennung die beiden Ketonkörper Acetoacetat und Beta-Hydroxybuttersäure zur Energiegewinnung gebildet. Von diesen beiden natürlichen Verbindungen weiß man bereits, dass sie nicht toxisch, sicher und unbedenklich sind.

Ketogene Diät zur Unterstützung von Krebstherapien

Der positive Einfluss einer Ketogenen Diät auf Krebstherapien lässt sich am leichtesten nachweisen, wenn der Krebs besonders schlechte Heilungschancen hat. Das Glioblastom ist die bösartigste Form von Tumoren im Gehirn. Es entsteht aus bestimmten Zellen des Stützgewebes im Gehirn und hat eine ungünstige Prognose.

Der Krebsforscher Thomas Seyfried beobachtete bereits 2013 bei Mäusen die Wachstumshemmung von Gehirntumoren oder Metastasen, wenn die Tiere einer Ketogenen Diät unterzogen wurden.[8,9] Daraufhin wurden viele Patientendaten nachträglich nochmals ausgewertet. Dabei zeigte sich, dass niedrige Blutzuckerspiegel während der Behandlung von Glioblastomen die Heilungschancen tatsächlich verbesserten. Das überraschte nicht wirklich. Gehirntumore brauchen im Vergleich zu anderen Krebsformen sehr viel mehr Glukose und können ihren hohen Energiebedarf nicht ausschließlich durch Ketonkörper decken. Offensichtlich hatten viele Patienten, wissentlich oder zufällig, eine Ketogene Diät durchgeführt. Die Auswertung zeigte zum einen, dass die Blutzuckerspiegel signifikant gesenkt wurden und zum anderen, dass eine Ketogene Diät während der Therapie sehr gut vertragen wird.[10] Eine erneute Auswertung, unter Hinzunahme weiterer Fälle, kommt sechs Jahre später zum gleichen Ergebnis bei Gehirntumoren. Man findet keine durch die Ketogene Diät verursachten Nebenwirkungen, jedoch eindeutige Verbesserungen beim Gesamtüberleben.[11]

Ergeben sich bei einem bestimmten Krebs positive Ergebnisse, dauert es nicht lange, bis andere entsprechend überprüft werden. Die Anzahl an Studien, die den Einfluss einer Ketogenen Diät bei der Behandlung weiterer Krebsarten untersuchen, nimmt beständig zu und weisen eindeutig in die gleiche Richtung. Die Ketogene Diät wird bei der Krebsbehandlung gut vertragen und verbessert die Heilungschancen.[12]

Die hilfreiche Unterstützung durch die Ketogene Diät bei der Krebstherapie ist zwar belegt, aber die zugrundeliegende Frage nach der Ursache noch zu beantworten. Lassen sich die positiven Resultate nur auf die gesunkenen Blutzuckerspiegel zurückzuführen oder kommt die Wirkung der Ketonkörper Beta-Hydroxybuttersäure und Acetoacetat noch ergänzend hinzu?

Beta-Hydroxybuttersäure in der Krebstherapie

Die Qualität einer wissenschaftlichen Arbeit lässt sich daran erkennen, welches Journal sie veröffentlicht hat. Eine Veröffentlichung in der Zeitschrift *Nature* kommt einem Ritterschlag gleich und stellt die höchste Anerkennung dar. Entsprechend groß war das Echo auf den Artikel „Beta-Hydroxybuttersäure unterdrückt Dickdarmkrebs" im Jahr 2022. Darin beschreiben die Autoren, dass eine Ketogene Diät im Allgemeinen und Beta-Hydroxybuttersäure im Besonderen das Wachstum von Darmtumoren wirksam unterdrückt.[13]

Das Besondere ist der Wirkmechanismus, den die Autoren entdeckten. Beta-Hydroxybuttersäure bindet an den Oberflächenrezeptor Hcar2, wodurch der Tumorsuppressor Hopx aktiviert und das Wachstum von Krebszellen gehemmt wird (Abbildung 9.1).

Hcar2, die Abkürzung für Hydroxycarbonsäurerezeptor 2, ist kein unbeschriebenes Blatt. Das Oberflächenprotein greift bei einer ganzen Palette von Krankheiten ein, deren gemeinsames Merkmal Entzündungen sind. Die Entzündungen werden gehemmt, was die Krankheitsentwicklung unterdrückt. Zu der Krankheitspalette gehören auch entzündliche Darmerkrankungen und Darmkrebs.

Dass Hcar2 zur Unterdrückung von Darmkrebs aktiviert werden kann, wurde zuvor schon für andere kurzkettige Fettsäuren, insbesondere Buttersäure, beschrieben.[14] An Hcar2 kann nicht nur Beta-Hydroxybuttersäure, sondern auch Buttersäure andocken. Der Nutzen von Buttersäure gegen Darmkrebs ist schon länger erkannt und wissenschaftlich belegt. Die Parallele zur Wirkweise von Beta-Hydroxybuttersäure ist erstaunlich.

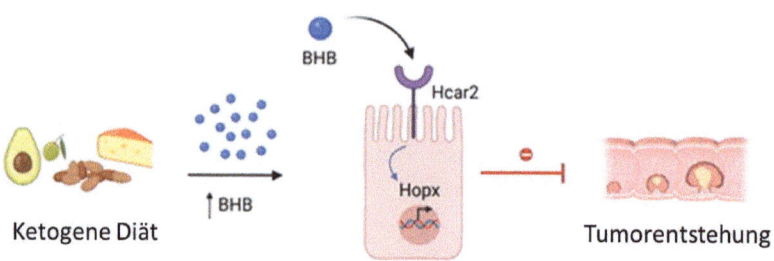

Abbildung 9.1: Beta-Hydroxybuttersäure (BHB) bindet auf der Oberfläche von Darmkrebszellen an das Protein Hcar2. Dadurch wird der Transkriptionsfaktor Hopx angeregt und das Wachstum von Krebszellen gehemmt. (Abbildung modifiziert nach Ref.[14])

Die universelle Bedeutung von Hopx bei der Entstehung und Hemmung von Krebs wird gerade erst erkannt.[15] Der Tumorsuppressor ist in fast allen Krebsformen inaktiviert. Bedeutsamer ist, wie die Inaktivierung zustande gekommen ist: Das zugehörige Gen *hopx* wurde nämlich nicht durch klassische Mutation in der DNA verändert. Es geschieht durch eine spezielle Inaktivierung, auf die im nächsten Kapitel eingegangen wird. Es handelt sich um eine besondere Form der Aktivierung oder Stummschaltung von Genen, ohne die DNA zu verändern. Sie wird unter der Bezeichnung Epigenetik zusammengefasst. Dieses neue Forschungsgebiet ist deshalb so aufregend, weil die Vorgänge der Aktivierung und Stummschaltung von Genen zum einen umkehrbar sind und zum anderen durch gezielte Ernährung ausgelöst und beeinflusst werden können.

Für die Autoren des Nature-Artikels steht außer Frage, dass Ketogene Diät oder die Verabreichung von Beta-Hydroxybuttersäure vor Darmkrebs schützt und als begleitende Maßnahme bei der Darmkrebsbehandlung angezeigt ist. [16]

Acetoacetat inhibiert Tumorwachstum

Acetoacetat ist oxidierte Beta-Hydroxybuttersäure und gehört zur Gruppe der kurzkettigen Fettsäuren. Man kennt schon lange deren Potenzial in der Krebstherapie, insbesondere bei Darmkrebs.[17] Sie unterdrücken hauptsächlich das Tumorwachstum und die Stoffwechselfunktionen wie Zellzyklus, DNA-Replikation, Rekombination und Reparatur. Diese Hemmungen führen gemeinsam zum Absterben der Tumorzellen. Dieser Mechanismus des Zusammenspiels gilt als bahnbrechende Erkenntnis.

Acetoacetat hat noch mehr zu bieten. Seit vielen Jahren untersucht die Forschungsgruppe um Prof. Richard Feinman von der State University in Brooklyn den Zusammenhang zwischen Ernährung und Energiegewinnung und kommt damit unweigerlich mit Fragen bei Krebs in Berührung. 2009 gelang ihnen der Nachweis, dass Acetoacetat in verschiedenen Krebszelllinien das Wachstum der Krebszellen und deren ATP-Gewinnung hemmt, wenn in den Krebszellen ein bestimmtes Protein im Überschuss vorliegt.[18] Der fehlende Überschuss bewirkt in normalen Zellen deren Verschonung. Die Hemmung des Tumorwachstums ist ausschließlich stoffwechselbedingt und nicht auf eine Toxizität von Acetoacetat zurückzuführen.[19] Deshalb fordert die Arbeitsgruppe, das Potenzial der Ketogenen Diät als therapeutische Strategie bei Krebs zu nutzen.

Beta-Hydroxybuttersäure und Acetoacetat verstärken die Wirkung von Krebsmedikamenten

Eine Ketogene Diät verstärkt die Wirkung von Krebsmedikamenten. Gilt dieses ebenso für die Ketonkörper allein, ohne Diät? Die Forschungsgruppe Feinman erbrachte den Nachweis im Jahr 2023.[20] Zunächst fand man heraus, dass die Ketone Beta-Hydroxybuttersäure und Acetoacetat das Wachstum von Krebszelllinien, darunter Eierstock-, Gebärmutterhals- und Brustkrebs, hemmen. Wurden die Ketonkörper zusammen mit den Krebsmedikamenten Rapamycin oder Methotrexat verabreicht, verstärkte sich der Effekt signifikant. Bemerkenswert war die Selektivität der Ketonkörper. Während das

Wachstum von Krebszellen blockiert wird, sind normale Zellen davon nicht betroffen.

Fazit

Die Ketogene Diät simuliert auf einfache Weise die positiven Effekte, die durch mühsameres Fasten zu erreichen sind. Weniger Kohlenhydrate bedeutet weniger Zucker und damit geringere Blutzuckerspiegel. Durch den höheren Fettanteil einer Ketogenen Diät wird, wie beim Fasten, die Energiegewinnung aus Glukose auf Ketonkörper umgestellt. Diese erfüllen zusätzliche Aufgaben bei der Krebsbekämpfung. Allein genommen, hemmen sie bereits das Wachstum von Tumorzellen, in Kombination mit Krebsmedikamenten verstärken sie deren Wirkung sogar signifikant. Der zugrundeliegende Mechanismus wurde mehrfach bestätigt und ist gerade bei der Behandlung von Darmkrebs sehr vielversprechend. [21]

Eine ketogene Ernährung bedeutet keinesfalls eine einseitige Ernährung, bei der Mangelerscheinungen vorprogrammiert sind. Krebspatienten, die eine Ketogene Diät in ihr Therapiekonzept integrieren möchten, sei das Buch *Krebszellen lieben Zucker – Patienten brauchen Fett. Gezielt essen für mehr Kraft und Lebensqualität bei Krebserkrankungen* wärmstens empfohlen. [22] Dort sind viele Rezepte und Tagespläne nachzulesen und in den wissenschaftlichen Kontext gestellt.

Im nächsten Kapitel wird den Hinweisen nachgegangen, denen zufolge Nahrungsmittel genetische Veränderungen bewirken können, ohne dafür die DNA zu verändern. Onkogene lassen sich abschalten, oder Tumorsuppressorgene wieder aktivieren. Die Vermeidung von Krebs durch gezielte Ernährung wird somit wissenschaftlich erklärbar.

10 EPIGENETIK

„Die Epigenetik macht uns Hoffnung, dass auch wir uns verwandeln können, dass wir Macht über unser Erbgut haben. Das Potenzial für ein gesundes, langes Leben und für eine einnehmende Persönlichkeit steckt höchstwahrscheinlich in den Genen der meisten Menschen. Man muss nur den Weg finden, es abzurufen. "

Peter Spork

Im Jahr 2003 berichteten die Krebsforscher Randy Jirtle und Robert Waterland über ein Experiment mit Agouti-Mäusen, das die Mäuse und die Epigenetik schlagartig berühmt machte.[1] Agouti-Mäuse besitzen ein Gen, das ihr Fell blassgelb statt dunkelbraun färbt, das Sättigungszentrum hemmt und sie anfällig für Krebs und Diabetes macht. Die Forscher mischten dem Futter trächtiger Weibchen mehrere Nahrungsergänzungsmittel bei, was sich auf die Nachkommen auswirkte. Die Jungtiere hatten nun ein braunes Fell, waren schlank und blieben gesund (Abbildung 10.1).

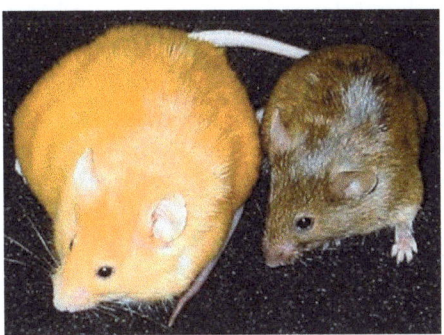

Abbildung 10.1: Agouti-Mäuse, die Stars in der Epigenetik-Szene. Wie ihre Mutter, hat die linke Maus ein helles gelbes Fell, ist dick und krebsanfällig. Ihre braune Schwester (rechts) ist davon nicht betroffen, weil der trächtigen Mutter bestimmte Nahrungsergänzungsmittel verabreicht wurden. Foto: Randy L. Jirtle, University of Wisconsin-Madison

Hingegen waren die Jungtiere, deren Mütter das normale Futter erhielten, wie ihre Mütter gelb, dick und bekamen Krebs. Offensichtlich konnten die in der Versuchsgruppe zusätzlich gegebenen Nahrungsergänzungsmittel das Onkogen in der DNA abschalten. Die Nahrung hat als epigenetischer Faktor darüber entschieden, ob der genetisch vorprogrammierte Krebs sich bildet oder vermieden wird.

Die Epigenetik ist ein neues Spezialgebiet der Biologie, dass sich mit Zelleigenschaften befasst, die auf Tochterzellen vererbt werden können, aber nicht in der DNA niedergeschrieben sind. Vielmehr setzen epigenetische Merkmale oberhalb der DNA und ihren Genen an. Jede Körperzelle trägt in ihrem Zellkern die vollständige Kopie für alle Gene. Damit sich im Laufe der Entwicklung die ca. 250 unterschiedlichen Zelltypen entwickeln können, werden je nach Bedarf einzelne Gene ab- oder angeschaltet. Bei der embryonalen Entwicklung herrscht Hochkonjunktur für epigenetische Veränderungen, die jedoch auch noch später erfolgen. So wird verständlich, warum sich eineiige Zwillinge mit gleicher DNA äußerlich gleichen, jedoch durch epigenetische Faktoren, zum Beispiel unterschiedliche Ernährung, individuell anfällig für Diabetes oder Krebs werden können.

Beim 6. Krebsmerkmal, Invasives Wachstum und Metastasenbildung, wurde bei der Plastizität von Krebszellen schon ein epigenetischer Einfluss erkennbar. Die Umwandlung von Krebs- in Fettzellen erfolgt dort auch ohne Veränderung in der DNA. Krebs- und Fettzelle besitzen, wie eineiige Zwillinge, die gleiche DNA. Nur durch unterschiedliche Nutzung bestimmter Gene – einige wurden abgestellt, andere aktiviert – erfolgt die Umwandlung der Zelle. Ein Vorgang, der durch gezielte Ernährung ausgelöst wird.

Experten vermuten, dass sich ungefähr 40 Prozent aller Krebsfälle vermeiden lassen. Die optimistische Einschätzung wird hier verständlich, denn epigenetische Veränderungen treten im Verlauf eines Lebens um ein Vielfaches häufiger auf als genetische Mutationen. Die Ernährung gehört zu den wichtigsten Faktoren, um die Genetik zu beeinflussen.

Ketogene Diäten setzt man schon sehr lange zur Vorbeugung und Behandlung verschiedener Erkrankungen wie beispielsweise Fettleibigkeit, Epilepsie und Migräne ein. Dennoch sind die Mechanismen, die den positiven Auswirkungen zugrunde liegen, weitgehend unbekannt. Eine Ausnahme wurde im vorherigen Kapitel für die Bedeutung der Ketonkörper bei Krebstherapien beschrieben. In letzter Zeit mehren sich nun Berichte, dass durch Ketogene Diät weitere epigenetische Veränderungen stattfinden, die Krebstherapien positiv beeinflussen.

Epigenetische Schalter

Bedeutsam an epigenetischen Einflüssen ist, dass sie umkehrbar sind, also Gene wahlweise an- oder abgeschaltet werden können. Es sind bislang drei epigenetische Mechanismen bekannt, mit denen sich Gene an- oder abschalten lassen: 1. durch Methylierungen der DNA, 2. durch Histonmodifikationen und 3. durch MikroRNAs.

1. Methylierungen der DNA

Gene lassen sich durch Anheften von Methylgruppen an die DNA abstellen, was im Falle von Onkogenen erwünscht und im Falle von Tumorsuppressorgenen natürlich unerwünscht ist. Enzyme, die diese Übertragung von Methylgruppen bewerkstelligen, werden als Methyltransferasen bezeichnet. Dieser Mechanismus kam bei den Agouti-Mäusen zur Anwendung. Das Onkogen wurde während der Schwangerschaft durch Methylierung abgeschaltet, weshalb der Nachwuchs vor Übergewicht und Krebs geschützt war. Der Effekt ist noch in der übernächsten Generation nachweisbar. Deshalb lassen sich heute noch Veränderungen untersuchen, deren epigenetische Ursachen schon länger zurück liegen. In diesem Zusammenhang untersuchte man zum Beispiel nachträglich den Einfluss von Hunger während der Schwangerschaft.

Der Einfluss nicht ausreichend methylierter DNA ließ sich nach dem Hungerwinter 1944/45 in den Niederlanden beobachten. Durch die

Blockierung von Nahrungsmitteltransporten hatten damals etwa 4,5 Millionen Menschen zu wenig zu essen. Die Mangelernährung führte bei schwangeren Frauen dazu, dass ihre Gene, die für das Wachstum ihrer Kinder zuständig waren, epigenetisch verändert wurden. Die Kinder wuchsen nach der Geburt kleiner heran und benötigten weniger Nahrung. Der Körper der Frauen hatte die Kinder auf eine Welt vorbereitet, in der es wenig Essen gibt. Als es nach dem Krieg an Nahrungsmitteln nicht mehr mangelte, aßen die Kinder reichlich. Da ihre Körper auf eine andere Ernährung eingestellt waren, litten sie später vermehrt an Diabetes und Übergewicht sowie erhöhtem Krebsrisiko. Nicht nur sie selbst, auch ihre Kinder, also die Enkelkinder der hungernden Frauen, haben noch vermehrt mit diesen Krankheiten zu kämpfen.

Heute weiß man, dass der Grad der Methylierung der DNA während der Schwangerschaft dafür verantwortlich war. Der Blutzuckerspiegel wird vom Insulin gesteuert, daher spielt der insulinähnliche Wachstumsfaktor (IGF2) eine Schlüsselrolle für die embryonale Entwicklung. Hier wurden Forscher fündig: Wer innerhalb der ersten zehn Wochen im Mutterleib die Hungersnot durchmachen musste, hat noch heute weniger Methylgruppen am IGF2-kodierenden Gen als seine gleichgeschlechtlichen Geschwister.[2]

Subtile Verschiebungen im Stoffwechsel führen also noch nach Jahrzehnten zu gesundheitlichen Problemen. Systematische Untersuchungen, um das Potenzial der Epigenetik für verbesserte Krebstherapien auszuloten, sind noch rar. Eine Ausnahme bildet die Arbeit von Gary Stoner, der in Amerika seit über 20 Jahren die krebshemmende Wirkung von Schwarzen Himbeeren untersucht. In einer Studie mit Darmkrebspatienten, die neun Wochen lang täglich 45 Gramm gefriergetrocknete Schwarze Himbeeren aßen, wurden abgeschaltete Tumorsuppressorgene durch Abspaltung der Methylgruppen wieder angeschaltet und das Tumorwachstum verlangsamt.[3] Stoner zeigte, dass dies auf den hohen Anteil des Anthocyanfarbstoffs der Schwarzen Himbeere, Chrysanthemin, zurückzuführen ist. Die krebsbekämpfende Wirkung von grünem Tee, beziehungsweise seinem Inhaltsstoff Epigallocatechingallat (EGCG), lässt sich auf die gleiche Weise erklären. Der grüne Tee spaltet ebenfalls Methylgruppen ab und reaktiviert stillgelegte Tumorsuppressoren.[4]

2. Histon-Code

Histone sind eine besondere Gruppe von Proteinen. Ihre Bedeutung für die Epigenetik lässt sich leicht erklären. Im Zellkern werden ganze, negativ geladene DNA-Abschnitte platzsparend um größere, positiv geladene Proteine (eben die Histone) gewickelt. In dieser komprimierten Form können die Gene nicht abgelesen werden.

Eine erste Möglichkeit, Gene an- oder abzuschalten, besteht hier darin, Acetylgruppen an das betreffende Histon anzuheften oder wieder abzuspalten. Den Vorgang der Anheftung (Acetylierung) bewirken Proteine, die man deshalb als Histon-Acetyl-Transferasen (HAT) bezeichnet. Die Abspaltung der Acetylgruppe bewirken Proteine, die als Histon-Deacetylasen (HDAC) bezeichnet werden.

Die Acetylierung der Histone hebt deren positive Ladung teilweise auf und bewirkt, dass sich die entsprechenden DNA-Abschnitte durch Abstoßung lockern und so für die Transkription zur Verfügung stehen. Das Abspalten der Acetylgruppen bewirkt genau das Gegenteil. Die DNA-Abschnitte werden stärker fixiert, können nicht gelesen und die entsprechenden Proteine nicht gebildet werden. In Krebszellen finden sich häufig Histon-Deacetylasen (HDAC), durch die es zur Unterdrückung von Tumorsuppressorgenen kommt. HDAC-Hemmer bewirken dementsprechend eine Aktivierung der Tumorsuppressorgene. Im Oktober 2006 hat die amerikanische Zulassungsbehörde FDA den ersten HDAC-Hemmer Vorinostat als Medikament zugelassen.[5]

Schon länger weiß man, dass Äpfel gesundheitsfördernde Pektine enthaltenen. Pektine sind Ballaststoffe, die unverdaut in den Dickdarm gelangen. Dort werden sie von Bakterien abgebaut, wobei Buttersäure entsteht. Deren hemmende Wirkung auf Darmkrebszellen ergänzte die Arbeitsgruppe von Dieter Schrenk an der Universität Kaiserslautern 2008 um ein relevantes Detail.[6] Die im Darm freigesetzte Buttersäure blockiert eine Histon-Deacetylase, die vom Tumor reichlich produziert wird. Weitere natürliche HDAC-Hemmer werden im Abschnitt „Ketogene Diät, Mediterrane Küche und Epigenetik" vorgestellt.

Eine zweite Möglichkeit, komprimiert verpackte Gene an- oder abzuschalten, besteht darin, Methylgruppen an das betreffende Histon anzuheften oder abzuspalten. Die Anheftung (Methylierung) bewirken Enzyme, die man als Methyltransferasen bezeichnet. (Achtung: Sie sind nicht, trotz gleichen Namens, zu verwechseln mit den unter 1. Vorgestellten Methyltransferasen, die auf die DNA die Methylgruppen übertragen.) Es handelt sich hier um Enzyme, die Methylgruppen auf die Aminosäuren von Proteinen übertragen. Die Abspaltung der Methylgruppen bewirken Proteine, die als Histon-Demethylasen bezeichnet werden.

Die schädliche Histon-Demethylase LSD1 (Lysin spezifische Demethylase 1) ist bei vielen Krebsarten im Allgemeinen und einigen Leukämieformen im Besonderen, besonders aktiv. Der Naturstoff Oleacein im Olivenöl „extra virgin" ist ein sehr potenter LSD1-Inhibitor[7] und sollte deshalb bei jeder Krebstherapie berücksichtigt werden.

3. MikroRNAs

MikroRNAs sind kurze RNA-Moleküle, die im Gegensatz zu gewöhnlichen RNA-Strängen nicht in Proteine übersetzt werden. Ihre Aufgabe besteht darin, sich an mRNA-Moleküle anzulagern, um deren Übersetzung in Proteine zu beschleunigen oder zu verlangsamen. Auf diese Weise können auch Onkogene zusätzlich aktiviert oder Tumorsuppressorgene blockiert werden.

MikroRNAs, die Onkogene aktivieren, werden als Onko-miRNAs bezeichnet und MikroRNAs, die Tumorsuppressorgene aktivieren, als Tumorsuppressor-miRNAs. Angesichts über bisher 2.500 bekannten MikroRNAs gleicht die Suche nach Wirkstoffen, die gezielt Onko-miRNAs hemmen oder Tumorsuppressor-miRNAs aktivieren, derjenigen nach Nadeln im Heuhaufen. Aber die Nadeln gibt es!

miR-21 ist eine Onko-miRNA, die in vielen Tumoren verstärkt vorkommt.[8] Man kann sie mit Wirk- und Naturstoffen bekämpfen, die bereits zur Senkung des Blutzuckerspiegels erfolgreich eingesetzt werden. Sulforaphan aus Brokkoli, Epigallocatechingallat aus grünem Tee und das Diabetes-Medikament Metformin bewirken auch eine Absenkung von miR-21. Damit hemmen sie das Tumorwachstum und begünstigen die Apoptose über diesen epigenetischen Schalter.

Zusammenspiel von Ketogener Diät, Mediterraner Küche und Epigenetik

Die Ketogene Diät bewirkt durch die Reduzierung der Kohlenhydrate, dass Krebszellen schlechter versorgt werden. Gesunde Zellen können während dieser Diät den Großteil ihrer Energiegewinnung durch Ketonkörper ersetzen, Krebszellen können das nicht. Zudem verfügen die Ketonkörper über die Möglichkeit, als epigenetische Schalter den Krebszellen noch mehr zu schaden. Was liegt also näher, als Nahrungsmittel oder Nahrungsergänzungsmittel in die Ketogene Diät zu integrieren, die ebenfalls über epigenetische Schalter verfügen? Beeindruckend ist es, wenn Nahrungsmittel gleich alle epigenetischen Schalter nutzen, wie beispielsweise für Curcumin beobachtet wird.[9,10] Auch die Nähe zur mediterranen Küche wird erkennbar, bei der es ebenfalls zu einer Häufung epigenetisch wirksamer Nahrungsbestandteile kommt. Die nachfolgenden Beispiele verdeutlichen das.

Beta-Hydroxybuttersäure

Eine Ketogene Diät als auch Beta-Hydroxybuttersäure sind mittlerweile als sichere adjuvante Therapie erkannt.[11] Die Hemmung der HDACs wird hierfür hauptsächlich verantwortlich gemacht.[12]

Auf den besonderen Mechanismus von Beta-Hydroxybuttersäure zur

Unterdrückung von Dickdarmkrebs wurde im 8. Kapitel hingewiesen. Der Tumorsuppressor Hopx wird in vielen Krebsarten durch Methylierung epigenetisch stillgelegt. Beta-Hydroxybuttersäure macht diese Methylierung rückgängig.[13] Den Autoren ist bewusst, dass eine spezifischen Diät, so attraktiv sie auch sein mag, langfristig nur schwer durchzuhalten ist. Das Besondere ihrer Studie besteht darin, dass die tumorhemmende Wirkung der Ketogenen Diät schon durch die Verabreichung von Beta-Hydroxybuttersäure erzielt wird. Ihrer Meinung nach wirkt Beta-Hydroxybuttersäure somit synergistisch mit Chirurgie, Chemotherapie oder Immuntherapie und könnte sich als eine neue Säule der Krebsbehandlung erweisen. Sie schlagen dafür für die Bezeichnung „Metabotherapie" vor.[14]

Curcumin

Die entzündungs- und krebshemmenden Eigenschaften von Curcumin sind bekannt. Die Hemmung der NF-$_\kappa$B- und MAPK-Signalwege sowie die Erhöhung von P53 auf molekularer Ebene gehören zu den wichtigsten durch Curcumin induzierten Maßnahmen gegen Krebs.

Neuere Untersuchungen belegen, dass Curcumin auch epigenetische Schalter nutzt, um Krebserkrankungen entgegenzuwirken. Beispielsweise spielt die Methylierung der DNA eine entscheidende Rolle bei der Entstehung der akuten myeloischen Leukämie. Curcumin behindert das Enzym Methyltransferase 1, das ansonsten Methylgruppen an ein Tumorsuppressorgen übertragen und dessen Funktion aufgehoben hätte. Durch die Lahmlegung der Methyltransferase 1 kann der Tumorsuppressor seine Aufgabe erledigen, was zur Hemmung des Krebswachstums und zur Einleitung der Apoptose führt.[15] Dass Curcumin als HDAC-Hemmer gegen Zellen des Lymphdrüsenkrebses vorgeht, wurde 2005 festgestellt.[16] Neuere Studien bestätigen die Wirksamkeit als HDAC-Hemmer auch bei Lungenkrebs[17]

Zu den epigenetischen Veränderungen durch Curcumin gehört auch die Beeinflussung onkogener und tumorsuppressorischer MikroRNAs. Das wurde für verschiedene Onko-miRNAs (darunter die vorgestellte miR-21) aufgezeigt, deren Hemmung eine der wichtigsten Eigenschaften von Curcumin ist.[18] Curcumin nutzt somit alle drei epigenetischen Schalter, um effektiv gegen Krebs vorzugehen. Diese Schlagkraft wird bei Autophagie (Fasten) sogar verstärkt.[19]

Wenn ein Stoff so potent wirkt, ist die richtige Dosierung und Einnahme wichtig, um Nebenwirkungen zu vermeiden. Leider macht es für einige Konsumenten keinen Unterschied, ob sie Curcumin oder Kurkuma in ihre Ernährung einfügen. Die Konsequenzen sind jedoch beachtlich. Im Rahmen der Bewertung von Curcumin als Lebensmittelzusatzstoff (E100) hat die Europäische Behörde für Lebensmittelsicherheit eine akzeptable tägliche Aufnahmemenge von Curcumin von 3 mg/kg Körpergewicht und Tag abgeleitet[20] und sehr sicher eingestuft. Zwar ist Curcumin der Hauptbestandteil im Kurkuma, kommt jedoch nur zu ungefähr 5 Prozent darin vor. Einige Verbraucher erhöhen entsprechend die Kurkumamenge am Tag unter Nichtbeachtung der restlichen 95 Prozent. Das führte vereinzelt zu lebensbedrohenden Leberschäden.

Sulforaphan

Man diskutiert schon lange den Verzehr von Kreuzblütlern wie Brokkoli, die über größere Mengen an Isothiocyananten verfügen, um die Wirksamkeit von Standard-Chemotherapien zu verbessern. Neuere Studien belegen, dass Sulforaphan durch eine direkte Herunterregulierung der Histon-Deacetylase-Aktivität und eine indirekte Veränderung der Genpromotor-Methylierung synergistisch Krebstherapien unterstützt.[21]

Olivenöl

Olivenöl ist der perfekte Allrounder. Es hat ein ideales Verhältnis von Omega-3- zu Omega-6-Fettsäuren, enthält epigenetisch wirksame Verbindungen gegen Krebs und dient zudem als gutes Lösungsmittel für schlecht wasserlösliche Wirkstoffe. Für die epigenetischen Effekte ist vor allem das im Olivenöl vorkommende Polyphenol Oleacein verantwortlich. Oleacein verfügt über krebshemmende Wirkungen gegen verschiedene Tumore, insbesondere bei einigen Leukämiearten. [22] Es wirkt als LSD1-Inhibitor, kann aber zudem, wie bei Hautkrebs, eine ganze Batterie an Tumorsuppressor-miRNAs in Stellung bringen.[23]

Mit der Einführung des Medikamentes Sandimmun gelang 1983 der Durchbruch in der Transplantationsmedizin. Der Wirkstoff Cyclosporin A hat eine schlechte Wasserlöslichkeit, weshalb man ihn zunächst als Emulsionskonzentrat in Olivenöl und Alkohol zur Darreichung entwickelte. Erst dadurch wurde der Wirkstoff bioverfügbar. Der gleiche Sachverhalt wurde in Kapitel 7 für das sehr wasserunlösliche Nutraceutical Eugenol festgehalten, er wird uns wieder beim Resveratrol und den Flavonoiden begegnen. Die Bioverfügbarkeit vieler epigenetisch wirksamer Naturstoffe wird durch Olivenöl oder Alkohol erst möglich gemacht.

Resveratrol

Das im Rotwein und in einigen Obstsorten enthaltene Resveratrol besitzt eine beachtliche Antikrebsaktivität. Hierfür macht man die Regulierung wichtiger onkogener Signalwege verantwortlich, auf die im Kapitel 13 näher eingegangen wird. Damit lässt sich der Erfolg von Resveratrol nur teilweise erklären. Schon früh erkannte man, dass Resveratrol die Aktivität der Deacetylase Sirtuin 1 erhöht und somit epigenetische Veränderungen hervorrufen kann.

Das Aufkommen der Epigenetik in den letzten 15 Jahren weckte wieder das Interesse an Resveratrol. Dabei zeigte sich, dass Resveratrol alle epigenetischen Schalter nutzt, um seine Wirkungen gegen Krebs zu vervielfachen.[24] So unterstützt Resveratrol die Methylierung von wichtigen Onkogenen, wodurch diese nicht mehr abgelesen werden können. Synergistisch unterstützt Resveratrol die Acetylierung von Histonen, was die verstärkte Freisetzung wichtiger Tumorsuppressoren wie P53 und P21 in Krebszellen zur Folge hat.[25]

Der Einfluss, den Resveratrol auf MikroRNAs ausübt, ist außergewöhnlich: Resveratrol bewirkt, dass mehrere Tumorsuppressor-miR-NAs aktiviert und gleichzeitig mehrere Onko-miRNAs gehemmt werden. Gerade die Beeinflussung dieses Gleichgewichts zwischen tumorsuppressiven und onkogenen MikroRNAs dürfte entscheidend für die Wirksamkeit von Resveratrol sein.[26] Da Resveratrol extrem wasserunlöslich ist, sind die Vorteile schwerlich durch den Verzehr von Obst oder Nahrungsergänzungsmittel zu erreichen. Rotwein, der Resveratrol enthält, erhöht durch Alkohol dessen Bioverfügbarkeit. Diese These bestätigte eine Metaanalyse der Universität Wien. Man fand ein geringeres Risiko für Prostatakrebs, wenn zuvor moderat Rotwein konsumiert wurde.[27]

Flavonoide

Rotwein verfügt nicht nur über Resveratrol, sondern ebenfalls über beachtliche Mengen an Anthocyanfarbstoffen, die zur Gruppe der Flavonoide gehören. Sie sind für die Farbe in vielen Nahrungsmitteln verantwortlich. Chrysanthemin, das in schwarzen Himbeeren und im Rotwein vorkommt, wurde bereits erwähnt. Andere natürliche LSD1-Hemmer fand man bei weiteren Flavonoiden, die zum Teil ebenfalls im Rotwein vorkommen.[28] Zu ihnen gehören Wogonin, Baicalein, Hesperetin, Hesperidin und Quercetin.

Das Verhalten der im Rotwein vorhandenen Flavonoide ist zudem aus einem anderen Grund beachtenswert. Ihre Wirkung hängt stark von der Konzentration ab. In geringen Mengen schützen sie die Zelle vor Stresszuständen oder Zelltod. In höheren Konzentrationen schädigen sie die Zelle, da ihr prooxidativer Charakter einen oxidativen Stress erzeugt.[29,30] Über den Segen von Radikalen bei der Krebsbekämpfung wird im Kapitel über Ernährungsmythen ausführlich eingegangen.

Mediterrane Küche

Eine Metaanalyse, die den Einfluss von Nahrungsmitteln aus der mediterranen Küche auf das Krebsrisiko untersuchte, lieferte ein beachtlichen Ergebnis. Wie in Abbildung 10.2 deutlich zu sehen ist, senkt moderater Rotweinkonsum das Krebsrisiko um 11 Prozent. Bei den anderen Lebensmitteln, mit Ausnahme von Fleisch, ist ebenfalls mit einem reduzierten Krebsrisiko zu rechnen. Jedoch kamen alle untersuchten Nahrungsmittel nicht an das gute Ergebnis von Rotwein heran. Dafür dürfte der Lösungsvermittler Alkohol verantwortlich sein. Weitere positive Eigenschaften von Rotwein werden an anderer Stelle berichtet.[31]

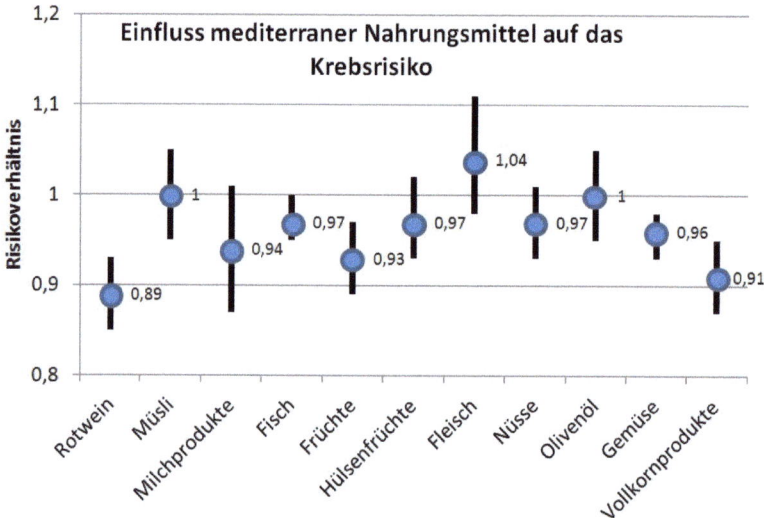

Abbildung 10.2: Einfluss unterschiedlicher Nahrungsmittel einer mediterranen Ernährung auf das Krebsrisiko. Während Fleisch ein erhöhtes Risiko von 4 Prozent aufweist, senkt Rotwein das Krebsrisiko um 11 Prozent. Die Daten sind Ref.[32] entnommen.

Fazit

Epigenetische Faktoren unterstützen synergistisch den positiven Einfluss einer Ketogenen Diät auf Krebstherapien.

Erstens senkt der geringe Anteil an Zucker beziehungsweise Kohlenhydraten den Blutzuckerspiegel deutlich. Zweites bewirkt der hohe Fettanteil die Bildung von Ketonkörpern, die zur Energiegewinnung anstelle von Glukose genutzt werden. Diese unterstützen darüber hinaus als epigenetische Faktoren alle Krebstherapien. Drittens lassen sich viele Naturstoffe integrieren, deren Nutzen in Gemüse, Obst, Gewürzen, Heilpflanzen und in der Mediterranen Küche belegt ist. Sie verfügen über verschiedene epigenetische Schalter, um Onkogene ab- und Tumorsuppressorgene anzuschalten.

Der richtige Mix aus Intervallfasten, Ketogener Diät und mediterraner Küche besitzt ein beachtliches Potenzial in der Krebsprävention und -Therapie.

11 ÜBERGEWICHT

*„Amerika hat die größten Autos, Häuser, Firmen, die größten
Essensportionen – und die dicksten Menschen"*
Morgan Spurlock

Aufsehen erregte im Jahr 2004 der für den Oscar nominierte Doku-
mentarfilm „Super Size Me" des amerikanischen Regisseurs Morgan
Spurlock. Er weist auf das in den USA weit verbreitete Übergewicht
hin. Spurlock dokumentierte seinen Selbstversuch, sich 30 Tage lang
drei Mal täglich ausschließlich von McDonalds Produkten zu ernähren. Die Qualität des Essens stand gar nicht im Fokus, vielmehr die
Firmenstrategie, die den Konsumenten zu mehr Essen verführt. Wurden größere Essensportionen (Super Size) als Sparangebote offeriert,
schlug Spurlock jedes Mal zu.

Das Resultat: Spurlock, dessen vorherige medizinische Untersuchung
unauffällig war, nahm in 30 Tagen 12 Kilogramm an Gewicht zu. Am
Anfang sei das Experiment ein Spaß gewesen – *„aber dann wollte ich
nur noch, dass es zu Ende ist"*. Verständlich, denn zum Übergewicht
gesellten sich am Ende Kurzatmigkeit, Müdigkeit, Brust- und Kopfschmerzen.

Den Versuch kritisierten einige Forscher als „zu vereinfacht". Das
kommt bekannt vor. Natürlich ist es vereinfacht. Aber ist das Ergebnis
deshalb falsch? Um es mit den Worten von Robert Atkins zu sagen:
*„Wieviel Fettleibigkeit muss in einem Jahrzehnt entstehen, damit die
Menschen erkennen, dass die Ernährung dafür verantwortlich sein
muss?"*

Ab wann liegt Übergewicht vor? Von Übergewicht spricht man, wenn
das Körpergewicht bei einer gegebenen Körpergröße über das Normalmaß hinausgeht. Starkes Übergewicht wird als Adipositas bezeichnet. Zur Charakterisierung hat man den sogenannten BMI-Wert

eingeführt, der für engl. „body-mass-index" steht. Der BMI-Wert berechnet sich anhand einer einfachen Formel, in der das Körpergewicht einer Person in Kilogramm durch das Quadrat ihrer Körpergröße in Metern geteilt wird. Der berechnete BMI-Wert ermöglicht eine individuelle Einstufung in Kategorien, die in Tabelle 11.1 aufgeführt sind.

Tabelle 11.1: Einstufung der BMI-Werte in Gewichtskategorien

BMI-Wert	Kategorie
kleiner 18,5	Untergewicht
18,5 – 24,9	Normalgewicht
25,0 – 29,9	Übergewicht
30 oder größer	Adipositas

Mittlerweile werden weiter verfeinerte BMI-Werte verwendet, die zusätzlich noch das Geschlecht und das Lebensalter berücksichtigen. Die oben angegebenen Werte lassen sich dennoch sehr gut als Richtwerte verstehen.

Die Weltgesundheitsorganisation (WHO) hat Adipositas mittlerweile als eigenständige Krankheit[1] und als Risikofaktor für Diabetes und Krebs eingestuft. Da Übergewicht und Adipositas in den letzten Jahrzehnten sprunghaft angestiegen sind, spricht die WHO inzwischen von einer globalen Epidemie.[2]

Von globaler Epidemie zu sprechen, lenkt von einem wichtigen Umstand ab. Der sprunghafte Anstieg, der ebenfalls bei Krebs beobachtet wird, findet wie dieser primär in den westlichen Industrienationen statt und nicht gleichermaßen weltweit. Am heftigsten betrifft es die Länder, in denen auch der Krebsanstieg mit der Umstellung in der Ernährung korreliert.[3] Wie eingangs erwähnt, will die Lebensmittelindustrie dafür den Zuckerkonsum nicht verantwortlich machen. Sie stellt Übergewicht als Diskrepanz von aufgenommenen zu verwerteten Kalorien dar. Das gebetsmühlenartig vorgetragene Credo „Eine Kalorie ist eine Kalorie" ist aber aus wissenschaftlicher Sicht schon lange falsch.

Die Hormongegenspieler Insulin und Glucagon steuern nicht nur die Speicherung und Abgabe von Glukose über Glykogen in der Leber (Abbildung 7.1). Die beiden Hormone sind ebenso verantwortlich für die Speicherung von Glukose über Fett und dessen Abbau in Fettzellen. Während zu wenig Insulin zu Diabetes führt, hemmt zu viel Insulin den Fettabbau. Ein hoher Blutzuckerspiegel führt, unabhängig von seiner Ursache, unweigerlich zu Fetteinlagerungen in den Fettzellen. Allerdings macht es einen Unterschied, ob die aufgenommenen Kalorien in den Fettzellen in Form von Fett gespeichert oder in Form von Wärme abgegeben werden.

Somit fällt es einigen Menschen leichter als anderen, ihr Gewicht zu halten, was zahlreiche Studien bestätigen. Sie nahmen trotz Überernährung deutlich weniger zu als andere, obwohl sich beide Gruppen in Nahrungsaufnahme und körperlicher Aktivität nicht unterschieden.[4] Sind hierfür außer hormonellen Störungen auch braune Fettzellen verantwortlich?[5] Seit längerem wird darüber diskutiert, das wird im Folgenden näher ausgeführt. Wieder sind beide Faktoren die sprichwörtlich beiden Seiten derselben Medaille.

Fettzellen

Menschen besitzen, wie alle Säugetiere, zwei Arten von Fettgewebe: weißes und braunes. Weiße Fettzellen dienen als Energiespeicher, während braune Fettzellen Wärme erzeugen, indem sie aktiv Kalorien verbrennen. Daneben existieren beige Fettzellen, als Mischform aus weißen und braunen Fettzellen.

Zwischen den drei Arten von Fettzellen bestehen morphologische Unterschiede in der Anzahl der Lipidtröpfchen und Mitochondrien (Abbildung 11.1). Sie unterscheiden sich zudem in ihrer Abstammung, Genexpression und Funktion. Beige Fettzellen können, da sie über mehr Mitochondrien verfügen als weiße Fettzellen, Kalorien verbrennen, aber in geringerem Umfang als braune Fettzellen.

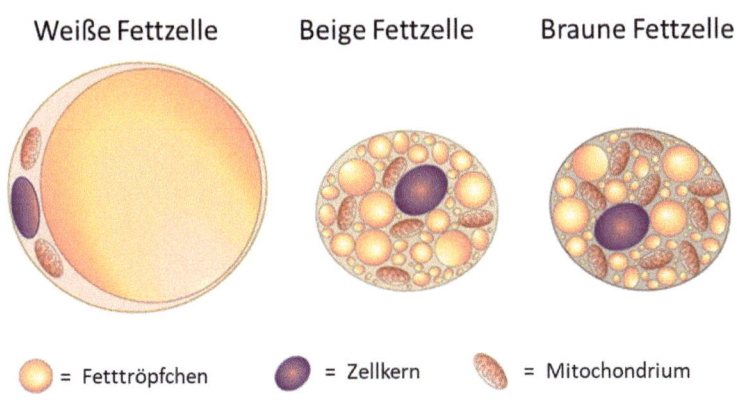

Abbildung 11.1: Schematische Darstellung weißer, beiger und brauner Fettzellen, die nicht maßstabsgetreu ist. Aufgrund der sehr großen Fettspeicherkapazität sind weiße Fettzellen um ein Vielfaches größer als beige und braune Fettzellen. (Abbildung modifiziert nach Ref.[6])

Die Mitochondrien in den beigen und braunen Fettzellen bewirken in diesen Fettgeweben die charakteristische braune Farbe. Köche und Chemiker fühlen sich intuitiv an eine Reaktion, namens Maillard-Reaktion erinnert. Ein brauner Farbton entsteht, wenn man beim Braten Zucker und Aminosäuren erhitzt, um besondere Geschmacksnuancen zu erzielen. Die Mitochondrien der beigen und braunen Fettzellen bewirken ähnliches: Sie wandeln Zucker und Fett fast ausschließlich in Wärme um.[7] Die Mitochondrien der weißen Fettzellen erzeugen dagegen keine Wärme, sondern Energie in Form von ATP.

Das Fettgewebe von neugeborenen Babys, umgangssprachlich „Babyspeck", besteht fast ausschließlich aus braunen Fettzellen. Aus gutem Grund, denn Babys können noch nicht zittern und sind für die Aufrechterhaltung der Körpertemperatur auf die braunen Fettzellen angewiesen. Hingegen findet sich bei Erwachsenen mehrheitlich weißes Fettgewebe wieder. Während des Heranwachsens sterben braune Fettzellen nicht einfach ab und werden durch neue weiße Fettzellen ersetzt. Vielmehr findet eine Umwandlung von braunen in weiße Fettzellen statt. Der Vorgang kann bei Erwachsenen durch epigenetische Faktoren wieder umgekehrt werden. So lassen sich durch Ernährung, Sport oder Medikamente weiße in beige Fettzellen und beige in braune Fettzellen umwandeln. Man bezeichnet das als Bräunung.

Die Anzahl an Fettzellen bleibt im Erwachsenenalter konstant, unabhängig von Gewicht und Diäten. Fettleibigkeit ist das Resultat der immensen Ausdehnung der weißen Fettzellen. Wenn es also einer Gruppe von Menschen gelingt, trotz Überernährung ihr Gewicht zu halten, muss sie einen größeren Anteil an braunen Fettzellen besitzen als die Gruppe, die bei gleicher Überernährung an Gewicht zunimmt. Genau das ist der Fall, und das ist vor allem genetisch bedingt!

Adipositas fördernde Gene

Übergewicht als Folge adipositasfördernder Gene wird schon länger erforscht. Für zwei von ihnen wurde die Vermutung inzwischen zur Gewissheit. Im ersten Fall handelt es sich um das 1994 identifizierte *obese*-Gen[8], im zweiten Fall um das 2007 identifizierte *FTO*-Gen[9]. Beide Gene sorgen dafür, dass weiße Fettzellen in beige oder braune Fettzellen umgewandelt und damit überflüssiges Fett verbrannt wird. Kommt es jedoch in den Genen zu Mutationen, kann das Fett über diesen Weg nicht mehr abgebaut werden.

obese-Gen

Mit der Entdeckung des *obese*-Gens (vom engl. „obesity" für Fettsucht und Adipositas) und seines Genproduktes Leptin fand man ein seit Jahrzehnten postuliertes Sättigungshormon, das eine zentrale Rolle bei der Regulation des Körpergewichts spielt. Es informiert das Gehirn über die Fettspeicher und reguliert die weitere Nahrungsaufnahme. In dem Maße, wie die Fettmasse in den weißen Fettzellen zunimmt, produzieren diese das Hormon Leptin. Es sorgt dafür, dass die

Nahrungsaufnahme begrenzt wird und weiße Fettzellen in beige Fettzellen umgewandelt werden.[10] Je mehr Fettgewebe vorliegt, desto mehr Leptin wird ins Blut abgegeben. Leptin wird ausschließlich von körpereigenen Fettzellen produziert und freigesetzt.

Eine Mutation im *obese*-Gen führt damit zu ausgeprägter Fettleibigkeit und Typ-II-Diabetes. Wissenschaftler der Universität Ulm beschreiben 2015 einen Fall eines 2-jährigen Jungen, bei dem sie die Ursache einer früh einsetzenden Fettleibigkeit finden und bekämpfen können.[11] Der Junge hatte, was eher selten vorkommt, jeweils ein mutiertes *obese*-Gen von beiden Eltern geerbt. In beiden Genen war es zu einer Punktmutation (Austausch lediglich einer Nukleotidbase) gekommen, bei der Guanin durch Thymin ersetzt wurde. Dadurch erhielt das aus 196 Aminosäuren bestehende Leptin an der 100. Stelle die Aminosäure Tyrosin, anstelle der vorgesehenen Asparaginsäure. Das reichte aus, um die Anbindung an den Leptin-Rezeptor zu verhindern, der somit nicht aktiviert werden konnte. Die unübersehbare Folge – einsetzende Fettleibigkeit schon im Kindesalter. Der Junge wog mit 2 Jahren bereits 33,7 Kilogramm. Glücklicherweise konnte man dem Jungen, mit dem Medikament Metreleptin, einem biotechnologisch hergestellten Leptin-Derivat, helfen. Das Essverhalten normalisierte sich und führte zu einer Gewichtsabnahme.

Haben Kinder nur ein mutiertes *obese*-Gen geerbt, werden sie, nach Mutation des normalen Gens und damit viel später, Fettleibigkeit entwickeln. Das ist dennoch deutlich früher als bei Kindern, die zwei normale Gene geerbt haben.

Die Hoffnungen, bezüglich Leptin als wirkungsvoller Appetitzügler erfüllen sich bislang nicht im erwünschten Maße. Man stellte fest, dass die meisten fettleibigen Menschen erstaunlicherweise hohe Leptinwerte im Blut aufweisen. Diesen häufig hungrigen Patienten mangelt es nicht an Leptin, vielmehr haben sie eine Leptin-Resistenz entwickelt. Dadurch wird dem Körper kein Sättigungsgefühl signalisiert, trotz eines hohen Leptinspiegels. Die Analogie zur Insulin-Resistenz bei Diabetes ist unübersehbar. Wie Diabetes-Patienten sollten Fettleibige ihren Zuckerkonsum einschränken.

FTO-Gen

Das bekannteste Gen, das den Fettstoffwechsel beeinflusst, heißt *FTO* und steht für engl. „Fat mass and obesity-associated". Es steht in Zusammenhang mit Übergewicht.[12] Man wusste lange nicht, auf welche Weise das Gen die Zunahme von Fettgewebe begünstigt. 2015 gelang Wissenschaftlern die Entschlüsselung des zugrunde liegenden Mechanismus.[13] Sie identifizieren eine einzelne Punktmutation im *FTO*-Gen, bei der die Nukleotidbase Thymin durch Cytosin ersetzt wurde.

Kleine Ursache, große Wirkung. *FTO* ist der Hauptschalter in Vorläufer-Fettzellen, der andere Gene an- oder abschaltet. Der mutierte Hauptschalter erhöht die Aktivität des Gens *IRX3*, welches bewirkt, dass aus den Vorläufer-Fettzellen weiße Fettzellen werden. Im Kontrollexperiment mit Mäusen, bei denen das Gen *IRX3* ausgeschaltet wurde, erhöhte sich deren Wärmestoffwechsel, und die Tiere waren bei gleicher Ernährung deutlich dünner als die Mäuse in der Kontrollgruppe mit normaler *IRX3*-Funktion.

Fast die Hälfte aller Europäer besitzt zwar die Punktmutation im *FTO*-Gen, dennoch ist die Hälfte aller Europäer nicht übergewichtig. Die Vererbung spielt bei der Fettleibigkeit zwar eine Rolle, aber in einem viel geringeren Maße, als viele Menschen glauben. Anstatt die alleinige Ursache für Übergewicht zu sein, erhöht das mutierte *FTO*-Gen lediglich das Risiko einer Gewichtszunahme und steht in Wechselwirkung mit anderen Risikofaktoren wie ungesunde Ernährung und Bewegungsmangel. Studien zeigen tatsächlich, dass bestimmte Nahrungsmittel oder pharmazeutische Wirkstoffe die Aktivität brauner Fettzellen steigern oder weiße Fettzellen in beige und braune Fettzellen umwandeln können.

Man erinnere sich an die Agouti-Mäuse, die im Kapitel über Epigenetik vorgestellt wurden. Die genetische Mutation, die Fettleibigkeit und Krebs fördert und vererbt, war in den Mäusen zwar vorhanden, ob sie in den Nachkommen zum Tragen kam, hing aber von der Ernährung ab.

Aktivierung der braunen Fettzellen (Epigenetik)

Derzeit konzentriert sich die Forschung auf Verbindungen, die zu einer Aktivitätssteigerung der braunen Fettzellen führen. Die Aktivierung erfolgt über den Sympathikus, dessen Nervenstränge bei Bedarf Noradrenalin ausschütten, das an Rezeptoren der braunen Fettzellen andockt und dadurch die Thermogenese aktiviert. Im Visier der Forschung stehen deshalb Wirkstoffe, die genau an diese Rezeptoren binden können, um die gleiche Aktivierung auszulösen. Allerdings sind noch keine (dafür zugelassene!) Medikamente auf dem Markt. Bis dies der Fall ist, können Bewegungsmuffel immerhin über eine verbesserte Ernährung einiges erreichen.

Capsaicinoide, die aktiven Inhaltsstoffe von Cayennepfeffer, Paprika oder Chilischoten, sind natürliche Verbindungen, die in der Lage sind, braune Fettzellen über den Sympathikus zu aktivieren. Sie sind allerdings sehr wasserunlöslich, weshalb ihre Bioverfügbarkeit begrenzt ist. Hier könnte eine originelle Abhilfe durch den gleichzeitigen Verzehr mit Rotwein erfolgen. Zum einen verbessert der Alkohol im Rotwein die Löslichkeit und damit Bioverfügbarkeit der Capsaicinoide, zum anderen steigern die im Rotwein enthaltenen farbgebenden Anthocyane ebenfalls die Thermogenese brauner Fettzellen. Im Prinzip nichts Neues, Rotweintrinker und Freunde der mediterranen Küche werden meistens mit einer schlankeren Figur belohnt.

Gibt es weitere natürliche Wirkstoffe, Nahrungsmitteln oder Lebensbedingungen zur Aktivierung von braunen Fettzellen oder zur Umwandlung von weißen Fettzellen? Da wird man bei den Empfehlungen zur Reduktion des Blutzuckerspiegels, der Ketogenen Diät und der mediterranen Küche fündig. Eine Auswahl mittlerweile bestätigter Einflüsse zeigt Tabelle 11.2.

Tabelle 11.2: Wirkstoffe in Nahrungsmitteln, Nahrungsergänzungsmitteln oder Medikamenten sowie Umweltfaktoren, die weiße Fettzellen in beige und braune Fettzellen umwandeln.

Einfluss	Wirkstoff	Wirkung
Nahrungsmittel		
Cayennepfeffer, Paprika, Chilischoten	Capsaicinoide[14,15]	aktivieren braune Fettzellen, bräunen weiße Fettzellen
Rotwein	Anthocyane[16] Resveratrol[17]	aktivieren braune Fettzellen, bräunen weiße Fettzellen
Zimt	Zimtaldehyd[18]	bräunt weiße Fettzellen
Curry	Curcumin[19]	bräunt weiße Fettzellen
Sojaprodukte	Genistein[20]	senkt Blutzuckerspiegel, bräunt weiße Fettzellen
Nahrungsergänzungsmittel		
Arginin	L-Arginin[21]	bräunt weiße Fettzellen
Carnitin	L-Carnitin[22]	bräunt weiße Fettzellen
Resveratrol	Resveratrol	aktiviert braune Fettzellen und bräunt weiße Fettzellen
Berberin	Berberin[23]	bräunt weiße Fettzellen
Umweltfaktoren		
Schlafen (innere Uhr)	Melatonin[24]	Schlafmangel senkt Leptinspiegel und Melatonin aktiviert braune Fettzellen
Bewegung und Sport	AMPK-Aktivatoren[25]	senken Blutzuckerspiegel und bräunen weiße Fettzellen
Intervallfasten[26]		bräunt weiße Fettzellen
Medikamente		
Melatonin	Melatonin[27]	aktiviert braune Fettzellen
Metformin	Metformin[28]	senkt Blutzuckerspiegel und bräunt weiße Fettzellen
Viagra	Sildenafil[29]	bräunt weiße Fettzellen

Von besonderer Bedeutung ist dabei der synergistische Effekt der meisten Maßnahmen, wie er für das Zusammenwirken von Metformin und der Aminosäure L-Carnitin belegt ist. Wenn sich zu der gezielten Ernährung ausreichender Schlaf, Bewegung und gelegentliches Intervallfasten gesellen, sollte es möglich sein, das Übergewicht in den Griff zu bekommen.

Viagra

Im Jahre 2013 machte das Forschungsteam von Alexander Pfeifer an der Universität Bonn eine erstaunliche Entdeckung mit Sildenafil, dem Wirkstoff im „Lifestyle-Medikament" Viagra.[30] An Mäusen untersuchten die Forscher dessen Wirkung auf Fettzellen. Bereits sieben Tage nach Verabreichung wandelte Sildenafil die weißen Fettzellen in beige Fettzellen um. Die beigen Fettzellen verbrennen nun Nahrungsmittel und setzen sie in Wärme um. Dadurch schmelzen die beigen Fettzellen weg. Viagra wird so zum neuen Hoffnungsträger für übergewichtige Menschen.

Die Reduzierung der weißen Fettzellen ist noch aus einem weiteren Grund erwünscht. Diese senden, ab einer gewissen Größe, Botenstoffe aus, die für Entzündungen verantwortlich sind. Aus diesen Entzündungsreaktionen können sich Krebs und Diabetes entwickeln. Die Reduzierung des Übergewichts hätte auch auf diesem Weg eine Senkung des Krebsrisikos zur Folge.

Viagra wird in der Krebstherapie schon eingesetzt.[31] Im Jahr 2011 wiesen Forscher am DKFZ in Heidelberg nach, dass Viagra das Immunsystem von Mäusen stärkt. Mäuse mit schwarzem Hautkrebs, denen sie vorab Viagra verabreichten, lebten doppelt so lange wie Mäuse ohne Viagra. Wissenschaftler der Universität von Augusta behandelten ebenfalls Mäuse, allerdings mit Polypen im Darm (der Vorstufe von Darmkrebs), und beobachteten das Zurückgehen der Polypenbildung. Aktuell laufen erste klinische Studien.

In den letzten 25 Jahren nimmt Darmkrebs bei Jugendlichen und jungen Erwachsenen zu,[32] während Darmkrebs bei älteren Männern rückläufig ist. Meist wird das mit der Vorliebe junger Menschen für Fast-Food und der vermehrten Wahrnehmung von Vorsorgeuntersuchungen durch die „Best-ager" erklärt. In Anbetracht des großen Erfolges von Viagra könnte sich noch eine weitere Erklärung finden – ganz ohne klinische Studien.

Fettzellen und Krebs

Die Diagnose, dass ein Krebs metastasiert hat, ist eine der schlimmsten Nachrichten, die ein Arzt seinem Patienten mitteilen muss. Wie beim 6. Krebsmerkmal ausgeführt, verschlechtert sich die Überlebensprognose von Krebspatienten dramatisch, wenn sich bereits Metastasen im Körper gebildet haben. Krebszellen aus dem Oberflächengewebe (Epithel) des Krebses sind in der Lage, auf Wanderschaft zu gehen, weil sie ihre Identität umwandeln können. Sie entwickeln sich praktisch zurück und werden zu mesenchymalen Krebsstammzellen, weshalb der Mechanismus als EMT-Prozess (für Epithelial-Mesenchymale Transition) bezeichnet wird. Als Mesenchym bezeichnet man embryonales, noch nicht differenziertes Gewebe, aus dem sich später Organe oder spezifische Gewebe formen. Wollen die Krebsstammzellen nach der Wanderschaft wieder in anderen Organen sesshaft werden, kehren sie den Vorgang, der jetzt als MET-Prozess bezeichnet wird, einfach wieder um. Aus Krebsstammzellen werden wieder gewöhnliche Krebszellen.

Die Neigung zur Metastasenbildung unterscheidet sich beachtlich zwischen den verschiedenen Krebsarten. Krebs in der Nachbarschaft von Fettgewebe findet erleichterte Bedingungen vor. Besonders offensichtlich ist dies bei Brustkrebs. Hier gibt es Varianten mit einer besonders fatalen Wanderlust, weshalb dieser Krebs zu den gefährlichsten Krebserkrankungen bei Frauen zählt. Krebs- und Fettzellen haben einiges gemeinsam – die Fähigkeit sich umzuwandeln, ist nur eine davon. Leider beruht ihre Vorliebe füreinander auf Gegenseitigkeit.

Umwandlung der Krebszellen in braune Fettzellen

Mesenchymale Stammzellen sind Vorläuferzellen verschiedener Zelltypen, die sich vom Mesenchym ableiten. Sie sind fähig, sich in verschiedene Telltypen zu differenzieren, wie beispielsweise in Knochenzellen, Knorpelzellen, Muskelzellen oder Fettzellen.[33]

Hier setzte das Team um Gerhard Christofori an, um die Abläufe zu verstehen, die den EMT-Prozess regulieren. Ihr Ziel: neue Möglichkeiten zu finden, um die Metastasierung zu verhindern. 2019 gelingt ihnen der Durchbruch. Sie nutzen den EMT-Mechanismus, um Brustkrebszellen in Fettzellen umzuwandeln, die sich nicht mehr teilen können.[34] Dazu setzen sie zwei bereits bekannte Medikamente ein: das Diabetes-Mittel Rosiglitazon sowie das Krebsmittel Trametinib. Durch Versuche an Mäusen, denen besonders aggressive menschliche Brustkrebstumore eingepflanzt wurden, zeigten die Forscher, dass sich in den behandelten Mäusen keine Metastasen bildeten. Vielmehr wiesen sie nach, dass sich die Tumorzellen nach dem Durchlaufen des EMT-Prozesses statt in mobile Krebsstammzellen in harmlose Fettzellen verwandelt hatten.

Bislang handelt es sich nur um Tierversuche. Dennoch stehen die Chancen, den zugrunde liegenden Mechanismus für Patienten zu nutzen, nicht schlecht. Im Falle von Rosiglitazon und Trametinib sind es zugelassene Medikamente, für die man keine zusätzlichen Sicherheitsprüfungen mehr braucht. Hier sollte über einen vorgezogenen „Off-Label-Use" nachgedacht werden. Dann dürften Ärzte ein Medikament einsetzen, auch wenn dies laut Beipackzettel für eine andere Krankheit vorgesehen ist.

Der Einsatz des Antidiabetikums Rosiglitazon lässt weitere Verbesserungen erwarten. Die Frage, ob es durch das Antidiabetikum

Metformin ersetzt oder verstärkt werden kann, drängt sich auf. Metformin ist in der Krebstherapie längst eingesetzt. Sein Erfolg beruht auf mehreren Faktoren. Die Kombination von Rosiglitazon und Metformin könnte die Metastasenbildung noch effektiver verhindern.

Krebszellen und weiße Fettzellen – eine unheilvolle Allianz

Gesunde Zellen stellen unter Atem- und Zuckernot ihren Stoffwechsel auf Fettverwertung um. Die Umstellung kommt auch beim Fasten zum Tragen. Krebszellen besitzen diese Fähigkeit nicht, sie können Fett nicht selbst abbauen. In dieser aussichtslosen Situation helfen ihnen jedoch weißen Fettzellen aus der Patsche.

Weiße Fettzellen, die zunehmend Fett einlagern, „leiden" unter der Last, weshalb sie bildlich gesprochen Botenstoffe (Adipokine) aussenden, um Abnehmer für ihr Fett zu finden. Kurzum: eine weiße Fettzelle will abnehmen, eine Krebszelle will zunehmen. Damit treffen weiße Fettzellen schnell auf einen Abnehmer für ihr Fett, wenn sich Krebszellen in unmittelbarer Nachbarschaft befinden. Aus dieser verhängnisvollen Kooperation resultieren besonders aggressive Krebsformen, wie sie beispielsweise bei Brustkrebs beobachtet werden[35].

Der umgekehrte Warburg-Effekt

Welche molekularen Mechanismen verbinden Fettzellen mit dem Stoffwechsel von Krebszellen? Forscher erkannten 2009 die Umkehrung des bekannten Warburg-Effekts.[36] Krebszellen wandeln Pyruvat in Milchsäure um und geben diese normalerweise durch die Säure-Schleusen in das umgebende Gewebe ab (Abbildung 5.1). Der Vorgang läuft umgekehrt ab, wenn sich Krebszellen bei Energiemangel in der Nachbarschaft von weißen Fettzellen befinden. Die Oberflächenzellen des Krebses korrumpieren die Fettzellen, sich in wundheilendes Gewebe umzuwandeln, wodurch die Nachbarschaft energiereich für den Krebs wird. Die weißen Fettzellen werden in eine Fabrik zur

Herstellung der Nährstoffe verwandelt, die den Krebs ernähren, eine typische Wirt-Parasit-Beziehung.

Das Fett in den Fettzellen wird abgebaut, indem kurzkettige Fettsäuren gebildet werden, darunter auch Milchsäure. Die Fettzellen geben die Milchsäure ab und die benachbarten Krebszellen nehmen sie durch die Säure-Schleusen auf. In der Krebszelle angekommen, wandelt diese sie in Pyruvat um, das in den Mitochondrien zur Energiegewinnung genutzt wird. Aus diesem Grund spricht die Wissenschaft vom „Umgekehrten Warburg-Effekt".[37] Der Vorgang bereichert die Ausgangsüberlegung Otto Warburgs. Diese weitere Facette unterstützt die Vorstellung, dass es sich bei Krebs vor allem um eine metabolische Verschiebung des Zuckerabbaus handelt.

Die Folgen der unheilvollen Allianz zwischen Krebs und Fett sind unübersehbar. Der Krebs, maßlos wie er ist, saugt die weißen Fettzellen regelrecht leer. Das Resultat ist als krankhafte Abmagerung sichtbar und wird mit dem Fachbegriff Kachexie bezeichnet. Man schätzt, dass 50 bis 80 Prozent der Krebspatienten von Kachexie betroffen sind, was deren früheres Sterben mit verantwortet. Darüber hinaus fördert die Zusammenarbeit von Krebs- und Fettzellen die Metastasenbildung und die Resistenz gegenüber Medikamenten.

Im 5. Kapitel wurde beschrieben, dass Krebs mit zunehmendem Wachstum mehr Säure-Schleusen bildet. Der erste Grund dafür wurde dort genannt. Die Anzahl der Säure-Schleusen erhöht sich, damit die die Krebszelle sich der Milchsäure entledigen kann, falls eine kritische Konzentration überschritten wird. Nun zeigt sich der zweite Grund. Durch die vermehrte Ausbildung von Säure-Schleusen erschließt sich die Krebszelle neue Nahrungs- und effizientere Energiequellen. Das ist möglich, weil die Säure-Schleusen (MCT-Transporter) eine besondere Art von Transporterproteinen darstellen. Während die meisten Transporterproteine die Substrate nur in eine Richtung transportieren, lassen MCT-Transporter die Säuren in beide Richtungen durch. Die Blockierung der Säure-Schleusen trifft eine Krebszelle deshalb in doppelter Hinsicht. Auf die Möglichkeiten zur Blockierung der Säure-

Schleusen, unter anderem durch Rotwein, Flavonoide und die mediterrane Küche, wurde im 5. Kapitel hingewiesen.

Fazit

Übergewicht ist ein Risikofaktor für Krebs! Bei beiden Krankheiten geht es um das komplexe Zusammenspiel von Genetik und Stoffwechsel. Die Epigenetik zeigt uns, dass wir Einfluss auf unsere Gene nehmen können. Die Empfehlungen zur Vermeidung von Krebs und Übergewicht gleichen sich. Ausschlaggebend ist Reduzierung des Zuckerkonsums und vermehrte körperliche Aktivität, unterstützt durch ketogene Ernährung und Intervallfasten. Die Analogie setzt sich bei der medikamentösen Therapie fort. So ist das Adipositas-Medikament Metformin bei Krebs deshalb erfolgreich, weil in beiden Fällen die gleiche Ursache bekämpft wird. Wer sein Gewicht in den Griff bekommt, hat einen relevanten Schritt getan, um Krebs zu vermeiden.

Bislang werden normal- und übergewichtige Krebspatienten noch nicht durch angepasste Ernährung behandelt. Das wird sich ändern, wie aktuelle Studien bereits andeuten. Bis diese in der Praxis angekommen sind, wird der freiwillige Verzicht auf größere Zuckermengen auf jeden Fall nutzen.

Der Beitrag von übermäßigem Zuckerkonsum für die Entstehung und Entwicklung von Krebs beruht auf mehreren Faktoren. Stand hier im Buch zunächst das Abbauprodukt Methylglyoxal im Fokus, das besonders schädliche Mutationen verantwortet, folgten Betrachtungen darüber, dass Zucker in Form von gespeichertem Fett zu besonders aggressiven Krebsformen führt und die Heilungschancen verringert. Damit ist die Geschichte noch nicht zu Ende. Es gibt einen zusätzlichen Abbauweg des Zuckers. Auf diesem Hexosamin-Biosyntheseweg entsteht ein weiterer Stoff, der für die Krebsentwicklung von entscheidender Bedeutung ist.

12 ÖL INS FEUER GIEßEN

„Wenn wir jedem Menschen die richtige Dosis Nahrung und Bewegung geben könnten, nicht zu viel und nicht zu wenig, hätten wir den besten Weg zur Gesundheit gefunden. "
Hippokrates

Zu Beginn der 80er-Jahre werden Krebsforscher mit „Ergebnissen" konfrontiert, die Warburgs Arbeit in neuem Licht erstrahlen ließen. Dem Doktorand Mark Spector schien es im Arbeitskreis von Efraim Racker an der Cornell University gelungen zu sein, die Funktionen von Onko-Proteinen und deren Wechselwirkungen aufzuzeigen. Mit einem Schlag rückte der Energiestoffwechsel wieder ins Rampenlicht, da er mit den Onkogenen verknüpft wurde. Spector war zwar ein unbeschriebenes Blatt, aber sein Doktorvater Racker keinesfalls.

Racker ist ein Experte für das Arbeitsgebiet von Otto Warburg. In den 70-er Jahren führte er den Begriff „Warburg-Effekt" ein. Er bietet Warburg die Stirn, indem er eine eigene Theorie zu dessen Effekt aufstellt. Racker frägt sich, weshalb der Energiestoffwechsel in Krebszellen anders abläuft. Er findet heraus, dass die Glykolyse vom Vorhandensein des Enzyms ATPase sowie der ständigen Zufuhr von ADP und Phosphatgruppen abhängig ist. Jahre später gelingt ihm der Nachweis, dass die ATP-Synthese über einen transmembranen Protonengradienten an die Atmung gekoppelt ist. Deshalb glaubt Racker 1973, nach 20 Jahren intensiver Bearbeitung, den entscheidenden Grund gefunden zu haben, weshalb Krebszellen Glukose durch Vergärung verbrennen. Sie sind auf die Vergärung angewiesen, weil ihre Ionenpumpe ineffektiv arbeitet. Rackers Arbeit verknüpft damit die Onkogene mit Warburgs Theorie und verlieh ihr neue Beachtung. Racker war definitiv kein Träumer oder Phantast, seine Überlegungen basierten auf jahrelanger seriöser Forschung.

Öl ins Feuer gießen

Der erhoffte Durchbruch – die Bestätigung von Rackers Theorie – gelang jedoch seinem Schüler Mark Spector 1981 und das in einem atemberaubenden Tempo. In kürzester Zeit veröffentlichte Spector eine Serie von Mitteilungen, die Rackers Theorie bestätigten. Der Energiestoffwechsel war nun mit den Funktionen von Onkogen-Proteinen verknüpft, die das Tumorwachstum begünstigen. Warburgs Ideen waren nach jahrzehntelanger Ignoranz wieder gesellschaftsfähig. Spector bereitete es, mit Racker als Co-Autor, keine Mühe seine Arbeiten in prestigeträchtigen Zeitschriften zu veröffentlichen. Es dauerte nicht lange, bis Spector zum unbestrittenen Superstar in der Biochemie-Scene avancierte. Endlich hatte jemand bewiesen, dass Stoffwechsel und Genetik bei Krebs die beiden Seiten derselben Medaille sind. Doch dem kometenhaften Aufstieg folgte der jähe Absturz.

War es zunächst das unglaubliche Arbeitstempo, das vielen Forschern unrealistisch erschien, wurden später weitere Zweifel geweckt. Es gelang niemandem, Spectors Arbeiten zu wiederholen und zu bestätigen. Als sich dann schließlich herausstellte, dass Spector Experimente gefälscht hatte, hielt Racker nicht mehr seine schützende Hand über seinen Doktoranden und entließ ihn. Mit weiteren Mitarbeitern veröffentlichte er eine Gegendarstellung und distanzierte sich von den zuvor publizierten Mitteilungen. Die Idee, Zuckerabbau und Onko-Proteine zu verknüpfen, war damit genauso schnell wieder vom Tisch.

Dem Trubel um diese Fälschungen dürfte es zu verdanken sein, dass eine zeitgleich gemachte Entdeckung, die erneut einen Zusammenhang zwischen Zuckerkonsum und Krebswachstum aufzeigt, und nebenbei auch noch gegen ein Dogma verstieß, als unglaubwürdig eingestuft und ins Reich der Fantasie abgeschoben wird. Das sollte sich jedoch als Irrtum erweisen. Grundlage der neuen Theorie ist ein neu entdeckter Abbauweg der Glukose, der zu ungefähr 3 Prozent an deren Gesamtabbau beteiligt ist. Das hört sich nicht nach viel an. Aber das Mutagen Methylglyoxal, das nur als geringfügiges Nebenprodukt (0,1 Prozent) entsteht, hat dennoch verheerende Folgen. Man bezeichnet den Abbauweg als Hexosamin-Biosyntheseweg.

Der Hexosamin-Biosyntheseweg

Im Jahre 1984 überrascht die Doktorandin Carmen-Rosa Torres ihren Doktorvater Gerald Hart mit einem Ergebnis, das dieser zunächst einmal nicht glaubte. Torres hatte eine neuartige Protein-Zucker-Bindung auf Proteinen gefunden, die man nach gängiger Lehrmeinung in Zellen nicht finden konnte.[1] Die Entdeckung, heute als Sternstunde im Glukoseabbau gefeiert, widersprach dem damaligen Dogma, demzufolge Glykoproteine in einer Zelle keine Funktion ausüben. Er misstraute dem Resultat, eine Reaktion, die sich auf Fachkonferenzen wiederholte. Hart fordert Torres auf, in seinem Beisein die Experimente zu wiederholen und muss letztlich deren Richtigkeit anerkennen.

Diese bedeutsame Entdeckung war ein Türöffner. Sie stieß eine neue Tür auf zum allgemeinen Verständnis des Abbaus von Glukose in Zellen und über neue Steuermöglichkeiten bei der Aktivierung von Proteinen. Die Idee, den Zuckerabbau mit der Funktion von Onko-Proteinen zu verknüpfen, war damit schlagartig wieder aktuell. Was hatte Torres entdeckt?

Torres findet in Zellen Proteine, die mit N-Acetylglucosamin (Abbildung 12.1) verknüpft sind. Letzteres bildet sich durch Umsetzung von Glucosamin mit Essigsäure, weshalb man den Vorgang als Acetylierung bezeichnet. Im 5. Kapitel musste man schon Glucosamin (Abbildung 5.2) mit Argwohn begegnen. Zellen können es offensichtlich selbst herstellen.

In den Zellen wird N-Acetylglucosamin über eine „Sauerstoffbrücke" (Glykosidbindung) mit Proteinen verknüpft, die Serin oder Threonin enthalten. Nur diese beiden Aminosäuren verfügen über eine freie OH-Gruppe, die für die Bindung benötigt wird.

- Wie entsteht das Glucosamin? Im Kapitel 5 wurde zu möglichen Zucker-Ersatzstoffen festgehalten, dass er nicht zur Energiegewinnung beiträgt. Weshalb sollten Zellen dann Glucosamin produzieren?

- Wie geht die Verknüpfung von N-Acetylglucosamin mit Proteinen vonstatten? Dazu bräuchte man ein maßgeschneidertes Enzym, das die Verknüpfung vornimmt.

- Welche biochemische Bedeutung besitzen die durch N-Acetylglucosamin verzuckerten Proteine? Übernehmen sie wichtige Funktionen in einer Zelle und sind diese krebsrelevant? Man weiß, dass der kontinuierliche Konsum des Nahrungsergänzungsmittels Glucosamin das Krebsrisiko erhöht.[2]

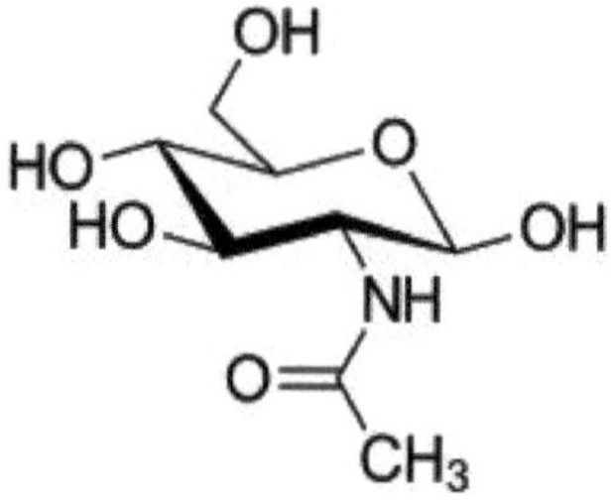

Abbildung 12.1: Strukturformel von N-Acetylglucosamin

Herkunft des Glucosamins

Alle Zellen sind in der Lage, Glucosamin aus Glukose oder Fruktose selbst herzustellen oder es als Nahrungsergänzungsmittel direkt aufzunehmen (Abbildung 12.2). Bei der Gewinnung aus Glukose benutzen sie die ersten beiden Schritte des EMP-Abbauweges. In vorherigen EMP-Abbildungen wurden diese Schritte unterschlagen, da sie für das dortige Verständnis nicht relevant waren. Sie sind nun in Abbildung 12.2 integriert.

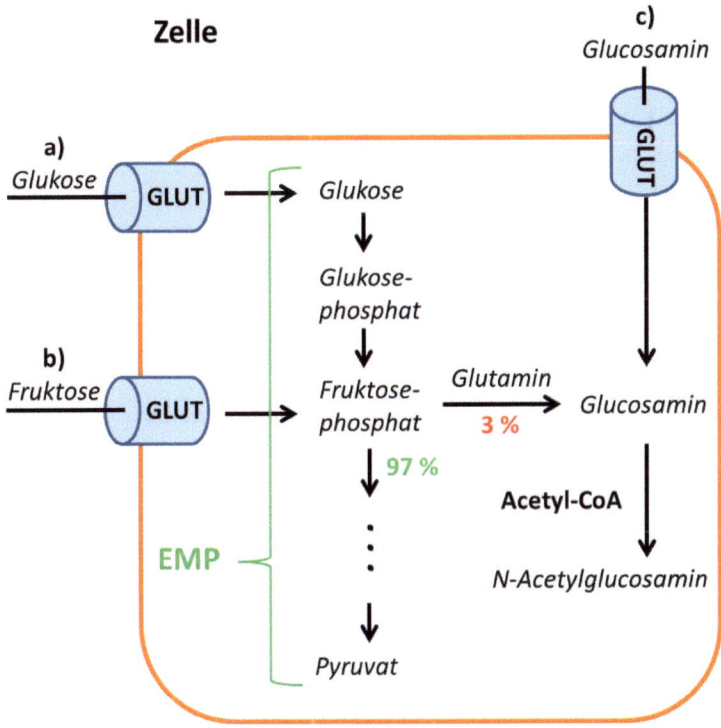

Abbildung 12.2: Der Hexosamin-Biosyntheseweg. Das hierfür benötige Glucosamin kann durch Abbau von Glukose **(a)** oder Aufnahme von Fruktose **(b)** über das gemeinsame Zwischenprodukt Fruktosephosphat hergestellt oder als Nahrungsergänzungsmittel **(c)** direkt aufgenommen werden.

Im ersten Schritt erfolgt die Umsetzung von Glukose durch das Protein Hexokinase zu Glukosephosphat. Der zweite Schritt ist die Umwandlung von Glukosephosphat in Fruktosephosphat. Das kann aber auch direkt aus Fruktose hergestellt werden.

Danach trennen sich die Wege. 97 Prozent des Fruktosephosphats werden für die restlichen Abbauschritte im EMP-Weg eingesetzt. Die verbleibenden 3 Prozent bilden den Startpunkt für den Hexosamin-Biosyntheseweg. Die Aminosäure Glutamin stellt die benötigte Aminogruppe für die Umsetzung zu Glucosamin zur Verfügung. Die abschließende Acetylierung wird durch Acetyl-Coenzym A vorgenommen, das beim Fettabbau entsteht. In diesem Coenzym liegt die zu übertragende Essigsäure in aktivierter Form vor. Wer also reichlich Zucker, Fruktose und Glucosamin konsumiert und Fettreserven besitzt, produziert in größeren Mengen N-Acetylglucosamin. Inwieweit das sinnvoll ist, beantworten die beiden nächsten Abschnitte.

Verknüpfung von N-Acetylglucosamin mit Proteinen

Damit Proteine biochemische Prozesse regeln können, braucht es einen Mechanismus, der die Proteine aktivieren oder deaktivieren kann. In den meisten Fällen geschieht das durch das Wechselspiel von Kinasen und Phosphatasen. Hört sich kompliziert an, ist es aber nicht. Eine Kinase bindet lediglich eine Phosphatgruppe über die Aminosäure Serin oder Threonin an das Protein, eine Phosphatase macht den Vorgang wieder rückgängig. Kinasen konkurrieren also um die gleichen Bindungsstellen am Protein wie N-Acetylglucosamin!

Die polare Ladung der Phosphatgruppe führt zu einer räumlichen Veränderung des Proteins. Es existieren damit zwei räumliche Anordnungen (Konformationen), die eine aktivierte oder inaktivierte Form des Proteins darstellen. Derzeit kennt man ungefähr 500 Kinasen und 150 Phosphatasen, die die Proteinphosphorylierung regulieren. (Kinasen können eine Phosphatgruppe auch auf Zuckermoleküle übertragen, da diese ebenfalls über OH-Gruppen verfügen. So erfolgt beispielsweise in Abbildung 12.2 die Übertragung der Phosphatgruppe auf Fruktose durch das Enzym Fruktokinase.)

Für den Schalter N-Acetylglucosamin sieht das ganz anders aus. Es ist ein universeller Mechanismus, mit dem sich die Aktivität von Proteinen an- oder abschalten lässt. Wie dieser nicht-selektive Schalter funktioniert, zeigt Abbildung 12.3.

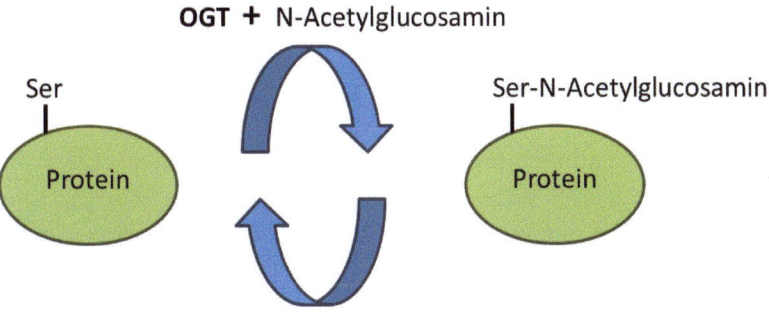

OGT **+** N-Acetylglucosamin

OGA **-** N-Acetylglucosamin

Abbildung 12.3: Die letzten Schritte des Hexosamin-Biosynthesewegs. Durch das Enzym OGT wird N-Acetylglucosamin über eine Glykosidbindung mit der Aminosäure Serin (oder Threonin) eines Proteins verknüpft. Die Bindung kann durch das Enzym OGA wieder gespalten werden.

Das Enzym OGT bindet N-Acetylglucosamin über die OH-Gruppe des Serins oder Threonins an das Protein. Das Enzym OGA kehrt die Reaktion um, indem N-Acetylglucosamin wieder abgespalten und das Ausgangsprotein zurück gewonnen wird.

Ist nun das „unverzuckerte" Protein die aktive Form oder das „verzuckerte"? Überraschenderweise werden beide Formen zur Aktivierung benötigt, allerdings für verschiedene Prozesse. In manchen Fällen wird das Ausgangsprotein für die Aktivierung einer Reaktion benötigt, in anderen die verzuckerte Form.

Bedeutung des N-Acetylglucosamin-Gleichgewichts

Kinasen und N-Acetylglucosamin konkurrieren um die gleichen Bindungsstellen. Im Gegensatz zu Hunderten Kinase/Phosphatase-Schaltern gibt es jedoch nur einen N-Acetylglucosamin-Schalter. Er ist überlebenswichtig und nimmt eine übergeordnete Schlüsselrolle für nachgeschaltete Prozesse ein. Mittlerweile weiß man, dass der N-Acetylglucosamin-Schalter über 5.000 Proteine reguliert. Fällt dieser Schalter aus, sind die Folgen dramatisch.

Einzelne Genfunktionen und ihre Folgen untersucht man gezielt an genetisch veränderten Mäusen, sogenannten Knockout-Mäusen. Die Mäuse zeigten bei mutiertem OGA-Protein ein abnormes Embryonalwachstum und starben unmittelbar nach der Geburt.[3] N-Acetylglucosamin ist nicht irgendein Schalter. Er ist praktisch **der** Hauptschalter, der bei richtiger Betätigung mehrere hundert untergeordnete Schalter steuert.[4] Aus diesem Grund ist er seit Urzeiten hochkonserviert - nicht weil er gegen Mutationen gefeit wäre, sondern weil Mutationen am Hauptschalter (OGT/OGA) nicht überlebensfähig sind.

Es wäre besser, von einem optimalen N-Acetylglucosamin-Gleichgewicht, anstatt einem Schalter zu sprechen. Als Gleichgewicht kann es dafür sorgen, dass alle nachgeschalteten Schalter richtig funktionieren. Viele wichtige Proteine werden durch Kinasen aktiviert. In dem Fall ist es gut, wenn sich N-Acetylglucosamin zurückhält. Richtet die Phosphorylierung hingegen Schaden an, ist es gut, wenn N-Acetylglucosamin als Konkurrent um die Bindungsstelle auftritt. Ein sorgsam austariertes Gleichgewicht zwischen Proteinverzuckerung und Zuckerabspaltung ist für die Funktion einer gesunden Zelle essenziell. Die systematische Untersuchung vieler Krankheitsbilder fördert einen erstaunlichen Zusammenhang für dieses Gleichgewicht zutage, der in Abbildung 12.4 aufgezeigt ist.

Nur wenn das Gleichgewicht zwischen OGT und OGA stimmt, befindet sich eine Zelle im optimalen Gleichgewicht. Zuviel N-Acetylglucosamin oder zu wenig OGA führt dazu, dass – bildlich gesprochen – eine Sicherheitsgrenze überschritten wird. Es kommt zur permanenten Verzuckerung von Proteinen, weil die Abspaltung des Glucosamins nicht Schritt halten kann. Man spricht in diesem Fall von Hyper-N-Acetylglucosaminierung. Dieser Sachverhalt wird bei praktisch allen Krebsarten beobachtet.

Krebszellen haben einen veränderten Glukosestoffwechsel, was den Hexosamin-Biosyntheseweg verstärkt. Onko-Proteine werden durch die Hyper-N-Acetylglucosaminierung stabilisiert und fördern das Krebswachstum.[5,6] Tragischerweise bleibt es nicht bei der Verstärkung von Onko-Proteinen. Der überaktive Hauptschalter bewirkt, dass weitere Regelmechanismen beeinflusst werden, die dem Krebs zusätzlich Vorschub leisten. So werden praktisch alle Merkmale des Krebses zu seinen Gunsten verstärkt. Unter dem Titel *„Das Feuer schüren: Die neue Rolle des Hexosamin-Biosynthesewegs bei Krebs"* fasst das ein kürzlich erschienener Übersichtsartikel zusammen.[7] Hyper-N-Acetylglucosaminierung beeinflusst alle Merkmale von Krebs, insbesondere Wachstum, Überleben, Stoffwechsel, Angiogenese und Metastasierung. Übermäßiger Konsum von Zucker beziehungsweise Glucosamin gießt das sprichwörtliche Öl in das Feuer Krebswachstum.

Entsprechend der oberen Sicherheitsgrenze, die nicht überschritten werden sollte, gibt es eine untere Sicherheitsgrenze bei der N-Acetylglucosaminierung (Abbildung 12.4). Wird diese unterschritten, spricht man von Hypo-N-Acetylglucosaminierung. Die Unterschreitung wird mit anderen Krankheiten, insbesondere Alzheimer, in Verbindung gebracht. Das irritiert auf den ersten Blick, denn Alzheimer geht in der Regel mit hohem Blutzucker einher.

Krebs oder Alzheimer

Die FAZ kommentierte 2012 die Resultate der Framingham-Studie aus den Vereinigten Staaten unter der Schlagzeile *„Entweder Krebs oder Alzheimer"*.[8] In der Studie wurden 1.278 Menschen, die älter als 65 Jahre waren, über einen Zeitraum von zehn Jahren beobachtet. Grob zusammengefasst lautete das Ergebnis: Wer an der einen Krankheit leidet, der ist vor der anderen besser geschützt. Wie der Zusammenhang zwischen Krebs und Alzheimer zustande kommt, konnten die Forscher nicht sagen. Nach allem, was wir bislang wissen, sind zwei Faktoren, die den Abbau von Glukose betreffen, an der

Entscheidung beteiligt: N-Acetylglucosamin und das Mutagen Methylglyoxal.

Beide Faktoren ergänzen sich bei Krebs fatal. Ein hoher Zuckerkonsum produziert größere Mengen an Methylglyoxal und N-Acetylglucosamin. Methylglyoxal wandelt Gene in Onkogene um und die resultierenden Onko-Proteine werden danach durch Hyper-N-Acetylglucosaminierung zusätzlich aktiviert. Das Krebswachstum nimmt seine Fahrt auf.

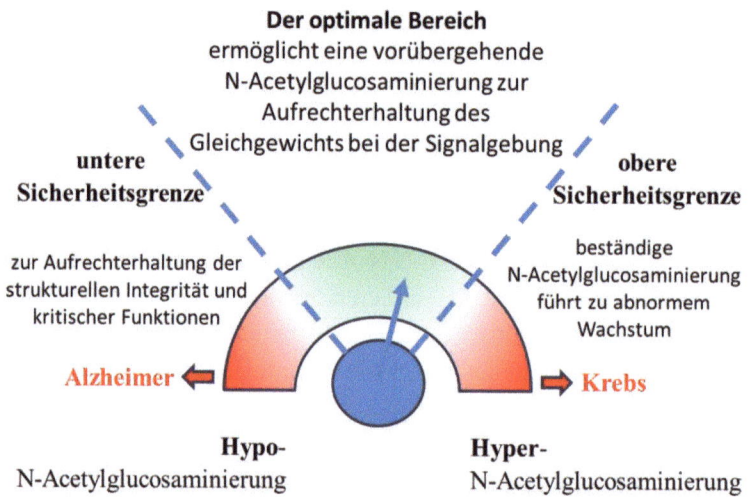

Abbildung 12.4: Der Tachometer der N-Acetylglucosaminierung. Solange das in Abbildung 12.3 beschriebene Gleichgewicht zwischen OGT und OGA bei moderatem Zuckerkonsum nicht gestört ist, befindet sich die Zelle im optimalen Bereich. Wird dieses Gleichgewicht gestört, kommt es zur Über- oder Unterschreitung der Sicherheitsgrenze.

Bei Alzheimer ist die Situation etwas diffiziler. Die Beeinträchtigung der Glukoseaufnahme im Gehirn ist ein bekannter Stoffwechseldefekt in Alzheimer-Neuronen. Das Gehirn ist auf große Mengen N-Acetylglucosamin angewiesen. Niedrige Blutzuckerspiegel führen zu Hypo-N-Acetylglucosaminierung, wodurch wichtige Proteine, insbesondere Tau, nicht mehr ausreichend geschützt sind. Eine neue Theorie zu Alzheimer geht deshalb davon aus, dass ungeschütztes Tau durch Kinasen (die Konkurrenz um die Bindungsstellen!) phosphoryliert wird und dadurch den neuronalen Tod induziert.[9] In dieses Bild passen Untersuchungen der Max-Planck-Gesellschaft, die an Tierversuchen aufzeigte, dass die Verabreichung von N-Acetylglucosamin mit der Nahrung die Verklumpung von Alzheimer-Proteinen verhindern kann.[10] Humanstudien stehen bislang aus. Sie können das Problem „Alzheimer" allerdings nicht vollständig lösen. Die Rolle des zweiten Faktors Methylglyoxal ist damit nicht adressiert.

Menschen mit Diabetes entwickeln doppelt so häufig eine Demenz als Menschen ohne.[11] Es gibt deutliche Hinweise darauf, dass Methylglyoxal bei Alzheimer genauso furchtbar ist wie bei Diabetes. Zur Erinnerung: die Konzentration an Methylglyoxal im Blut von Diabetes-Patienten ist 100-mal größer als im Blut von gesunden Menschen.[12] Dadurch gelangen größere Mengen an Methylglyoxal ins Gehirn, können dort aber nicht schnell genug entsorgt werden. Methylglyoxal verknüpft sich mit argininhaltigen Proteinen, die deshalb ihre Struktur verändern und den Startpunkt für mögliche Amyloide (Proteinablagerungen) bilden. Das ist eine Hypothese, die durch Schlagzeilen wie „Hoher Blutzucker – hohes Demenzrisiko"[13] jedoch unterstützt wird. Methylglyoxal-Abfänger erscheinen als sinnvolle Therapiemöglichkeit, da sie den wichtigen Verursacher von Krebs und Alzheimer unschädlich machen. An diesem Punkt kommt Arginin wieder ins Spiel.

Über Arginin-Mangel als Alzheimer Ursache berichtete im Jahre 2015 die Arbeitsgruppe um Carol Colton von der Duke University in North Carolina.[14] Colton zeigte, dass durch die Blockade des Enzyms Arginase, das im Gehirn Arginin abbaut, die typischen Alzheimer-Symptome zurückgingen. Für Colton ist das Beleg dafür, dass zu geringe

Mengen an Arginin im Gehirn maßgeblich an der Entstehung von Alzheimer beteiligt sind.

Der Mangel an Arginin, welches im Alter ohnehin weniger produziert wird, hat zwei Ursachen: 1. Zuviel Arginase, die ständig Arginin abbaut und 2. zuviel Methylglyoxal, für dessen Vernichtung Arginin verbraucht wird. Damit steht Arginin für andere Funktionen nicht mehr zur Verfügung. Eine Supplementierung mit Arginin, das in jeder Drogerie erhältlich ist, bietet sich an. Allerdings geht das nicht so einfach. Die Einnahme von Arginin kurbelt auch die Produktion des Enzyms Arginase an, das wiederum Arginin abbaut.

Eine Lösung des Dilemmas bahnt sich mit Citrullin an. Citrullin ist eine Aminosäure, die in hoher Konzentration in der Schale von Wassermelonen vorkommt, in Zellen die natürliche Vorstufe von Arginin ist und sich großer Beliebtheit bei Bodybuildern und Ausdauersportlern erfreut. Im Gegensatz zu Arginin wird Citrullin weder in der Leber noch im Darm abgebaut und ist deutlich stabiler als Arginin. Darüber hinaus hemmt es Arginase. Beides erhöht die Arginin-Konzentrationen im Plasma und Gewebe. Citrullin ist somit ein natürlich vorkommender Arginase-Inhibitor und Arginin-Verstärker in einem. Erste Studien mit „Alzheimer-Mäusen" und normalen Mäusen sind vielversprechend. Die Verabreichung von Citrullin erhöhte die Argininspiegel in beiden Gruppen und verbesserte das räumliche Gedächtnis der „Alzheimer Mäuse".[15]

In diesem Zusammenhang ist eine Übersichtsarbeit von Markus Munder von der Universität Heidelberg besonders interessant: Munder beschreibt, wie in Tumorzellen Arginase verstärkt freigesetzt wird und sich ein Argininmangel einstellt. Dadurch werden zahlreiche Funktionen des Immunsystems gehemmt und die Tumorabwehr behindert. Wurden Arginase-Inhibitoren oder Citrullin verabreicht, stiegen die Argininspiegel wieder an und die Immunantwort konnte wieder hergestellt werden.[16]

An dieser Stelle schließen sich die Betrachtungen zum Thema „Krebs oder Alzheimer". Die Hypothese, durch Vorliegen der einen

Krankheit vor der anderen besser geschützt zu sein, wird durch den Hexosamin-Biosyntheseweg erklärbar. Diesem Weg ist man aber nicht ausgeliefert. Vernünftiger Zuckerkonsum, der zu einer optimalen N-Acetylglucosaminierung führt, reduziert das Risiko für beide Krankheiten gleichermaßen.

Übermäßiger Zuckerkonsum jedoch produziert größere Mengen an Methylglyoxal, das für beide Krankheiten mitverantwortlich ist. Deren Abbau lässt sich mit Arginase-Inhibitoren oder mit Methylglyoxal-Vernichtern erreichen.

Die Entwicklung neuer Arginase-Inhibitoren ist dringend, weil Diabetes-Patienten, Adipöse, Krebs- und Alzheimer Patienten gleichermaßen davon profitieren. Leider wird oft übersehen, dass es bereits sichere Medikamente und Naturstoffe gibt, deren Arginase-Hemmung bereits bekannt ist. Sildenafil, der Wirkstoff in Viagra, der weiße in beige Fettzellen umwandelt, wurde gezielt dafür entwickelt in den Arginin-Stoffwechsel einzugreifen. Er wirkt so effektiv als Arginase-Inhibitor, dass der Beipackzettel sogar davor warnt, Viagra zusammen mit Arginin einzunehmen, um eine Überdosierung und eine damit verbundene lebensbedrohliche Blutdrucksenkung zu vermeiden. Neben der Reduzierung des Gewichts und Krebsrisikos, gibt es Belege, dass Sildenafil auch das Alzheimer-Risiko senkt.[17]

Natürliche Arginase-Inhibitoren gibt es ebenfalls, was die Senkung des Krebsrisikos durch Nahrungsmittel erneut unterstreicht. Der Effekt wird für die Aminosäuren Ornithin und Citrullin und für einige Flavonoide beobachtet. Untersuchungen zur Abklärung des kardiovaskulären Nutzens der Rotwein-Inhaltsstoffe Resveratrol, Piceatannol und Epicatechin bestätigten diesen Zusatznutzen. Alle drei Naturstoffe wirken als Arginase-Inhibitoren.[18]

Krebsmedikamente, die darauf abzielen Methylglyoxal abzufangen, eignen sich ebenfalls für die Alzheimer-Therapie. Das stellte man unlängst für das Medikament Metformin fest.[19] Metformin reduziert das Risiko, an Krebs oder Alzheimer zu erkranken, signifikant!

Fazit

Der Hexosamin-Biosyntheseweg steht im Zentrum aller Krebsprozesse und wird von der Ernährung der Zelle beeinflusst. Der Weg ist in hohem Maße abhängig von Nahrungsbestandteilen wie den Zuckern Glukose und Fruktose, der Aminosäure Glutamin und dem Nahrungsergänzungsmittel Glucosamin.

Der dadurch übermäßig angeheizte Hexosamin-Biosyntheseweg aktiviert durch Hyper-N-Acetylglucosaminierung die Onko-Proteine und ist in allen Krebsmerkmalen sichtbar. Der Zusammenhang zwischen Stoffwechsel und Genetik bei Krebs ist erbracht und Warburgs Überlegungen bestätigt. Übermäßiger Konsum von Zucker gießt das sprichwörtliche Öl in das Feuer Krebswachstum.

Die pharmazeutische Krebsforschung konzentriert sich auf die Entwicklung von Inhibitoren, um Enzyme im Hexosamin-Biosyntheseweg zu beeinflussen. Eine herausfordernde Tätigkeit, wenn man bedenkt, dass die Blockierung eines einzelnen Schrittes nachgeschaltete Schritte beeinflussen kann. Zudem können Hemmstoffe im Hexosamin-Biosyntheseweg sekundäre und schädliche Auswirkungen auf Immunzellen haben, wie kürzlich gezeigt wurde.[20,21]

Vielversprechender sind Arginase-Inhibitoren und Methylglyoxal-Abfänger, da sie das Übel Methylglyoxal direkt bekämpfen. Zudem sind sie als Nahrungsbestandteile leicht verfügbar. Die Parallele zur epigenetischen Beeinflussung von Krebs drängt sich auf.[22]

Die Reduzierung des Zuckerkonsums sollte bei einer gesunden Ernährung deshalb an erster Stelle stehen. Leider wird sie durch Ernährungsmythen, Falschmeldungen und Verschleierung des Zuckergehalts in Kohlenhydraten torpediert. Davon handeln die beiden nächsten Kapitel.

13 ERNÄHRUNGSMYTHEN

„Die mystischen Erklärungen gelten für tief; die Wahrheit ist,
dass sie noch nicht einmal oberflächlich sind."
Friedrich W. Nietzsche

Das Argument von Nichtrauchern, Rauchen würde das Risiko für Lungenkrebs erhöhen, kontern viele Raucher in Deutschland mit dem Hinweis, dass Ex-Bundeskanzler Helmut Schmidt 92 Jahre alt geworden ist, obwohl er 40 Zigaretten pro Tag rauchte.[1] In der Regel ist der Punkt damit beendet. Eine Diskussion auf der Basis wissenschaftlicher Fakten bleibt meistens aus, weshalb sich viele Raucher der Illusion hingeben, ein Unentschieden erzielt zu haben.

Wer weiß schon, dass im Zigarettenrauch krebserregende Benzpyrene entstehen, deren Diolepoxid-Metaboliten aufgrund ihrer planaren Strukturen eine Interkalation in die DNA bewirken, was zu Mutationen und schließlich zu Krebs führt? Nichtraucher wie Raucher können damit nichts anfangen, weil der Satz sechs Fachbegriffe enthält, die sie nicht kennen. Aber es ist gar nicht notwendig, so kompliziert zu argumentieren. Seit über 100 Jahren sind die Forschungsergebnisse des Japaners Katsusaburo Yamagiwa bekannt, der nach 20 Jahren intensiver Forschung 1915 der Medizinischen Gesellschaft in Tokio sein Resultat vorstellte.[2] Yamagiwa fand heraus, wie man gezielt Krebs entstehen lassen kann. Er hatte Teerstoffe hergestellt, die er über einen Zeitraum von drei Monaten alle zwei Tage auf die Ohren von 137 Kaninchen auftrug. Nach einem Jahr fand er an den behandelten Stellen Hautkrebs. Raucher inhalieren die im Zigarettenrauch enthaltenen Teerstoffe direkt in die Lunge und kopieren Yamagiwas Pinsel-Experimente in fataler Weise. Durch *„einen der grössten Fehler des Karolinska-Instituts"*[3] wurde Yamagiwa der Nobelpreis für Medizin verwehrt. Wer weiß, wie sich die Diskussionen um Lungenkrebs

179

entwickelt hätten, wäre Yamagiwa 1927 mit dem Nobelpreis ausgezeichnet worden?

Leider gibt es keine vergleichbar einleuchtenden Beispiele, wenn es um Zucker und die Problematik vieler Nahrungsmittel in Hinblick auf Krebs geht. Das liegt meistens daran, dass die betroffene Branche und Lobbyisten argumentieren, dass Tierversuche nicht direkt auf den Menschen zu übertragen sind. Mit dem Wissen, dass keine Ethik-Kommission Humanstudien zustimmen wird, die ein Krebsrisiko von Nahrungsmitteln am Menschen abklären, enden diese Diskussionen wie die eingangs beschriebene zum Thema Rauchen und Krebs. Was bleibt, sind epidemiologische Studien. Diese liefern jedoch prinzipiell keine Ursachen, vielmehr Kausalitäten, auf deren Basis sich Arbeitshypothesen formulieren lassen. Diese werden dann in Tierversuchen überprüft und falls sich problematische Hinweise ergeben, mit dem Argument gestoppt, dass man Versuche nicht direkt auf den Menschen übertragen kann. Als einziger Weg bleibt es, die Vor- und Nachteile der Nahrungsmittel auf der Basis biochemischer Vorgänge zu erklären. Dazu kommt man um ein biochemisches Grundwissen nicht herum. Dieses zu vermitteln war die Intension in den vorangegangenen Kapiteln.

Krebs kann durch Ernährungsfaktoren begünstigt oder bekämpft werden. Übermäßiger Zuckerkonsum bewirkt Mutationen und aktiviert Mechanismen, die das Wachstum von Krebszellen beschleunigen. Fasten und Ketogene Diät bewirken über den Abbau von Fetten die Bildung krebshemmender Ketonkörper. Zudem sprechen die Resultate der Epigenetik eine eindeutige Sprache: Durch die richtigen Nahrungsmittel lassen sich Onkogene stummschalten und Krebs aufhalten. Deshalb überrascht es, dass es kaum dezidierte, wissenschaftlich fundierte Empfehlungen für eine gezielte Ernährung als begleitende Krebstherapie gibt. Schlimmer noch, viele Empfehlungen aus der Vergangenheit erwiesen sich nachträglich als falsch, auch weil keine wissenschaftliche Evidenz bestand. Einige dieser Mythen werden später vorgestellt.

Ernährungsmythen

Die gebetsmühlenartig ausgesprochene Empfehlung sich „gesund und ausgewogen zu ernähren" hilft wenig, wenn nicht deutlich wird, warum man welche Bestandteile konsumieren oder meiden sollte. Fragt man zehn Ernährungswissenschaftler danach, gibt es zehn verschiedene Meinungen zu „gesund und ausgewogener Ernährung". In der Regel wird pauschal erzählt, was gut ist und gezielt ausgeblendet, was schädlich ist. Die folgenden Aussagen sollen dies veranschaulichen.

Die bekannte Ernährungswissenschaftlerin Marion Nestlé äußert sich wie folgt: *„Die Grundprinzipien einer guten Ernährung sind so einfach, dass ich sie in nur zehn Worten zusammenfassen kann: weniger essen, sich mehr bewegen, viel Obst und Gemüse essen.*"[4] Die Aussage ist so richtig wie nichtssagend und unterscheidet sich erschreckenderweise nicht wesentlich von Aussagen der Zuckerindustrie. Deren Lobby verfolgt die irrige These, dass Übergewicht nicht das Resultat eines hohen Zuckerkonsums, sondern das Missverhältnis von aufgenommenen zu verwerteten Kalorien darstellt. Wer sich nicht ausreichend bewegt ist selbst schuld. Weshalb gibt sie keine Empfehlung für wertvolle Fette und Ballaststoffe? Weshalb wird die Gefahr des Zuckers und bestimmter Kohlenhydrate verschleiert, obwohl man weiß, dass Obst zu viel Zucker enthalten kann?

Der Arzt, Ernährungswissenschaftler und Buchautor David L. Katz vertritt folgende These: *„Eine Ernährung mit möglichst wenig verarbeiteten, naturnahen, vorwiegend pflanzlichen Lebensmitteln steht in entscheidendem Zusammenhang mit der Förderung der Gesundheit und der Vorbeugung von Krankheiten und stimmt mit den wichtigsten Komponenten scheinbar unterschiedlicher Ernährungskonzepte überein. Die Bemühungen um eine Verbesserung der öffentlichen Gesundheit durch die Ernährung scheitern nicht an mangelndem Wissen über die optimale Ernährung des Homo sapiens, sondern an der Ablenkung durch übertriebene Behauptungen und daran, dass wir nicht in der Lage sind, das, was wir zuverlässig wissen, routinemäßig in die Tat umzusetzen.*"[5] Bei Katz liegt der Fokus auf „wenig verarbeitet, naturnah und vorwiegend pflanzlich". Auch bei ihm gibt es keine Empfehlung für Fette und Ballaststoffe oder einen Hinweis auf die schädliche Wirkung von Zucker. Interessant ist seine Bemerkung hinsichtlich „gezielter Ablenkungen und übertriebener Behauptungen", was in die Nähe der zuvor erwähnten Mythen und falschen Ernährungsempfehlungen führt. Was könnte er hiermit gemeint haben? Die nachfolgende Studie, die den Einfluss von Nahrungsmitteln auf das Krebsrisiko untersuchte und die anschließende Berichterstattung der Ergebnisse in anderen Medien, soll das verdeutlichen.

Der Einfluss von Nahrungsmitteln auf das Krebsrisiko

Regelmäßig berichten Zeitungen über Lebensmittel, die krebshemmend wirken und Leben verlängern oder krebsauslösend und Leben verkürzen. Diese Schlagzeilen berufen sich stets auf Studien und lassen den unvoreingenommenen Leser ratlos zurück. Oft widersprechen sich Aussagen. Was stimmt nun? Die Datenlage in der wissenschaftlichen Literatur ist meistens eindeutig. Sie wird erst durch die Medien, gewollt oder ungewollt, in die eine oder andere Richtung verschoben. So geschah es 2017 bei der Kommentierung einer Studie, die den Einfluss von Nahrungsmitteln auf das Krebsrisiko untersucht hatte – ein Beispiel, das grundlegende Fehler in der Berichterstattung offenlegt.

Im Jahr 2013 veröffentlichten amerikanische Wissenschaftler unter dem Titel „Ist alles, was wir essen, mit Krebs verbunden?"[6] eine Metaanalyse, die 216 Studien aus den Jahren von 1976 bis 2011 auswertete. [Einschub: Unter einer Metaanalyse versteht man ein statistisches Verfahren, um die Ergebnisse verschiedener Studien mit derselben Fragestellung quantitativ zusammenzufassen und zu bewerten. Die Resultate einer Metaanalyse sind wertvoller und aussagekräftiger, da sehr viele Studien miteinander verglichen und vermeintliche Widersprüche leichter erkennbar werden.] In der genannten Metaanalyse wurden zwanzig Nahrungsmittel identifiziert und ihr jeweiliges relatives Risiko, Krebs zu hemmen oder auszulösen, bestimmt. Abbildung 13.1 gibt die Ergebnisse wieder. Jeder einzelne Punkt ist das Resultat einer einzelnen Studie. Die Werte auf der waagrechten Achse sind wie folgt zu verstehen: Ein Wert von 1 bedeutet keinen Effekt bei Verzehr des Lebensmittels. Ein Wert von 2 heißt doppeltes Risiko; ein Wert von 0,5 halbiert das relative Risiko an Krebs zu erkranken.

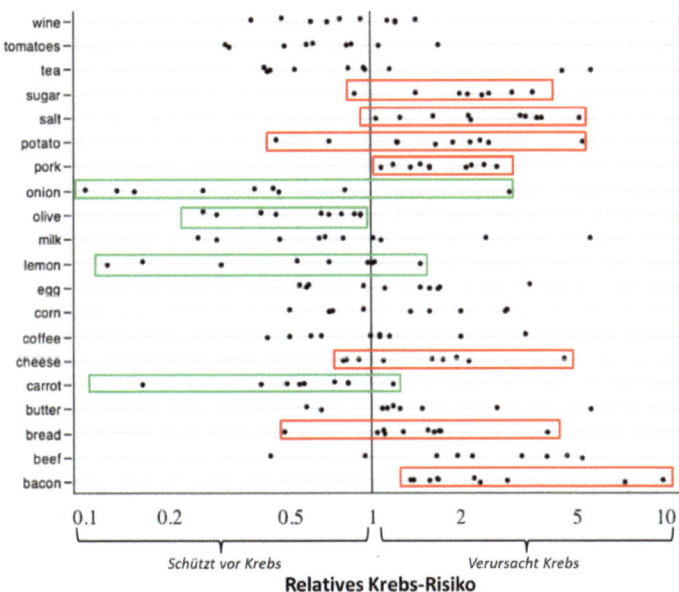

Abbildung 13.1: Einfluss unterschiedlicher Nahrungsmittel auf das relative Krebsrisiko. (Abbildung aus Ref.[6], die farblichen Umrandungen wurden von mir eingefügt)

Die Autoren bewerten die Ergebnisse vorsichtig, erkennen aber klare Trends. Der Einfluss der Nahrungsmittel, Krebs zu fördern, ist größer als derjenige, Krebs zu hemmen. Dass man dieses auf den ersten Blick nicht gleich erkennt, ist der logarithmischen Darstellung geschuldet. Bei linearer Darstellung wären die Punkte rechts von der 1 zehnmal weiter nach rechts verschoben und auf dem Blatt nicht mehr zu sehen. Ohne bereits hier auf die Gründe einzugehen, findet man für die Nahrungsmittel eine beachtliche Streuung. Es gibt Nahrungsmittel, die in der Metaanalyse mehrheitlich einen krebshemmenden Einfluss zeigen. Hierzu gehören Zwiebeln, Oliven, Zitronen und Karotten (in der Abbildung grün umrandet). Zu den Nahrungsmitteln, die mehrheitlich Krebs fördern, gehören Zucker, Salz, Kartoffeln, Schweinefleisch, Käse, Brot und Rindfleisch (in der Abbildung rot umrandet). Das Ergebnis der Metaanalyse wurde im *American Journal of Clinical Nutrition* veröffentlicht und ist deshalb nur wenigen Fachleuten bekannt. Wie wurde das Ergebnis aber in den Medien dargestellt?

Die Gesundheitsreporterin Julia Belluz, die 2017 die Metaanalyse (vier Jahre später!) einem größeren Leserkreis nahebrachte, kommt zu einer völlig anderen Interpretation als die Wissenschaftler![7] Ihrer Meinung nach ist der Einfluss der Nahrungsmittel nicht eindeutig. Für sie halten sich „für und wider" die Waagschale, weshalb man den einzelnen Studien keine Bedeutung beimessen sollte. Wie kann es zu einem solchen konträren Artikel kommen? Ganz einfach, indem sie in der Abbildung aus der Fachzeitschrift alles weglässt, was die eigene Aussage infrage stellt. In ihrem Artikel erweckt Belluz sogar den Eindruck, dass es sich bei ihrer Abbildung (Abbildung 13.2) um dieselbe Abbildung handelt, die in der Fachzeitschrift publiziert wurde. Allerdings fällt auf, dass dann alle in Abbildung 13.1 farblich umrandet aufgeführten Nahrungsmittel entfernt wurden.

Warum lässt man gezielt Nahrungsmittel weg, die einen positiven oder negativen Einfluss auf Krebs haben? Warum den krebshemmenden Einfluss von Zwiebeln und Oliven verschweigen? Oder handelt es sich um einen subtilen Versuch, vom Krebsauslöser Zucker abzulenken? Hatte eine Lobby die Hand im Spiel? Wie dem auch sei, der Artikel wurde ungeprüft von anderen Medien übernommen.[8] Das führte in der Öffentlichkeit zum falschen Eindruck, dass Nahrungsmittel keinen großen Einfluss auf Krebsprophylaxe oder Krebsentstehung ausüben.

Kommen wir zur Metaanalyse der Wissenschaftler zurück. Beispielhaft betrachten wir die Rolle des Weins (Abbildung 13.1). Drei Einzelstudien schreiben dem Wein einen krebsauslösenden Effekt zu, während sechs Studien eine krebshemmende Eigenschaft bescheinigen.

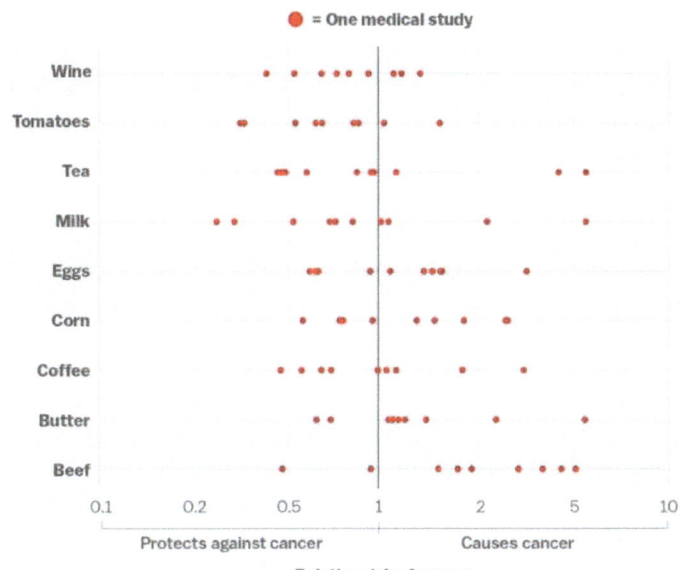

Abbildung 13.2: Einfluss unterschiedlicher Nahrungsmittel auf das relative Krebsrisiko nach Julia Belluz. Durch Auslassen eindeutiger Resultate (vergleiche mit Abbildung 13.1) wird ein falscher Eindruck erweckt und von wirklichen Krebstreibern abgelenkt. (Abbildung entnommen aus Ref.[7], die sich auf Abbildung 13.1 beruft.)

Weinbefürworter als auch Weinkritiker können damit unreflektiert ihren Standpunkt mit einer Studie untermauern. Von dieser Möglichkeit wird allzu gerne Gebrauch gemacht, ohne die Hintergründe der Einzelstudien zu berücksichtigen. Das führt dazu, dass wir in den Medien mit einer Fülle widersprüchlicher Meldungen über Wein konfrontiert werden.

Eine Rosinenpickerei in den Ergebnissen ist nicht hilfreich. Viel wichtiger ist die Frage, weshalb es zu dieser Streuung kommt. Spontan fällt auf, dass beim Wein nicht genügend unterschieden wurde. Die krebshemmenden Resultate sind wahrscheinlich auf pharmakologisch wirksame Inhaltsstoffen zurückzuführen, die nicht in allen Weinen in der gleichen Größenordnung vorliegen. Rotweine müssten besser als Weißweine abschneiden. Mit Blick auf Zucker, für den sich fast nur krebsauslösende Resultate finden, drängt sich ein weiterer Zusammenhang auf. Im Wein ist Zucker in unterschiedlichen Mengen enthalten. Höchstwahrscheinlich lassen sich die besten krebshemmenden Resultate mit einem trockenen, praktisch zuckerfreien Rotwein erzielen, während ein weißer Eiswein mit seinen beachtlichen Zuckermengen eher krebsauslösende Befunde verantwortet.

Die in Abbildung 13.1 aufgezeigte Streuung für fast alle Nahrungsmittel wird erklärbar. Es ist nicht die Unfähigkeit der Wissenschaft, reproduzierbare Ergebnisse zu liefern, sondern die zugrundeliegende Komplexität. Die isolierte Betrachtung eines einzelnen Nahrungsmittels über einen längeren Zeitraum ist bei Menschen nahezu unmöglich. Stets müssen die Beiträge der anderen Nahrungsmittel mitberücksichtigt werden.

Das aufgeführte Beispiel, die gewollte oder ungewollte Verfälschung wissenschaftlicher Ergebnisse, ist leider keine Seltenheit. Die Angst vor Krebsauslösern oder die Hoffnung auf vermeintliche Wundermittel lassen sich einfach bestens vermarkten. Das führte in der Vergangenheit dazu, dass Mythen zur Ernährung entstanden, die längst wissenschaftlich widerlegt sind.

Beispiele

In den letzten Jahrzehnten wurden Ernährungs-Empfehlungen veröffentlicht, die sich für die Behandlung von Krebs als kontraproduktiv herausstellten. Sie haben sich mittlerweile als falsch erwiesen, was sich leider in den aktuellen Empfehlungen nicht wiederspiegelt. Die unsinnige Empfehlung, Milchprodukte mit hohem Anteil an rechtsdrehende Milchsäure zur Krebsbehandlung einzunehmen, wurde bereits angesprochen. Von weiteren Beispielen ist nachfolgend die Rede.

Eisen im Spinat

Eisen erfüllt im menschlichen Körper überlebenswichtige Aufgaben, zu denen der Sauerstofftransport im Blut, wichtige Zellfunktionen und letztlich der gesamte Energiestoffwechsel gehört. Aus diesem Grund verfügen Zellen über einen ausgeklügelten Speichermechanismus für Eisen. Ein plötzlicher Blutverlust (in geringem Maße, wie durch Monatsblutung, oder in größerem Maße, wie durch Unfall verursacht) darf nicht dazu führen, dass diese wichtigen Funktionen wegen Mangel an Eisen ausfallen. Das führte zu der irrigen Annahme, dass Zufuhr von Eisen prinzipiell nicht falsch sein kann. Beliebte Klassiker dafür sind Spinat und rezeptfreie Eisenpräparate.

Der enorm hohe Eisengehalt im Spinat gehört in die Kategorie der Top-Mythen, der sich trotz Richtigstellung hartnäckig hält. Bis heute ist in diversen Foren nachzulesen, dass der Gehalt in der Trockenmasse korrekt bestimmt wurde, und durch Verwechslung mit Frischware zustande kam. Auch das ist nicht richtig. Der Gehalt von 34 Milligramm wurde zwar in 100 Gramm Trockenware gefunden, aber beim Abfassen des Manuskripts verrutschte, aufgrund eines Tippfehlers, das Komma um eine Dezimalstelle. Der Fehler wurde 1937 entdeckt und korrigiert.[9] In der Zeit danach, in der es nicht jeden Tag Fleisch zu essen gab, dürfte der Propaganda das vermeintliche Kraftfutter besser ins Konzept gepasst haben.

Wie dem auch sei, der Eisengehalt von frischem Spinat liegt mit 3,4 Milligramm pro 100 Gramm Spinat auf dem Niveau anderer dunkler Gemüsesorten. Ein weiterer Vergleich: in 100 Gramm Schokolade findet man 6,7 Milligramm und in Leberwurst 5,9 Milligramm Eisen.[10]

Eisenhaltige Medikamente oder Zusatzstoffe (mit deutlich höheren Eisendosen) bewirken mitunter das genaue Gegenteil von dem, was sie bewirken sollen. Mittlerweile weiß man, dass Mangel an Eisen eine sinnvolle Behandlungsstrategie bei Infektionserkrankungen ist. Es ist keine Konkurrenzsituation zwischen Organismus und Bakterien um das überlebenswichtige Eisen. Vielmehr erkennt der Organismus den Eindringling und versucht, sich das Bakterium durch gezielte Eisen- bzw. Blutarmut (Anämie) vom Leib zu halten. Bakterien benötigen für ihr Wachstum mehr Eisen als gesunde Zellen, weshalb eine vom Körper ausgelöste Blutarmut und das damit verbundene Eisendefizit vor diesen Infektionen vorteilhaft schützt.

Bakterien sind nicht die einzigen, die für ihr Wachstum Eisen benötigen, das brauchen auch Krebszellen. Der Innsbrucker Mediziner Günter Weiss befürchtet deshalb: *„Im Fall von Krebs zum Beispiel kann es so sein, dass die Zufuhr von Eisen die Erkrankung beschleunigt. Weil Tumorzellen schnell wachsen, brauchen sie nämlich viel von dem Spurenmetall. Liegt eine Anämie vor und behandeln die Ärzte sie mit Eisen, kann das im schlimmsten Fall sogar das Leben eines Krebspatienten verkürzen. Ich tu mich natürlich leichter, wenn ich weiß, dass ich keinen negativen Effekt habe. Aber wir wissen es nicht, weil es eben nie untersucht worden ist."*[11]

Fazit: Zur Krebsprophylaxe und bei Krebstherapie – im Zweifelsfall lieber Finger weg vom Eisen.

Vitamine und Antioxidantien

Die Blutbildung ist in besonderer Weise von Folsäure abhängig. Die englische Ärztin Lucy Wills erkannte in den 30-iger Jahren, dass bei Mangel an roten Blutkörperchen (Anämie), das in Obst und Gemüse reichlich vorhandene Vitamin B9 (Folsäure) half. Das bringt den amerikanischen Arzt Sidney Farber 1946 auf den Gedanken, ob Folsäure nicht auch im Falle von Blutkrebs eingesetzt werden kann. Farber behandelt leukämiekranke Kinder mit Folsäure und muss feststellen, dass Vitamin B9 genau das Gegenteil bewirkt: Die Leukämie schreitet schneller voran. Folgerichtig fragt sich Farber, ob die Verabreichung eines „Antifolats" den gewünschten Erfolg bringen könnte. 1948 testet er Aminopterin an dem zweijährigen Robert Sandler und beobachtet erstmals einen Rückgang der weißen Blutkörperchen.[12] Die Geburtsstunde der „Folsäure-Antagonisten" zur Krebsbehandlung oder „Antivitamine", wie sie Farber nannte. Das anschließend entwickelte Antifolat Methotrexat ist bis heute eines der wichtigsten Zytostatika zur Behandlung verschiedener Krebserkrankungen. Der erste Hinweis auf einen schädlichen Vitamineinsatz bei einer Krebserkrankung ist somit über 70 Jahre alt.

Im Jahre 1956 stellte der amerikanische Biogerontologe Denham Harman die „Theorie der freien Radikale" auf,[13] wonach Radikale die Ursache des Alterungsprozesses sind. Radikale schädigen in der Zelle lebensnotwendige Moleküle, wie die DNA, Proteine und Lipide. Die Zellen erkennen dieses Problem und produzieren als Gegenreaktion Radikalfänger. Harman zufolge ist dieser ewige Stress zwischen Radikalbildung und Vernichtung der eigentliche Grund, weshalb Zellen altern. Diese Theorie ist inzwischen widerlegt. Im Gegenteil, moderate Radikalkonzentrationen fördern Langlebigkeit, so die Schlussfolgerung aus einer aktuellen Tierstudie.[14]

Trotzdem dient die Theorie der freien Radikale immer noch als Erklärungsmodell für Krankheiten, insbesondere für die Entstehung von Krebs. Aber auch diese Deutung ist falsch! Dennoch hält sich der Mythos von den gesunden Vitaminen und Antioxidantien, wie ein Blick auf die aktuelle Informationskampagne der Allgemeinen Ortskrankenkasse (AOK) aufzeigt. Zitat: *„Antioxidantien sollen als Schutzmoleküle die Zellen gesund halten, Krankheiten vorbeugen und die Haut strahlen lassen. In der Entstehung einiger Krankheiten spielt oxidativer Stress vermutlich eine Rolle, zum Beispiel bei Herz-Kreislauf-Erkrankungen, Krebserkrankungen, Diabetes, Alzheimer, Parkinson und einigen Augenerkrankungen. Die wichtigste Antioxidantien-Quelle ist eine ausgewogene Ernährung mit reichlich frischem Gemüse und Obst."*[15]

Die stereotype Einordnung von Antioxidantien als gut zur Krebsprophylaxe ist schlicht falsch. Sie wird nicht dadurch richtig, indem sie unreflektiert wiederholt wird.[16] Ein Irrtum, der nach Meinung von Nobelpreisträger James Watson die meisten Krebstoten zu verantworten hat: *„Antioxidative Nahrungsergänzungsmittel, die freie Radikale zerstören, haben möglicherweise mehr Krebserkrankungen verursacht als verhindert.* "[17] Die Begründung seiner Aussage ist eindrucksvoll: *„P53 leitet die Apoptose ein, indem es die Synthese von reaktiven Sauerstoffradikalen initiiert.* " Und an anderer Stelle: *„Alle diese scheinbar unzusammenhängenden Tatsachen ergeben schließlich einen Sinn, wenn man postuliert, dass nicht nur Bestrahlung Apoptose durch Sauerstoffradikale erzeugt, sondern auch die wirksamsten Chemotherapeutika gegen Krebs, die es heute gibt, die Apoptose durch die Synthese von Sauerstoffradikalen induzieren.* "

Die Revidierung des Irrtums, der sinnvolle Einsatz von Radikalen in der Krebstherapie sowie der zu überdenkende Einsatz von Antioxidantien und Vitaminen ist mehr als überfällig. Es muss zu einem Umdenken kommen, was die Rolle von Radikalen und Antioxidantien bei Krebs betrifft! Radikale sind ein wertvolles Instrument zur Bekämpfung vieler Krankheiten. Sie dürfen dabei nicht durch Vitamine und Antioxidantien behindert werden. An dieser Stelle deshalb eine Richtigstellung, die Vitamin D betrifft. Vitamin D ist kein Vitamin, sondern ein Hormon. Als man die Verbindung 1918 entdeckte, nahm man fälschlicherweise an, dass es sich um ein Vitamin handelt und da für die ersten drei Vertreter dieser Klasse die Bezeichnungen A, B und C schon vergeben waren, wurde sie kurzerhand mit dem Buchstaben D versehen.

Unter der Schlagzeile *Umstrittene Vitaminbomben: Der Mythos der gesunden Radikalfänger* fasst der *Spiegel Online* 2014 wichtige Studien zusammen, die belegen, dass das Märchen von den schädlichen Radikalen und den gesunden Antioxidantien nicht mehr aufrecht zu erhalten ist.[18] Bereits 1994 kam eine finnische Studie, bei der Raucher mit hochdosiertem Vitamin E und Betacarotin (das im Körper zu Vitamin A umgesetzt wird) behandelt wurden, zu einem vernichtenden

Ergebnis. Die Vitamine sollten die Raucher vor Lungenkrebs schützen, doch das völlig unerwartete Resultat war: Bei den Betacarotin-Konsumenten stiegen die Fälle von Lungenkrebs um 18 Prozent an, bei den Vitamin-Konsumenten erhöhte sich die Sterblichkeit um 8 Prozent. Aufgrund der großen Signifikanz und dem Fehlen einer plausiblen Erklärung wiederholte man die Studie in den USA mit Rauchern und Asbestarbeitern. Das Resultat war erneut verheerend. Die Studie wurde nach 21 Monaten abgebrochen, da bei den Vitaminkonsumenten deutlich mehr Fälle von Lungenkrebs auftraten. Eine Weiterführung wäre ethisch unverantwortlich gewesen. Die Mitteilung dieser Studienresultate[19] löste bei den Vitamin-Befürwortern einen Sturm der Entrüstung aus. In allen Stellungnahmen wurden jedoch die Resultate der beiden Studien nicht in Abrede gestellt. Auf die naheliegende Annahme, dass Radikale einen Beitrag zur Krebsvermeidung leisten, kam damals kaum jemand.

Fast zeitgleich erschien im Jahre 2011 in der renommierten Zeitschrift *Nature* der Beitrag eines internationalen Forscherteams um Gina DeNicola zur Rolle des Proteins Nrf2.[20] Dieses Protein aktiviert verschiedene Schutzgene, von denen einige die Versorgung der Zelle mit Antioxidantien aufrechterhalten. Normalerweise zerfällt das instabile Nrf2 kurz nach seiner Bildung. Kommt es jedoch in der Zelle zu oxidativem Stress oder Überproduktion von Radikalen, sorgt ein anderes Protein für die Stabilisierung von Nrf2. Dadurch wird die zelleigene Produktion von Antioxidantien hochgefahren und die Radikale werden abgefangen. Ein genialer Schutzmechanismus! In Krebszellen findet man deshalb neben einer erhöhten Konzentration an Radikalen auch erhöhte Nrf2-Spiegel.

In Mäusezellen, in die Onkogene eingeschleust wurden, gab es keine erhöhten Radikalwerte, wenn gleichzeitig über Nrf2 das Antioxidationsprogramm lief. In Knockout-Mäusen, mit fehlendem Nrf2-Gen, löste die Einschleusung von Onkogenen keine Tumorbildung aus. Erst durch die Gabe von Antioxidantien stellte sich die tumorbildende Funktion der Onkogene ein. Kommentatoren fragen sich folgerichtig, ob hier „*die Guten zu den Bösen werden*"[21] und ob der präventive Einsatz von Antioxidantien unter diesen Umständen sinnvoll ist.[22]

In Tumorzellen liegen zweifelsfrei große Mengen an Radikalen vor.[23] Der Gedankenfehler liegt in der Annahme, dass freie Radikale prinzipiell von Nachteil sind. Ein ähnlicher Irrtum, wie er beim Tumorsuppressor P53 stattgefunden hatte. Wir erinnern uns: In normalen Zellen liegt P53 nicht vor, dafür konzentriert in Tumorzellen, weshalb P53 lange als Onkogen galt. Radikale kann man sich bildlich als Technisches Hilfswerk vorstellen, das ebenfalls vermehrt an Katastrophenplätzen anzutreffen und nicht für die Katastrophe verantwortlich ist. Radikale übernehmen sinnvolle Aufgaben in einer Zelle. Sie sind nicht Nebenprodukt oder Abfall, sondern werden vom Immunsystem zu bestimmten Zwecken produziert. Sie zerstören Krankheitserreger wie aggressive Bakterien oder Viren, können Entzündungsprozesse eindämmen und Krebszellen abtöten. Werden in solchen Fällen übermäßig viele Vitamine oder Antioxidantien zugeführt, passiert das Gegenteil: Dem Immunsystem wird die Möglichkeit genommen, mit Radikalen gegen die Krankheitserreger vorzugehen. Ohne die Zuführung der Antioxidantien kommt es hingegen zum Anstieg der freien Radikale, den die Zelle nach erfolgreicher Krankheitsbekämpfung durch Ankurbelung der eigenen Produktion von Antioxidantien wieder eindämmt. Wir haben es mit einem ausgeklügelten System beziehungsweise einer natürlichen Balance zwischen dem Gehalt an Radikalen und Antioxidantien zu tun. Eingriffe in diese Balance müssen, wenn sie beständig durchgeführt werden, zwangsläufig zu Problemen führen.[24]

In Tumorzellen finden sich größere Radikalmengen, die diese vernichten wollen. Die Tumorzelle wehrt sich, indem sie die Produktion von Antioxidantien veranlasst. In der Tumorzelle stellt sich dann ebenfalls eine Balance dieser beiden Gegenspieler ein, allerdings auf einem höheren Niveau. Glücklicherweise können Tumorzellen diese Balance nicht beliebig steigern. Ab einer Obergrenze sind sie nicht mehr in der Lage, das Gleichgewicht aufrechtzuerhalten. Gewinnen die Antioxidantien dann die Oberhand, führt das zur Zytostase. Die Tumorzellen werden in ihrem Wachstum behindert. Sie überleben allerdings, können sich auf Therapien einstellen und diese langfristig umgehen. Das meinte James Watson mit seiner Bemerkung, wonach durch Einnahme von Antioxidantien mehr Krebstote zu beklagen sind als umgekehrt.

Stimmt das Radikal-Balance-Modell, wovon James Watson mehr als überzeugt ist, hat es Konsequenzen für die Einnahme von Antioxidantien. Einer gesunden Zelle schadet eine moderate Versorgung mit Antioxidantien nicht. Zur Prävention eignen sie sich nur bedingt, weil die Zelle bei Bedarf selbst Antioxidantien produziert. Problematisch ist die Einnahme, wenn damit die Selbstheilungskräfte, beispielsweise im Falle von Entzündungen, permanent unterlaufen werden. Die Zelle mutiert zur Tumorzelle. Dann sind Antioxidantien kontraproduktiv, da sie die Tumorzelle vor dem Zelltod schützen und ihr helfen, resistent zu werden. Chemotherapeutika, die durch Radikalerhöhung gezielt eine Tumorzelle zur Apoptose bringen wollen, werden durch Antioxidantien in ihrer Wirkung geschwächt. Hingegen werden diese Chemotherapeutika durch Prooxidantien in ihrer Wirkung verstärkt.

Spannend wird es, wenn sich eine Verbindung, wie etwa Resveratrol, in einer gesunden Zelle als Antioxidans und in einer Krebszelle als Prooxidans verhält. In Krebszellen werden Radikale zur Bekämpfung erzeugt, während gesunde Zellen von Radikalangriffen verschont bleiben. Der ideale Wirkstoff!

In seinem Buch *Die Krebsindustrie* kann sich der ehemalige Bundesgesundheitsminister Karl Lauterbach den Erkenntnissen nicht entziehen und räumt ein: *„Anfang der neunziger Jahre wurden ... Vitamin E und Vitamin C, geradezu als Wunderwaffen gegen Krebs gesehen. So nahm auch ich jeden Tag brav meine hochdosierte Vitaminpille ein. Auch andere Kollegen von der Harvard-Universität griffen zu, es war ein gigantischer kollektiver Irrtum. Nur ungern erinnert man sich heute an die damalige Naivität. Auf jeden Fall muss zum jetzigen Zeitpunkt eher davor gewarnt werden, zum Schutz vor Krebs hochdosierte Vitaminpräparate und Antioxidantien einzunehmen. Ist der Krebs* *einmal entstanden, könnte es sein, dass sogar die Antioxidantien in Obst und Gemüse mehr schaden als nutzen.* "[25]

Fettreiche Ernährung

„In spätestens drei Jahren sehen wir uns wieder!" Mit diesen Worten verabschiedete sich mein Kardiologe im Frühjahr 2003, nachdem er mir Tage zuvor mein Leben gerettet hatte. Im Alter von 47 Jahren hatte ich meinen ersten und bislang einzigen Herzinfarkt bekommen, der, da ich schnell genug in das benachbarte Herz-Zentrum gebracht wurde, erfolgreich dilatiert werden konnte.

Die Ursachensuche in den nächsten Wochen, zur Vermeidung künftiger Infarkte, gestaltete sich recht schwierig. Mit einem Körpergewicht von 72 Kilogramm bei 1,80 Meter Körpergröße schied Übergewicht schon mal aus. Das gleiche galt für eine genetisch bedingte Komponente. In der engeren Familie hatte es keine Herzinfarkte gegeben. Als Nichtraucher, gelegentlicher Weintrinker (Alkohol nur zu bestimmten Anlässen) und regelmäßiger Jogger (10 km pro Woche) entfielen weitere Risikofaktoren. Ob ich Stress hätte? Naja, wie misst man das? Beruflich war ich sehr engagiert, da ich mich noch nicht am Ende der Karriereleiter sah. Privat war ich in verschiedenen Vereinen aktiv und in der Familie gab es zu der Zeit wirklich ein Problem. Ich konnte die Frage deshalb nicht eindeutig beantworten. Die Ärzte waren zufrieden: damit konnte es nur am Stress gelegen haben. 75 Milligramm Clopidogrel und 100 Milligramm Acetylsalicylsäure täglich, würden es richten.

Die Ernährungsberaterin des Krankenhauses beeindruckte das wenig. Sie hatte klare Vorstellungen davon, wie ich mein Leben und meine Ernährung zu verändern hatte. Für sie stand außer Frage, dass mein Infarkt nur ernährungsbedingt sein konnte. Fette und fettreiches Fleisch wären zu meiden, da bekanntlich eine fettreiche Ernährung das Herzinfarktrisiko erhöhe. Aus dem gleichen Grund sollte Butter durch eine spezielle Margarine ersetzt werden. Und natürlich durften auch

Eier nicht mehr auf den Speiseplan: *„Sie wissen schon, wegen dem Cholesterin."*

In den ersten Jahren danach hielt ich mich strikt an diesen Fahrplan. Wer stellt schon Fachwissen infrage, wenn die eigene Gesundheit davon abhängt? Letztlich ist es mehreren glücklichen Zufällen geschuldet, dass ich mich in den Jahren danach vom oben genannten Fahrplan verabschiedete und wieder Lebensqualität zurückgewann.

Begonnen hatte es damit, dass ich für ein wissenschaftliches Experiment Blutplasma benötigte, um zu überprüfen, ob es durch bestimmte Chemikalien zu Ausfällungen im Blut kommen kann. Um nicht unnötig Zeit mit Anträgen und Begründungen zu verschwenden, half mir ein befreundeter Arzt, der mir mein eigenes Blut abnahm und das Plasma abtrennte. Leider brauchte das Einführen der Injektionskanüle mehrere Anläufe. Ich hätte wohl Rollvenen: bei Alkoholikern gäbe es solche Probleme nicht, die hätten ohnehin Venen wie geleckt. Das leuchtete mir direkt ein. Alkohol verbessert die Fettlöslichkeit, was die Bildung von Fettablagerungen erschwert. Die nachträgliche Literaturrecherche bestätigte unsere Vermutung. Moderate Weintrinker haben ein deutlich reduziertes Risiko einen Herzinfarkt zu erleiden oder an Krebs zu erkranken.

Wohl die meisten Weinliebhaber kennen den Zusammenhang, der in der Literatur „Französisches Paradoxon" genannt wird. Englischen Epidemiologen fiel in den 1960er-Jahren auf, dass in Frankreich die Sterblichkeit im Zusammenhang mit Herz-Kreislauf-Erkrankungen um 40 bis 50 Prozent niedriger als im Vereinigten Königreich war. Damals wurde das jedoch als französische Unfähigkeit, den Tod durch Herzinfarkt diagnostizieren zu können oder zu wollen, abgetan. Mit dieser Mär war nach Auswertung der sogenannten MONICA-Studie (MONItoring CArdiovascular disease) Schluss. Die Studie der WHO analysierte zwischen 1976 und 2002 über 10 Millionen Patientendaten aus 21 Ländern. Sie bestätigte die tatsächlich niedrigere Sterblichkeit in Frankreich.

Am 17. November 1991 behauptete der französische Professor Serge Renaud in der populären Fernsehsendung „60 minutes" des amerikanischen Fernsehsenders CBS: Der regelmäßige Weinkonsum seiner Landsleute sei dafür verantwortlich, dass Franzosen, trotz eines hohen Pro-Kopf-Verzehrs an tierischen Fetten, weniger Herzinfarkte erlitten als Einwohner anderer westlicher Länder. Das zeigte Wirkung. 1992 stieg der Rotweinkonsum der Amerikaner um 39 Prozent an, nachdem er vorher jährlich um knapp fünf Prozent gefallen war![26]

In der Tat zeigten Renauds Befunde, dass die für andere Länder geltende positive Korrelation zwischen der Aufnahme tierischer Fette und der kardiovaskulären Sterblichkeit in Frankreich um 50 Prozent reduziert ist. Wurden allerdings Daten berücksichtigt, die den Weinkonsum in allen Ländern mit einbezogen, war kein Unterschied mehr zu erkennen (siehe Abbildung 13.3). Daraus folgt, dass nicht der Verzehr von tierischen Fetten für eine hohe, sondern der Weinkonsum für eine niedrigere Sterblichkeit verantwortlich ist.

Am 19. September 2000 erschien in den *Annals of Internal Medicine* die Auswertung einer dänischen Studie[27], die unter dem Synonym „Copenhagen City Heart Study" beträchtliche Aufmerksamkeit erregte. Die Trinkgewohnheiten von 13.000 Männern und Frauen zwischen 30 und 79 Jahren wurden über zwölf Jahre hinweg untersucht. Dabei unterschied man zwischen Wein-, Bier-, Spirituosenkonsum und Abstinenz. Innerhalb des langen Untersuchungszeitraums verstarb ein Drittel der Teilnehmer. Somit konnte man gesicherte Aussagen über den Einfluss der Getränke auf die gesundheitliche Entwicklung der Beteiligten tätigen.

Es zeigte sich, dass die Herz-Kreislauf-Sterblichkeit bei Weinkonsum um 60 Prozent und bei Bierkonsum um 28 Prozent niedriger als bei Abstinenzlern war. Zum gleichen Ergebnis kamen bereits frühere Studien. Betrachtet man allerdings die Gesamtsterblichkeit, die in starkem Maße durch Krebserkrankungen dominiert war, ergab sich für die Weinkonsumenten eine Erniedrigung des Risikos um 50 Prozent, während Bierkonsum keinen Einfluss auf die Gesamtsterblichkeit hatte. Dieses Resultat unterstützt die Hypothese, dass im Falle der Herz-Kreislauf-Erkrankungen primär der Alkohol für die Senkung des Risikos verantwortlich ist und für die Senkung des Krebsrisikos zusätzliche Inhaltsstoffe des Weins benötigt werden. Dementsprechend formulierten die Ärzte der Studie zusammenfassend: *„Weinkonsum kann einen positiven Effekt auf die Gesamtmortalität haben, der zu jenem von Alkohol additiv ist. Dieser Effekt führt zu einer Reduzierung der Todesfälle durch Herzkrankheiten und Krebs."*

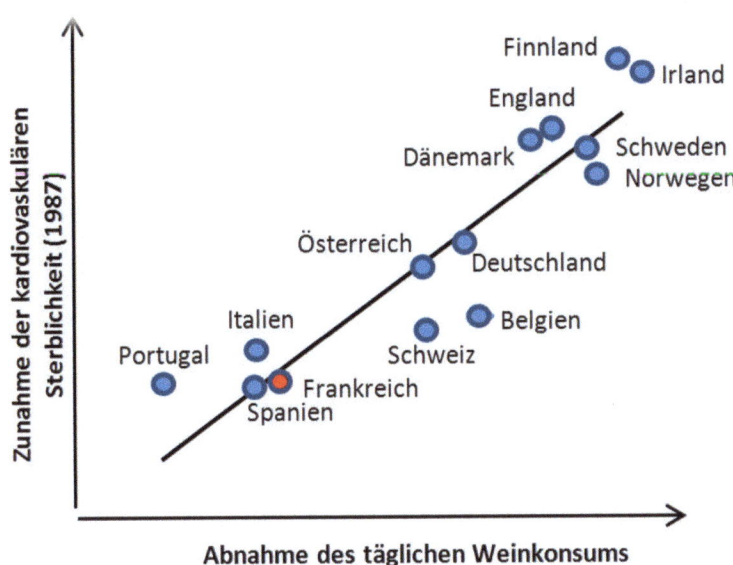

Abbildung 13.3: Beschreibung des Französischen Paradoxons: Zusammenhang zwischen Tod durch Herzinfarkt und dem täglichen Weinkonsum in verschiedenen europäischen Ländern (Abbildung modifiziert nach Ref.[28])

Damit war der Startschuss gefallen, die Empfehlungen meiner Ernährungsberaterin weiter zu überprüfen, und die Hoffnung geweckt, alte Gewohnheiten wieder zu zulassen. Meine Vorliebe für Spiegeleier und die langsam einsetzende Abscheu vor der Ersatzmargarine taten ihr übriges. Der Mythos, demzufolge Fette generell für das höhere Herzinfarktrisiko verantwortlich sein sollen, war widerlegt. Aber was hatte es mit Butter, Eiern und letztlich Cholesterin auf sich? Ein hoher Cholesterinwert wird meist noch mit einem höheren Infarktrisiko verbunden. Aber Cholesterin ist nicht gleich Cholesterin, es ist zwischen zwei Cholesterintypen zu unterscheiden.

Das LDL-Cholesterin (LDL steht für Low Density Lipoproteins, also Fettproteine mit niedriger Dichte) verteilt Cholesterin aus der Leber in den Körper, der es für viele Aufgaben nutzt. Überschüssiges LDL kann aber auch abgelagert werden. Ein hoher LDL-Wert ist mit einem erhöhten Risiko für Herz-Kreislauf-Erkrankungen verbunden, weshalb man es auch als „schlechtes" Cholesterin bezeichnet.

Das HDL-Cholesterin (Fettproteine mit hoher Dichte) führt überschüssiges Cholesterin aus dem Körper wieder zur Leber zurück, wo es abgebaut und mit der Gallenflüssigkeit ausgeschieden wird. Ein hoher HDL-Wert wirkt sich günstig auf das Risiko für Herz-Kreislauf-Erkrankungen aus, weshalb man es auch „gutes" Cholesterin nennt.

Neuere Studien belegen, dass Butter zwar zu einem höheren Gesamtgehalt an Cholesterin beiträgt, der Anteil an gutem HDL-Cholesterin aber deutlich überwiegt.[29] Die Autoren sehen deshalb keine Veranlassung, einen moderaten Butterkonsum zu diskreditieren. Die Vorschusslorbeeren für Margarine sind zudem mit Vorsicht zu genießen. Margarine wird zwar aus Pflanzenöl hergestellt, wobei es sehr darauf ankommt, welches Pflanzenöl verwendet wurde. Sind größere Mengen an Omega-6-Fettsäuren enthalten, kann dies Entzündungen fördern. Sind Transfette enthalten, erhöhen diese das Risiko für eine Herz-Kreislauf- oder Krebserkrankung.

Besonders interessant sind Studien, die sich mit dem Einfluss von Kohlenhydraten auf den Cholesterin-Gehalt beschäftigten, da sie die Empfehlungen zur Krebsprophylaxe eindrucksvoll unterstützen. Eine hohe Zufuhr von Zucker, insbesondere Fruktose, führt zu höheren

Werten an schlechtem LDL-Cholesterin[30], während Ballaststoffe die Werte an gutem HDL-Cholesterin ansteigen lassen.[31]

Mein persönliches Fazit: Ich nehme täglich 100 Milligramm Aspirin, trinke täglich je ein Glas Apfelsaft und Cabernet Cortis, vermeide Zucker und treibe Sport. Was ursprünglich zur Reduzierung des Krebsrisikos gedacht war, stellt sich mir nun auch als sinnvolle Prophylaxe gegen Herzinfarkt dar.

Hormesis

„Alkohol ist ein Gift, schon der erste Tropfen schadet, also einen gesunden Alkoholkonsum gibt es nicht. Das kann man ganz klar sagen. Letztendlich das einzige Getränk was wirklich gesund ist, ist ein Glas Wasser oder ein ungesüßter Fruchttee."[32] Äußerungen wie diese haben aktuell Konjunktur. Angesichts tausender durch Alkohol verursachter Verkehrstoter pro Jahr und den unbestreitbaren gesundheitlichen Folgen durch übermäßigen Alkoholkonsum lassen sich manche Mediziner zu solchen Aussagen hinreißen. Aber sind sie wissenschaftlich haltbar?

Der Arzt Paracelsus dürfte sich im Grab umdrehen. Er wusste bereits im 16. Jahrhundert: *„Alle Dinge sind Gift, und nichts ist ohne Gift; allein die Dosis macht, dass ein Ding kein Gift ist."* Damit nahm Paracelsus schon sehr früh vorweg, was seit einigen Jahrzehnten ebenfalls Konjunktur hat: das Prinzip der Hormesis. Es besagt, dass manche Einflüsse auf den Körper, die in hoher Dosis schaden, in niedriger Dosis gesund sind (Abbildung 13.4).

Bekannte Beispiele sind eiskaltes Duschen, schweißtreibender Sport, mehrtägiges Fasten und Stress. Weniger bekannt sein dürfte, dass einige hochwirksame Gifte wie Cyanid oder Stickstoffmonoxid in äußerst geringen Konzentrationen wichtige biochemische Vorgänge steuern. Wer weitere Beispiele wissen möchte, dem sei das Buch von

Richard Friebe „Hormesis: Das Prinzip der Widerstandskraft. Wie Stress und Gift uns stärker machen" empfohlen.[33]

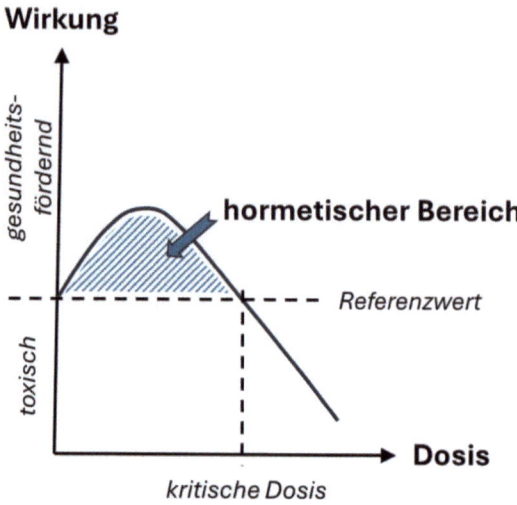

Abbildung 13.4: Nach der Hormesis-Theorie können selbst toxische Verbindungen in niedrigen Konzentrationen eine positive Auswirkung auf die Gesundheit haben und sind erst in hoher Konzentration schädlich.

Damit wird die Rhetorik der einführenden Äußerung entlarvt, in der Stoff und Menge geschickt manipuliert wurden. Natürlich ist auch ein Glas Wasser pro Tag nicht gesund. Die Menschen würden an Dehydrierung sterben. Und bei zu viel Wasser kann es zu einer Wasservergiftung (Hyponatriämie) kommen, die bei Extremsportlern wie Marathon- oder Ironman-Läufern mitunter beobachtet wird. Durch das Schwitzen fällt der Natriumgehalt im Blut ab. Trinkt der Sportler in dieser Situation natriumarmes Leitungswasser, quellen die Zellen im Körper auf. Das führt zu Kopfschmerzen und Übelkeit, im schlimmsten Fall endet Hyponatriämie tödlich.[34] Fazit: Wasser ist nicht gleich Wasser. Es ist das Lösungsmittel für Mineralstoffe, die darüber entscheiden, ob das Getränk gesund oder ungesund ist. So darf man kein destilliertes Wasser trinken, damit dem Körper keine Salze entzogen werden. Was den Alkohol betrifft, gibt es definitiv keine evidenzbasierte Studie, die belegt, dass ein Tropfen Alkohol gesundheitsschädlich ist. Anderenfalls müssten Mediziner auch einen Kreuzzug gegen Apfelsaft (kann bis zu einem Prozent Alkohol enthalten), Bananen und Sauerkraut führen. Und wie stehen sie zu Arzneimitteln, denen zur Stabilisierung und besseren Bioverfügbarkeit Alkohol zugesetzt wird?

Ganz im Gegenteil wurden die gesundheitlichen Vorteile eines moderaten Weinkonsums in vielen Studien bestätigt.[35] Dabei fand man die gleiche Dosis-Wirkungs-Beziehung, wie in Abbildung 13.4. Moderate Weintrinker leben länger als Abstinenzler (Referenzwert), weil sie weniger an Herz-Kreislauf oder Krebs erkranken.[36] Die kritische Dosis, ab der toxische Effekte die gesundheitsfördernden überlagern, wird für Frauen mit 25 Gramm Alkohol pro Tag und für Männer mit 40 Gramm Alkohol pro Tag angegeben.[37] Fazit: Alkohol ist nicht gleich Wein. Er ist im Wein das Lösungsmittel für Weinsäuren und Polyphenole, die darüber entscheiden, ob das Getränk schädlich ist oder nicht.

Anhänger der „Ein-Tropfen Alkohol ist bereits schädlich"-Theorie geben sich davon unbeeindruckt. Nachdem es keinen wissenschaftlichen Beleg für die Mutagenität von Alkohol gibt (wie sollte Alkohol auch mit der DNA reagieren?), verlegen sie sich nun auf das Abbauprodukt Acetaldehyd. Mit einem Mal ist Acetaldehyd mutagen und automatisch krebserregend. Erneut werden wissenschaftliche Resultate und das Prinzip der Hormesis ignoriert. Bereits 1988 wurde in einer Mutagenitätsbewertung von Acetaldehyd festgehalten: *„Obwohl Acetaldehyd ein genotoxisches Vernetzungsmittel ist, scheint es keine DNA-Strangbrüche zu verursachen. Es gab keine Studien über das Potenzial von Acetaldehyd, genetische Schäden in Säugetierzellen in vivo hervorzurufen. Die meisten Mutagenitätstests an Acetaldehyd wurden durch Versuche motiviert, das proximate Mutagen im Ethanolstoffwechsel zu definieren."*[38] Eine im Mai 2024 veröffentlichte

Neubeurteilung durch die *DFG-Senatskommission zur Gesundheitlichen Bewertung von Lebensmitteln* kann ebenfalls die Mutagenität von Acetaldehyd nicht bestätigen.[39]

Alles andere wäre überraschend. Acetaldehyd wird vom Körper, auch aus anderen Quellen als Alkohol, selbst hergestellt und kommt natürlicherweise in zahlreichen Lebensmitteln vor. Es wird sogar zur Haltbarmachung von Obst und wegen seines fruchtigen Aromas als Aromastoff zugesetzt! Es ist in der Europäischen Union zugelassen und darf in oder auf Lebensmitteln verwendet werden. In Japan bestätigte die *Food Safety Commision* 2005 den undenklichen Einsatz von Acetaldehyd als Aromastoff, selbstverständlich nur in den zugelassenen Mengen.[40] In den USA besitzt Acetaldehyd den Status „Generally Recognized as Safe" (GRAS, engl. für „allgemein als sicher anerkannt). Daraus ergeben sich Fragen, die rhetorischer Art sind: Wie kann es eine bestätigte sichere untere Grenze für Acetaldehyd geben, wenn angeblich bereits Spuren, durch einen Tropfen Alkohol verursacht, schädlich wären? Sollte man auf Obst verzichten, wenn bereits Spuren Acetaldehyd schädlich wären, obwohl staatliche Institutionen den Einsatz als Aromastoff als sicher erachten?

Das Prinzip der Hormesis macht einige Resultate zu den bereits besprochenen freien Radikalen und Antioxidantien besser verständlich. Bei verstärkter Energiegewinnung in den Mitochondrien kommt es zu einer verstärkten Produktion von Sauerstoffradikalen (ROS) und damit zu einer Steigerung der Stressabwehr und verlängerter Lebenserwartung. Erst ab einer kritischen Radikalkonzentration kehrt sich der Effekt um und bewirkt die Apoptose, ein Vorgang, den man sich für die Krebszelle natürlich wünscht. Die zeitgleiche Verabreichung von Antioxidantien oder Vitaminen verringert die gesundheitsfördernden Effekte und verhindern die Apoptose von Krebszellen.

Der Naturstoff Quercetin reduziert das Darmkrebsrisiko signifikant. Unter dem Gesichtspunkt der Hormesis spielt das im Apfelsaft und im Rotwein vorkommende Flavonoid eine ganz außergewöhnliche Rolle. In Abhängigkeit von der Dosierung nimmt Quercetin unterschiedliche

Funktionen war.[41] Niedrig dosiert wirkt Quercetin als Antioxidans, bekämpft freie Radikale und ist somit für die Krebsprävention geeignet. In höheren Konzentrationen hingegen wirkt Quercetin als Prooxidans, generiert Radikale und bekämpft somit Krebszellen bei der Krebstherapie.

Dem Apfelsaft, beziehungsweise dem enthaltenen Quercetin, wird vom DKFZ eine krebshemmende Eigenschaft bestätigt. Warum können andere Quercetin-haltige Lebensmittel da nicht mithalten? Weil sie weniger Alkohol enthalten! Der Alkohol verbessert die Löslichkeit des wasserunlöslichen Quercetins und damit dessen Bioverfügbarkeit. Wenn in einem Liter Apfelsaft und einem kleinen Glas Rotwein die gleiche Alkoholmenge vorliegt, weshalb wird dann Apfelsaft als krebshemmend und schon ein einzelner Tropfen Alkohol als krebsfördernd bezeichnet?

Die Hormesis-Theorie lässt ebenfalls das Zuckerproblem bezüglich der Krebsentstehung klarer verstehen. In geringen Mengen ist Glukose ein Segen, da es für die Energiegewinnung wichtig ist und in dieser Dosis das schädliche Abbauprodukt Methylglyoxal entsorgt werden kann. Bei größeren Zuckermengen ist das nicht mehr möglich und das nicht entsorgte Methylglyoxal bewirkt Mutationen, die eine Krebsentstehung unterstützen.

Die aufgeführten Beispiele sind keine Ausnahmen. Vielmehr gibt es bei fast allen Stoffwechselvorgängen keinen linearen Zusammenhang zwischen Dosis und Wirkung. Jeder Arzt hört in seiner Ausbildung vom „therapeutischen Fenster" eines Medikamentes. Bei jedem Wirkstoff treten die gewünschten Effekte erst ab einer bestimmten Dosis beziehungsweise der entsprechenden Konzentration im Blut ein. Wird eine bestimmte Dosis überschritten, treten vermehrt unerwünschte Nebenwirkungen auf. Die lineare Extrapolation eines nicht linearen Zusammenhangs zwischen Dosis und Wirkung ist wissenschaftlich nicht seriös.

14 KOHLENHYDRATE

*„Wer nicht jeden Tag etwas Zeit für seine Gesundheit auf-
bringt, muss eines Tages sehr viel Zeit für die Krankheit op-
fern.“*

Sebastian Kneipp

In einem Buch, in dem es darum geht, Zucker als Krebsauslöser
und -beschleuniger zu brandmarken, dürfen Ausführungen über Zu-
ckeralternativen und den Anteil der Kohlenhydrate in der Ernährung
nicht fehlen. Die Komplexität zum Thema verleitet viele Sachbücher
zur Aufstellung endloser Listen und Empfehlungen, deren Einhaltung
in einem normalen Tagesablauf nicht zu realisieren sind. Die wenigsten Menschen kaufen ein und kochen mit Waage und Taschenrechner.
Erschwerend kommt hinzu, dass mitunter Fachwissen, nicht richtig
weitergegeben wird. So verhält es sich mit einigen Kochbüchern, die
Low-Carb-Rezepte anpreisen, die dieses Etikett nicht verdienen. Nur
durch Reduktion der Zuckermenge ist man zwar auf dem richtigen
Weg, aber noch weit von einem Low-Carb-Rezept entfernt.

An dieser Stelle wird es zu keiner Anhäufung ernährungswissen-
schaftlicher Details und Rezepte kommen, zumal im Kapitel über Epigenetik bereits etliche nützliche Nahrungsmittel vorgestellt wurden.
Die nachfolgenden Informationen sind genereller Art. Wer sich von
diesen angesprochen fühlt und seine Ernährung umstellen möchte,
sollte dies – insbesondere, wenn die Umstellung gravierend ausfällt –
mit seinem Hausarzt besprechen. Die nachfolgenden Informationen
ersetzen keine ernährungsmedizinische Beratung. Diese sollte wahrgenommen werden, zumal sie von den gesetzlichen Krankenkassen
teilweise erstattet wird.[1]

Kohlenhydrate

Natürliche Zucker und Süßstoffe

Über Geschmack lässt sich bekanntlich nicht streiten, dass wissen selbst die kleinsten Kinder. Darauf beruht der Erfolg von Zucker, der unseren Geschmacksrezeptoren schmeichelt - leider nicht nur unseren Geschmacksrezeptoren, sondern auch unseren Rezeptoren im Gehirn. Dort wirken Einfachzucker wie eine Droge. Das Belohnungssystem wird aktiviert, weshalb man immer mehr konsumiert – bis man schließlich süchtig nach Zucker ist. Internationale Studien haben herausgefunden, dass Zucker fast so abhängig machen kann wie Kokain. Stellt man kokainsüchtige Ratten vor die Wahl, Zucker oder Kokain zu fressen, entscheiden sie sich viermal häufiger für den Zucker![2]

Dass Zucker verleitet, immer mehr davon zu wollen, ist der Lebensmittelindustrie bekannt. So lässt sich die Kreativität bei der Deklarierung des Zuckergehalts in Lebensmitteln erklären. Auf Zucker möchte sie nicht verzichten. Er süßt nicht nur, sondern gibt einem Nahrungsmittel auch Fülle und Konsistenz, wirkt konservierend und geschmacksverstärkend und ist sehr billig. Für die Anbieter lohnt es sich, ihre Produkte mit reichlich Zucker zu versehen und den Gehalt zu verharmlosen. Neben dem Begriff Zucker gibt es 70 weitere Zutatenbezeichnungen für süßende Substanzen. Doch diese Zutaten wie Rohrhrzucker, Rübenzucker, Agavendicksaft, Dattelsirup, Glukose-Fruktose-Sirup, Glukosesirup, karamellisierter Zucker, Maltodextrin, Milchzucker, Molkenerzeugnis, Süßmolkenpulver, Vollmilchpulver oder Magermilchpulver tragen zum Zuckergehalt eines Lebensmittels erheblich bei.

Die Werbung damit, dass es sich hier um natürliche Zucker handelt, setzen viele Konsumenten mit gesund gleich. In diese Kategorie fällt auch der vermeintlich gesunde Zuckerersatz Honig. Jedoch besteht Honig zu 80 Prozent aus Fruktose und Glukose, was dem Haushaltszucker entspricht, 17 Prozent Wasser und nur 3 Prozent an Verbindungen, die für den charakteristischen Geschmack verantwortlich sind. Auch Dicksäfte und Sirup aus Datteln oder Reis sind nicht gesünder als normaler Haushaltszucker. Sie enthalten zwischen 50 bis 80

Prozent an Zucker, der Rest ist hauptsächlich Wasser. Noch trügerischer sind Formulierungen wie „ohne Zuckerzusatz" oder „ungesüßt". Sie vermitteln den falschen Eindruck, ein Produkt enthalte kaum oder keinen Zucker. Süßende Zutaten wie Trockenfrüchte oder Molkenerzeugnisse liefern natürlicherweise Zucker. So enthält so manches Cappuccino-Pulver rund 40 Prozent Zucker aus der Zutat Süßmolkenpulver, was irrigerweise nicht im Widerspruch zur Deklaration „ungesüßt" auf der Verpackung steht.

Die Lösung des Problems ist sehr einfach. Man muss nur den Zucker durch Produkte ersetzen, die die Geschmacksrezeptoren für süß ansprechen und die Rezeptoren im Gehirn unbehelligt lassen. Das lässt sich durch Süßstoffe leicht erreichen. Diese haben ein schlechtes Image, weil auch hier an Mythen gearbeitet wird.

Süßstoffe wie Aspartam, Cyclamat oder Saccharin waren vor Jahren in den Verdacht geraten, krebserzeugend zu sein. Das Bundesinstitut für Risikobewertung gibt jedoch Entwarnung, denn belegt wurde dies nie. Es gibt laut aktuellem wissenschaftlichem Stand keinen Grund zur Annahme, dass künstliche Süßstoffe krebserregend sein könnten.[3] Das bestätigt auch das DKFZ: Zugelassene Zusatzstoffe, zu denen auch Süßstoffe gehören *„verursachen nach derzeitigem Kenntnisstand weder Krebs, noch schädigen sie in einer anderen Art und Weise die Gesundheit, solange sie nur in den vorgesehenen Mengen verwendet werden."*[4] Paracelsus dürfte mit dieser Formulierung wieder beruhigt sein.

Als nächstes tauchten Gerüchte auf, dass Süßstoffe die Darmbakterien negativ beeinflussen. Die Beobachtung wurde bei Ratten und massiver Überdosierung gemacht. In Humanstudien hingegen konnte bei normalem Konsum keine Veränderung der Darmflora beobachtet werden.[5]

Auch am Image der Zuckeraustauschstoffe, zu denen Xylit, Erythrit, Maltitol, Isomalt und Sorbitol gehören, wird fleißig gebastelt. Sie werden gerne als Zuckeralkohole bezeichnet, um sie in die Nähe von Alkohol zu rücken. Zu einer beachtlichen Popularität hat es hier Birkenzucker gebracht, der von vielen geschätzt wird. Die vermeintlich ausgewogene Beurteilung durch die AOK erweist sich jedoch auf den zweiten Blick als Mogelpackung. Zitat:

*„**Vorteile:** Der Zuckeralkohol Xylit (E 967) enthält 40 Prozent weniger Kalorien als Haushaltszucker, ist aber genauso süß wie normaler Zucker. Außerdem hat er keinen Einfluss auf den Blutzuckerspiegel und kann zur Erhaltung der Zahnmineralisierung beitragen. Aus diesem Grund wird er häufig für Zahnpflege-Kaugummis verwendet.*

***Nachteile:** Die Bezeichnung „Birkenzucker" ist trügerisch. Denn Xylit ist lebensmittelrechtlich ein Zusatzstoff, der in der Regel nicht aus der Birke gewonnen wird. Er basiert zwar auf pflanzlichen Rohstoffen, das sind aber häufig landwirtschaftliche Reststoffe wie Stroh, Maiskolbenresten oder andere Holzarten. Um Xylit herzustellen, findet ein industrieller Prozess mit hohem Energiebedarf statt, dabei kommen Natronlauge und Schwefelsäure zum Einsatz. Von „natürlich" kann also keine Rede sein. Zudem kann Xylit bei hoher Dosierung zu Blähungen und Durchfall führen.*

***Fazit:** Birkenzucker ist kein natürlicher Zuckerersatz, er kann aber von Diabetikern und Menschen mit Übergewicht gelegentlich als Alternative für Haushaltszucker genutzt werden. Aus ökologischer Sicht muss von einer häufigen Nutzung abgeraten werden, da der Energieaufwand bei der Herstellung hoch ist".*[6]

Die AOK wäre gut beraten, sich besser zu informieren und ihre Prioritätensetzung zu überdenken. Denn Birkenzucker ist eine in Früchten, Beeren, Gemüse und Pilzen natürlich vorkommende Verbindung, ist also ein natürlicher Zuckerersatz. Was an der technischen Herstellung, teilweise aus landwirtschaftlichen Reststoffen, verwerflich sein soll, ist, gerade aus nachhaltigen Gründen, schwer nachvollziehbar. Sich davon einen Prozess herauszupicken, bei dem Natronlauge und Schwefelsäure eingesetzt werden, dient einzig und allein zur Abschreckung. Man könnte fairerweise ebenso die biotechnologische Herstellung durch Fermentation erwähnen und den Prozess damit auf das Niveau von fermentierten Nahrungsmitteln heben. Gerade bei einer Krankenkasse sollten vorgeschobene ökologische Aspekte nicht über gesundheitlichen Aspekten (wir verdauen im Magen übrigens mit Salzsäure) stehen.

Mit keinem Wort erwähnt die AOK, dass es sich bei Birkenzucker um einen idealen Ballaststoff handelt, der erst im Darm in wertvolle kurzkettige Fettsäuren zur Krebsbekämpfung umgewandelt wird.[7]

Rekapitulation: Was sind Kohlenhydrate?

Eine Richtigstellung vorweg: Kohlenhydrate sind keine Hydrate! Da viele Kohlenhydrate die Bruttoformel $C_n(H_2O)_m$ aufweisen, nahm man früher fälschlicherweise an, es wären Hydrate des Kohlenstoffs, also Kohlenstoffverbindungen, an die Wasser gebunden ist. Dem ist zwar nicht so, aber niemand erwägt ernsthaft, den Begriff zu ersetzen. Vielmehr hat sich eingebürgert, unter Kohlenhydraten allgemein Zuckerverbindungen (oder Saccharide) zu verstehen.

Wie in Tabelle 4.1 aufgezeigt, unterscheidet man Kohlenhydrate anhand der Anzahl und Art ihrer Bausteine. Wenn in Lebensmitteln von „Kohlenhydraten" die Rede ist, sind in der Regel der Vielfachzucker Stärke und die Ballaststoffe gemeint, die so vom „Zucker", gemeint sind die Einfach- und Zweifachzucker, unterschieden werden. Vielfachzucker wie Stärke haben einen mittleren bis niedrigen glykämischen Index, weil durch den langsamen Abbau auch der Blutzuckerspiegel nur langsam ansteigt. Sie sind in der Ernährung den Einfachzuckern vorzuziehen. Ballaststoffe sind die idealen Kohlenhydrate, da sie anders abgebaut werden und damit unwesentlich den Blutzuckerspiegel beeinflussen.

Ballaststoffe

Ballaststoffe sind Nahrungsbestandteile, meistens Kohlenhydrate, die vom menschlichen Verdauungssystem nicht abgebaut werden. Bekannte Beispiele sind Glucane, Hemicellulosen, Pektin, Raffinose,

Polydextrose usw. Sie galten lange als überflüssig, wenn nicht gar als schädlich. Doch das sind sie keineswegs. Im Gegenteil: Sie halten gesund, weshalb für Erwachsene mindestens 30 bis 40 Gramm Ballaststoffe pro Tag empfohlen werden. Der durchschnittliche Verzehr in Deutschland liegt bei unter 22 Gramm. Dabei könnte man leicht genügend aufzunehmen: Sie stecken in vielen Grundnahrungsmitteln, wobei sie nur in pflanzlichen Lebensmitteln vorkommen. Dabei unterscheidet man zwischen unlöslichen Ballaststoffen (vor allem in Vollkornprodukten, Pilzen und Hülsenfrüchten) und löslichen Ballaststoffen (insbesondere in Obst und Gemüse).

Unlösliche Ballaststoffe quellen bei ausreichender Flüssigkeit im Darm und sorgen für ein Sättigungsgefühl. Sie helfen somit, schlank zu bleiben. Zudem beschleunigen sie die Darmpassage und lockern den Stuhlgang. Sie reinigen den Darm praktisch wie ein Schwamm. Das beugt Divertikulitis, Verstopfung und Hämorrhoiden vor. Unlösliche Ballaststoffe haben einen positiven Einfluss auf den Zuckerstoffwechsel, indem sie Blutzuckerspitzen abfangen und der Insulinresistenz entgegenwirken. Eine Studie des Deutschen Instituts für Ernährungsforschung konnte das bestätigen. Von 180 Teilnehmern in dieser Studie erhielten die Hälfte über einen Zeitraum von zwei Jahren täglich ein Getränk, das unlösliche Ballaststoffe enthielt, während die andere Hälfte nur ein gleich aussehendes Placebo-Getränk verabreicht bekamen. Das Ergebnis: Während in der Placebo-Gruppe der Langzeitblutzuckerwert und die Diabetes-Gefahr kontinuierlich stiegen, konnte die Ballaststoffgruppe ihren Langzeitblutzuckerwert halten.[8]

Lösliche Ballaststoffe sind für unsere Darmbakterien überlebenswichtig. Sie ernähren sich von ihnen und bauen sie zu kurzkettigen Fettsäuren ab. Diese gelangen über die Darmzellen in die Blutbahn, schützen vor Arterienverkalkung und Herzkrankheiten und stärken das Immunsystem. Während unlösliche Ballaststoffe schlank machen, kehrt sich dieser Effekt bei löslichen Ballaststoffen wieder um, zumindest bei Mäusen.[9]

Es kommt in der Gesamtschau nicht nur darauf an, die empfohlene Tagesdosis zu erreichen, vielmehr muss auf einen ausgewogenes

Verhältnis von unlöslichen zu löslichen Ballaststoffen geachtet werden. Die Angelegenheit wird zu einer intellektuellen Herausforderung. Wer weiß schon, wieviel lösliche und unlösliche Ballaststoffe in Nahrungsmitteln enthalten sind. Die Deklarierungspflicht von Lebensmitteln hilft nur bedingt und trägt eher zur Verwirrung bei.[10] Verpflichtend ist in der EU seit 2016 lediglich die Angabe von Energiegehalt, Fett und den darin enthaltenen gesättigten Fettsäuren, Kohlenhydraten und den darin enthaltenen Zuckern sowie Eiweiß und Salz. *„Vitamine und andere Nährwerte (z. B. Ballaststoffe) müssen dann angegeben werden, wenn sie auf der Verpackung herausgestellt werden."* Der Hersteller kann also selbst entscheiden, ob er die Ballaststoffmenge angeben möchte oder nicht. Das führt gerade bei Mehlprodukten zu kuriosen Situationen.

Der Hersteller eines Weizenmehls (Type 405) bescheinigt seinem Produkt einen Kohlenhydrat-Anteil von 76 Gramm pro 100 Gramm Mehl. Um es genauer zu wissen, muss man recherchieren und wird bei der Bundesanstalt für Getreide-, Kartoffel- und Fettforschung in Detmold fündig. Diese gibt an, dass in der Type 405 nur 3,2 Gramm an Ballaststoffe enthalten sind, wovon 2 Gramm löslich und 1,2 Gramm unlöslich sind (Tabelle 15.1).[11] Vom Hersteller eines Roggenmehls erhält man etwas mehr Information. Plötzlich ist von „verwertbaren Kohlenhydraten" die Rede. Gemeint sind die Mehrfachzucker, die sich in die Zuckerbausteine abbauen lassen. Der Hersteller deklariert bei seinem Produkt (Type 1800) pro 100 Gramm einen Anteil von 68 Gramm verwertbarer Kohlenhydrate und einen von 9 Gramm an Ballaststoffen. Damit lässt sich die Gesamtmenge an Kohlenhydraten (in diesem Fall 77 Gramm) leicht ausrechnen. Eine Unterscheidung zwischen löslichen und unlöslichen Ballaststoffen ist damit nicht möglich. Eine Recherche an gleicher Stelle (siehe oben) ergibt bei dem Roggenmehl Type 1800 einen Gehalt von 3 Gramm löslichen und 4 Gramm unlöslichen Ballaststoffen.

In Tabelle 14.1 sind die Ballaststoffmengen für einige Lebensmittel aufgeführt. Diese sollten besonders Personen kennen, die sich einer kohlenhydratarmen Diät unterziehen wollen. Denn der Anteil an

Kohlenhydrate

Ballaststoffen ist hierbei nicht zu berücksichtigen. Die bei der Ketogenen Diät angestrebte Tagesmenge von 50 Gramm verwertbaren Kohlenhydraten ist auch noch bei Verzehr von 60 Gramm Kohlenhydraten gewährleistet, wenn darin 10 Gramm Ballaststoffe enthalten sind.

Tabelle 14.1: Anteil der verwertbaren Kohlenhydrate und Ballaststoffe in Lebensmitteln. Die Werte für die Kohlenhydrate sind Ref.[12], die für die Ballaststoffe, sofern nicht anders vermerkt, Ref.[13] entnommen. k. A. = keine Angabe: Vk = Vollkorn

In 100 Gramm Lebensmittel sind enthalten	Verwertbare Kohlenhydrate [g]		Ballaststoffe [g]	
	Stärke-Anteil	Zucker-Anteil	unlöslich	löslich
Getreideprodukte				
Weizenmehl 405	71,0	1,0	1,2	2,0
Roggenmehl 815	64,0	7,0	3,9	2,6
Weizen-Vk-mehl	60,0	0,7	7,7	2,3
Roggen-Vk-mehl	61,0	1,0	10,2	3,3
Weizenknäckebrot	70,0	2,5	9,6	3,3
Roggenknäckebrot	62,0	5,6	10,0	4,1
Cornflakes	76,0	4,0	2,8	1,2
Haferflocken	58,0	1,0	5,0	4,5
Haferspeisekleie	k. A.	k. A.	10,4	8.2
Weizenspeisekleie	k. A.	k. A.	45,7	3,6
Sojaspeisekleie	0,1	9,9	60,0 [13]	
Gemüse und Salat				
Tomaten	0	2,0	0,8	0,5
Kohlrabi	0	4,0	1,0	0,5
Broccoli	0	2,7	1,3	3,0
Weißkohl	0	4,2	2,2	0,8
Sauerkraut	0	0,7	2,1 [13]	
Knollensellerie	0,4	1,9	3,6	0,6
Rosenkohl	0,5	2,7	3,3	1,1

Möhren	0	4,2	1,5	1,4
Kartoffel	14,0	1,0	0,6	1,3
Hülsenfrüchte				
Linsen	46,8	2,5	1,8	1,0
Grüne Erbsen	10,0	4,5	4,0	1,0
Kidneybohnen	36,5	1,1	3,2	5,1
Obst				
Johannisbeeren	0	4,8	3,1	0,4
Heidelbeeren	0,9	7,6	3,5	1,4
Himbeeren	0	5,0	3,7	1,0
Banane	3,0	17,0	1,4	0,6
Apfel	14,4	10,3	1,1	1,2
Nüsse				
Walnüsse	0	6.1	2,5	2,1
Erdnüsse	5,4	3,1	6,3	0,8
Mandeln	0,1	4,0	6,5	3,3

Wer die Tabelle der Bundesanstalt nicht zur Hand hat und dennoch seine Ballaststoffzufuhr optimieren möchte, ohne auf das Gramm zu schauen, fährt mit den folgenden Tipps recht gut:

Bei Getreide oder Getreideprodukten sollte möglichst immer die Vollkornvariante gewählt werden. Weizen- und Haferkleie sind besonders ballaststoffreich und sind damit in jedem Müsli am richtigen Platz. Beim Gemüse enthalten Kohlsorten einen hohen Ballaststoffanteil und beim Obst sind dies Johannisbeeren, Heidelbeeren, Himbeeren und Kiwis. Abgerundet wird der tägliche Speiseplan mit einer Handvoll Nüsse. Mindestens einmal in der Woche sollten Hülsenfrüchte oder Pilze verzehrt werden. Ganz wichtig ist, ausreichend zu trinken! Die unlöslichen Ballaststoffe quellen im Darm und können nur im gequollenen Zustand ihre Funktion ausüben. Anderenfalls kann das zu Verstopfung führen.

Der Handel hat schon reagiert. Es gibt viele isolierte Ballaststoffe oder spezielle Ballaststoffprodukte zu kaufen. Sie können kurzfristig helfen, wie dies beispielsweise für Flohsamenschalen nachgewiesen wurde. Sie wirken positiv auf den Stoffwechsel ein, helfen sowohl bei

Verstopfung als auch Durchfall und verringern die Beschwerden im Rahmen eines Reizdarmsyndroms. Zudem beeinflussen sie den Blutzucker- und Cholesterinspiegel positiv.[14] Sinnvoll ist es, den Stärke- und Zuckeranteil schon bei der Essenszubereitung zu senken. Das kann durch Erhöhung des Anteils an resistenter Stärke und durch Fermentierung erreicht werden.

Wer Medikamente einnimmt, muss bei der Ernährungsumstellung beachten, dass Ballaststoffe deren Aufnahme im Darm verzögern können. Das gilt zum Beispiel für Paracetamol und ganz besonders für das Schilddrüsenhormon L-Thyroxin. Wer letzteres benötigt, sollte dieses *„immer mit einem Schluck Leitungswasser auf nüchternen Magen zu sich nehmen. Kaffee, Milch, Ballaststoffe, Kalzium- und Eisenpräparate können unter anderem die Aufnahme der Schilddrüsenhormone in den Dünndarm deutlich verringern. Deshalb ist es sinnvoll, auf einen zeitlichen Abstand zwischen der Einnahme von L-Thyroxin und diesen Nahrungsmitteln zu achten."*[15] Betroffene sollten sich mit Blick auf ihre Mahlzeiten- und Einnahmegewohnheiten vom Arzt oder Apotheker beraten lassen.

Resistente Stärke

Stärke wird bei der Verdauung in seine Zuckerbausteine abgebaut. Sie kann jedoch auch, einem Ballaststoff ähnlich, in Form der sogenannten resistenten Stärke vorliegen. Resistente Stärke entsteht, wenn man stärkehaltige Lebensmittel wie Nudeln, Reis oder Kartoffeln erhitzt und anschließend vollständig abkühlen lässt. Dabei verändert sich zum Teil die Molekülstruktur derart, dass die Verdauungsenzyme die Stärke nicht mehr in Zuckerbausteine aufspalten können (ähnlich den Ballaststoffen). Auch Backwaren enthalten resistente Stärke. Allerdings wandelt sich beim Abkühlen niemals die gesamte Stärke um. Es werden höchstens 10 Prozent Stärke zum Ballaststoff umgewandelt, meistens dürfte es sich um maximal 5 Prozent handeln. Der Prozess dauert etwa 12 bis 24 Stunden. Selbst erneutes Erhitzen zerstört die resistente Stärke nicht.

Resistente Stärke gelangt unverdaut in den Dickdarm und dient dort den nützlichen Milchsäurebakterien als Nahrung. Sie wird deshalb, obwohl sie formal kein Ballaststoff ist, zu den löslichen Ballaststoffen gerechnet. Es entsteht die kurzkettige Fettsäure Buttersäure, deren positive Beiträge zur Gesundheit und Krebsbekämpfung mehrfach herausgestellt wurde.

Nach Expertenmeinung liegt der durchschnittliche Verzehr von resistenter Stärke in Deutschland bei circa vier Gramm pro Tag. Damit erreicht man den angestrebten Anteil von 30 bis 40 Gramm an Ballaststoffen pro Tag nicht. Die Experten empfehlen vermehrt zu Lebensmitteln zu greifen, die sich durch einen höheren Anteil an resistenter Stärke auszeichnen. Die Crux an der Sache: Wie kann sich der Verbraucher, über den Gehalt an resistenter Stärke in seinen Lebensmitteln informieren? Eine Deklarierungspflicht gibt es nicht und ein Blick in angeblich informierte Internetforen ist nicht hilfreich, da der dort ausgewiesene Anteil an resistenter Stärke in Wahrheit die Summe aller Ballaststoffe ist.

Der Hype in den Medien ist schwer nachvollziehbar. Die Menge an resistenter Stärke, durch Erwärmen und Abkühlen produziert fällt bei vielen Nahrungsmitteln bescheiden aus, weil sie nicht über eine größere Menge an Kohlenhydraten in Form von Stärke verfügen. Aber es gibt Ausnahmen. Hülsenfrüchte und Möhren besitzen bereits in rohem Zustand einen hohen Anteil an resistenter Stärke. In 100 Gramm weißen Bohnen sind beispielsweise 10 Gramm enthalten. Darüber hinaus enthalten Hülsenfrüchte wie Linsen und Kidneybohnen größere Kohlenhydratmengen (Tabelle 14.1), wodurch sich weitere Mengen an resistenter Stärke, durch Erhitzen und Abkühlen, herstellen lassen. Das ist aber immer noch nichts im Vergleich zum Klassiker Haferflocken.

In 100 Gramm Haferflocken liegen ungefähr 20 Gramm Ballaststoffe und 58 Gramm Kohlenhydrate vor. In Müslis, Overnight Oats oder Overnight-Porridge sind sie vom Speiseplan gesundheitsbewusster Menschen nicht mehr weg zu denken. Die unterschiedliche Zubereitung, „trocken", „eingeweicht" oder „gekocht und abgekühlt" deutet bereits darauf hin, dass der Konsument sich der Beeinflussung der

Nähr- und Wirkstoffe sehr wohl bewusst ist. In Müslis, und damit in trockener Form, ist sichergestellt, dass der Körper mit der ausreichenden Menge an löslichen und unlöslichen Ballaststoffen versorgt wird. Aus diesem Grund wäre das Einweichen von Haferflocken über Nacht in Wasser oder Milch nicht unbedingt erforderlich. Bei der Einnahme von Ballaststoffen, sollte dennoch immer auf eine ausreichende Flüssigkeitsmenge geachtet werden. Jedoch wird bei der Herstellung von Overnight Oats noch ein anderes Ziel verfolgt. Haferflocken enthalten mit Phytinsäure einen Pflanzenstoff, dem negative Eigenschaften zugeschrieben werden. Durch das Einweichen baut sich die Phytinsäure zum Teil ab.

Arm, krank oder beides – das waren früher wesentliche Einsatzgebiete von Porridge. Von Schottland aus wanderte das einfache Essen, bei dem Hafer nur in Wasser gekocht wurde, nach England und kam dort zunächst bei einfachen Arbeiterfamilien auf den Tisch. Heute ist es die Grundlage vieler mit Geschmacksverbesserungen versehenen Fertig-Porridges und gehört zum traditionellen Frühstück im Vereinigten Königreich. In Overnight-Porridge wird der gekochte Haferbrei über Nacht im Kühlschrank abgekühlt, wodurch ein Teil der Stärke in resistente Stärke umgewandelt und ein Teil der Phytinsäure abgebaut wird. So gesehen wäre Overnight-Porridge die Ultima Ratio bei der Ernährung mit Haferflocken. Aber ist es wirklich wichtig, die Phytinsäure abzubauen?

Lange Zeit als Antinährstoff bezeichnet, beginnt bei der Phytinsäure ein Umdenken. Phytinsäure besteht aus einem Teil des Zuckeralkohols Inosit und sechs Teilen Phosphorsäure. Durch den hohen Anteil an Phosphorsäure kommt es zur Anbindung von Mineralstoffen, die dem Körper damit entzogen werden. Trotzdem zeigen Untersuchungen, dass es zu keinen gesundheitsschädlichen Schäden führt, wenn man vermehrt Vollkornprodukte, Hülsenfrüchte, Gemüse und Nüsse verzehrt. Im Gegenteil, Phytinsäure wird in der Krebsforschung beachtet, weil es insbesondere zusammen mit Buttersäure selektiv Darmkrebszellen in die Apoptose treibt und gesunde Darmzellen verschont.[16] Haferflocken verfügen idealerweise über beide

Komponenten (die Buttersäure nach Abbau der Ballaststoffe) und sind deshalb für die Krebsprophylaxe als auch zur Unterstützung der Krebstherapie durchaus geeignet.

Wer also seine Mengen an Ballaststoffen und resistenter Stärke erhöhen will, ist mit Haferflocken gut beraten. Ansonsten gilt für den Einkauf, mit Blick auf das Etikett: Erstens, der in vorgekochten Nahrungsmitteln ausgewiesene Gehalt an Ballaststoffen ist durch nochmaliges Kochen und Abkühlen nicht zu vergrößern. Zweitens, der in nichtgekochten Lebensmitteln ausgewiesene Gehalt an Kohlenhydraten lässt sich in maximal 10 Prozent resistenter Stärke umwandeln. Damit lassen sich unnötige Recherchen sparen. Zeit, die besser in die Essenszubereitung investiert wird.

Fermentierte Nahrungsmittel

Outsourcing (zu Deutsch: Auslagerung) ist eine Unternehmensstrategie, in der ein Unternehmen nicht alle Leistungen selbst erbringt, sondern externe Unternehmen beauftragt, gewisse Teilleistungen zu übernehmen. Dieser Auslagerungsprozess erfreut sich in der Industrie großer Beliebtheit, besonders wenn es sich um problematische Fertigungsprozesse handelt. Warum sich mit etwas aufhalten, was andere besser und vor allem billiger machen können? Entsprechend ist der Aphorismus von Hans-Jürgen Quadbeck-Seeger zu verstehen: *„Outsourcing: Entsorgung von Sorgen".*

Vieles spricht dafür, dieses Konzept auch bei der Ernährung zu übernehmen. Warum sich mit der Verdauung von großen Kohlenhydratmengen aufhalten, wenn man einen Teil durch Fermentation auslagern kann. Die Rede ist von fermentierten Lebensmitteln. Die meisten haben davon im Zusammenhang mit Sauerkraut, Kimchi oder Joghurt schon gehört. Ursprünglich gedacht, um Lebensmittel haltbar und besser verdaulich zu machen, kommen weitere gesundheitliche Vorzüge fermentierter Nahrungsmittel zum Vorschein. Ihr Beitrag zur Reduzierung des Körpergewichts sowie des Risikos für kardiovaskuläre

Erkrankungen, Typ-2-Diabetes, Magen-Darm-Leiden und Krebs veranlasste kanadische Wissenschaftler bereits vor Jahren, die Aufnahme fermentierter Lebensmittel in Ernährungsrichtlinien zu fordern.[17]

„Fermentieren" kommt aus dem Lateinischen und bedeutet „Gärung". Die in Lebensmitteln enthaltene Zucker und Kohlenhydrate werden von Bakterien, Hefen und Pilzen verstoffwechselt, wobei in der Regel (die kurzkettige Fettsäure) Milchsäure entsteht. Das Ergebnis schmeckt deshalb fein-säuerlich, ist lange haltbar und besser verdaulich. Aber hoppla, Gärung kennen wir doch im Zusammenhang mit Krebszellen. Diese vergären ebenfalls Zucker und Kohlenhydrate zu Milchsäure, um sich zu ernähren. Wenn nun Zucker und Kohlenhydrate der Lebensmitteln schon vor der Nahrungsaufnahme vergärt wurden, verschlechtert sich die Versorgung für die Krebszellen, die dadurch auf Diät gesetzt werden.

Durch das Überangebot an Nahrungsmitteln aus aller Welt, der ganzjährigen Verfügbarkeit, sowie der Nutzung von Kühl- und Gefrierschränken ist Fermentieren etwas in Vergessenheit geraten. Schlussendlich erfreut sich die Nahrungsmittelindustrie von einer preiswerten Methode, um Lebensmittel zu konservieren: die Zugabe großer Zuckermengen. Paradebeispiel, die Herstellung von Marmelade nach der alten 1:1-Regel, wonach für die Bearbeitung von einem Kilogramm Früchte ein Kilogramm Zucker eingesetzt werden. Das Produkt ist jahrelang haltbar.

Die Liste an Nahrungsmitteln, die durch Fermentation verbessert werden, ist beachtlich. Neben dem bekannten Beispiel Sauerkraut wären zunächst Brot, Weine und Sojasauce zu nennen. Milchprodukte wie Joghurt, Käse, Buttermilch und Kefir werden ebenfalls durch Fermentation hergestellt. Fermentationsprozesse finden auch dort statt, von denen die wenigsten wahrscheinlich wissen: Schwarzer Tee, Schokolade und Salami.

Der Hauptakteur bei der Herstellung fermentierter Lebensmittel sind Milchsäurebakterien, die für die Umsetzung von Glukose zu Milchsäure verantwortlich sind. Andere Laktobazillen tragen mit ihren

Eigenschaften dazu bei, die fermentierten Lebensmittel geschmacklich zu verbessern. Im Sauerteig findet ein synergistisches Zusammenspiel von Milchsäurebakterien und Hefen statt, die dem Brot das gewünschte Volumen und den typischen Geschmack geben. Bei Sojasoße ist das Zusammenspiel der verschiedenen Mikroben noch wesentlich komplexer.

Vorsicht ist dennoch geboten. Der Hinweis auf eine Fermentation ist leider keine Garantie für einen reduzierten Zuckergehalt im fertigen Produkt. Das lässt sich am Beispiel Sauerkraut nachprüfen. 100 Gramm Weißkohl besitzt nach der Ernte keine Kohlenhydrate und lediglich 4 Gramm Zucker. Werden diese vergärt, sinkt der Zuckergehalt teilweise auf 0,7 Gramm (siehe Tabelle 14.1). Ein Super-Nahrungsmittel also, mit vielen gesundheitlichen Vorteilen. Jedoch befindet sich in einigen Sauerkraut-Produkten wieder Zucker, mitunter in größeren Mengen als in dem eingesetzten Weißkohl. Des Rätsels Lösung: Der Zucker wurde nach der Fermentation wieder zugeführt, um das fertige Produkt geschmacklich zu verändern. Deshalb gilt: Vor dem Einkauf informieren oder selbst machen!

Selbstmachen liegt im Trend. Dafür hat Kimchi gesorgt. Unter Kimchi versteht man in der koreanischen Küche allgemein die Zubereitung von Gemüse durch Milchsäuregärung, meistens handelt es sich dabei um Chinakohl und koreanischem Rettich. Die Bedeutung von Kimchi in Korea, dort gehört es zu jeder Mahlzeit, geht über die Haltbarmachung von Lebensmittel weit hinaus. Man ist sich des gesundheitlichen und sozialen Aspekts bei der Herstellung seit Jahrtausenden bewusst. Die Herstellung von Kimchi wurde sogar in die UNESCO-Liste des immateriellen Kulturerbes der Menschheit aufgenommen. Leider gilt wie beim Sauerkraut: Kimchi, das in Europa angeboten wird, kann Zucker enthalten, der nachträglich zugesetzt wurde.

Auf eine Auflistung aller gesundheitlichen Vorzüge von fermentativ hergestellten Lebensmitteln wird an dieser Stelle verzichtet. Der interessierte Leser sei hier auf das Internet und auf weiterführende Literatur verwiesen, die reichlich Informationen anbieten. Im Kontext des

Buches war es mir wichtig, wie durch einfache Maßnahmen dem Krebsrisiko durch übermäßigen Zucker- und Kohlenhydratkonsum begegnet werden kann.

15 DARMKREBS

„Die größten Dinge auf der Welt werden durch andere zuwege gebracht, die wir nichts achten, kleine Ursachen, die wir übersehen, und die sich endlich häufen."

Georg Christoph Lichtenberg

Warum am Ende ein Kapitel über Darmkrebs? Darmkrebs, auf Platz zwei der Krebserkrankungen, hat die besten Chancen, durch bewusste Ernährung und Früherkennung vermieden zu werden. Die wichtigsten Ursachen seiner Entstehung und Möglichkeiten zur Prävention und Behandlung wurden in den vorangestellten Kapiteln bereits vorgestellt und lassen sich nun an einem konkreten Beispiel veranschaulichen.

Die Situation ist absurd. Aus der Tatsache, dass Darmkrebs weltweit die zweithäufigste Krebserkrankung ist könnte man schließen, dass die Ursache unklar ist und es nur begrenzte Möglichkeiten zur Prävention und Therapie gibt. Doch das Gegenteil ist der Fall! Darmkrebs gehört zu den wenigen Krebsformen, deren Entstehung und Entwicklung sehr gut bekannt sind. Für diesen Krebs gibt es eine ausgezeichnete Früherkennung. Wird er „früh" genug erkannt, lässt er sich schon bei der Vorsorgeuntersuchung innerhalb weniger Minuten entfernen. Der Begriff „früh" ist in dem Fall relativ. Die Entwicklung von Darmkrebs benötigt ungefähr 15 Jahre. Bei Darmspiegelungen (für Männer ab dem 50. und Frauen ab dem 55. Lebensjahr empfohlen[1]) im Abstand von 10 Jahren können die meisten Krebsvorstufen erkannt und beseitigt werden. Leider wird diese Möglichkeit nicht in gewünschtem Maß angenommen.

Ein Merkmal des Darmkrebses besteht darin, dass für die Entwicklung äußere Faktoren wie Ernährung und Lebensstil eine sehr wichtige Rolle spielen. Laut Experten sind die äußeren Faktoren für 55 Prozent aller Fälle verantwortlich.[2] Das lässt den Umkehrschluss zu, dass durch gezielte Ernährung und Lebensweise mehr als die Hälfte aller Darmkrebsfälle vermieden werden können! Davon sind vermutlich 32 Prozent auf Übergewicht und mangelnde Bewegung sowie 20 Prozent auf Rauchen zurückzuführen. Mit anderen Worten: Für jeden dritten Darmkrebs ist übermäßiger Zuckerkonsum, für jeden fünften Darmkrebs Rauchen verantwortlich. Diese Tendenz lässt sich durch die richtigen Nahrungsmittel umkehren. Diese tragen gleichermaßen zur Prävention und Therapie synergistisch bei. Ein Blick auf die Entwicklungsstadien des Darmkrebses verdeutlicht, wie sie in alle Schlüsselschritte eingreifen und den Krebs attackieren.

Entstehung von Darmkrebs

Etwa 75 Prozent der Darmkrebsfälle treten sporadisch in höherem Lebensalter auf. Sie kommen als Einzelfall innerhalb einer Familie vor und sind nicht erblich. Bei etwa 20–25 Prozent der Fälle findet man ohne klar erkennbaren Erbgang eine familiäre Häufung der Erkrankung im mittleren bis höheren Lebensalter. Hier vermutet man mehrere Faktoren, zu denen neben genetischen Veranlagungen auch Umweltfaktoren gehören. Bei 3–5 Prozent der Fälle liegen erbliche Formen im engeren Sinne vor. Eine der erblichen Formen ist die „Familiäre adenomatöse Polyposis" (FAP). Hier gab es die Mutation in einem Gen, das man als *apc*-Gen (für Adenomatöses Polyposis Coli Gen) bezeichnet. Werden die Träger des mutierten *apc*-Gens nicht behandelt, liegt die Wahrscheinlichkeit eines Darmkrebses bei 100 Prozent. Glücklicherweise ist FAP sehr selten, schätzungsweise sind 5–10 von 100.000 Menschen von der *apc*-Mutation betroffen. Für die Entstehung von Darmkrebs spielen also erbliche Faktoren eine deutlich kleinere Rolle als äußere Faktoren, für die man selbst verantwortlich ist. Leider wird dieser Sachverhalt in der breiten Öffentlichkeit nicht wahrgenommen. Keine Fälle von Darmkrebs in der näheren Familie verleiten oft zu der irrigen Annahme, genetisch geschützt zu sein.

Darmkrebs ist die Folge eines mehrstufigen Prozesses (Abbildung 15.1). Das erkannten Vogelstein und Fearon anfangs der 90er-Jahre. Gene mutieren in einer bestimmten Reihenfolge, die von normaler Dickdarmschleimhaut über ein gutartiges Adenom zu einer schweren Dysplasie bis hin zum offenen Karzinom führt.[3] Der erste Schritt ist der Verlust des bereits erwähnten *apc*-Tumorsuppressor-Gens, woraus der Verlust des *dcc*-Gens (engl. „deleted in colon cancer") und die Aktivierung des *ras*-Onkogens resultiert. Es folgt die Inaktivierung von *p53*, die schließlich zur Karzinombildung führt. Für die biologischen Eigenschaften des Tumors ist die Gesamtheit der Veränderungen und nicht ihre Reihenfolge verantwortlich. Meistens treten die genetischen Veränderungen jedoch in der genannten Abfolge auf, die in Abbildung 15.1 veranschaulicht sind.

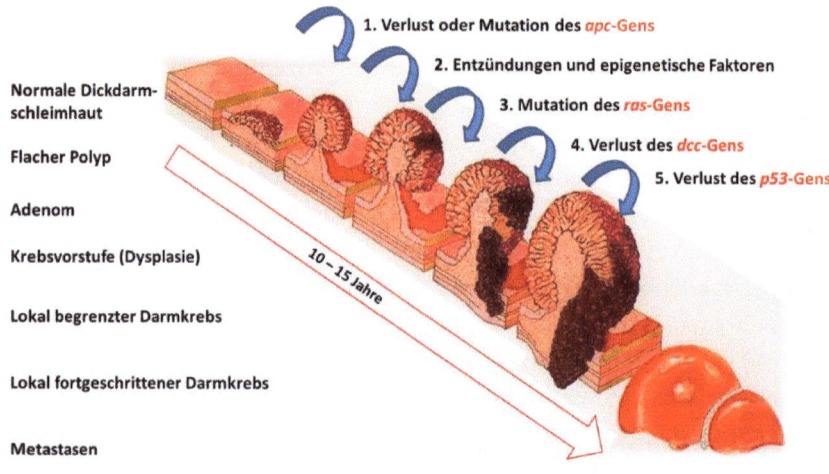

Abbildung 15.1: Darmkrebs entsteht in einem mehrstufigen Prozess, bei dem vier Gene mutieren. Abbildung nach Ref.[4] modifiziert.

Durch Verlust oder Mutation des *apc*-Gens wird ein Protein, das für Zellkontakte zuständig ist, nicht vollständig abgebaut. Die Zelle teilt sich unkontrolliert, eine ideale Ausgangsbedingung zur Entwicklung einer Krebszelle. Patienten mit FAP haben deshalb ein nahezu 100-prozentiges Darmkrebsrisiko. Es lässt sich eindrücklich erkennen, weshalb manche Menschen überhaupt oder früher an Darmkrebs erkranken. Der Startschuss für die Entwicklung des Krebses beginnt bei Trägern des mutierten *apc*-Gens bereits bei der Geburt, während er für Nichtträger um 30–40 Jahre verschoben ist.

Das Deutsche Krebsforschungszentrum in Heidelberg untersucht seit Jahren die Inhaltsstoffe des Apfels, um die gegen Darmkrebs vorbeugende Wirkung des Apfelsaftes zu verstehen. Hierfür setzt man Knockout-Mäuse mit mutiertem *apc*-Gen ein. Die Tiere sind für die Entwicklung von Tumoren im gesamten Intestinaltrakt prädisponiert und werden zu wichtigen Helfern in der Identifizierung darmkrebspräventiver Wirkstoffe. In den Untersuchungen stellte das DKFZ fest, dass freies als auch verzuckertes Quercetin im Apfelsaft zu deutlich weniger Tumoren führt.[5]

Ist einmal der Startschuss durch ein defektes *apc*-Gen gefallen, bewirken Entzündungen und epigenetische Faktoren, dass sich aus einem Polypen ein gutartiges Adenom bildet. Aspirin und andere Entzündungshemmer tragen, regelmäßig eingenommen, zu einer Verlangsamung dieses zweiten Schrittes bei. Menschen mit überstandenem Herzinfarkt, die prophylaktisch täglich 100 Milligramm Aspirin einnehmen, besitzen ein deutlich reduziertes Risiko für Darmkrebs. Auf die gelungene Demethylierung mit dem Extrakt von Schwarzen Himbeeren zur Aktivierung von Tumorsuppressorgenen sei nochmals hingewiesen.

Im dritten Schritt kommt es zur Mutation von *ras*. Dieser Übeltäter, und wie ihm beizukommen ist, wurde im 6. Kapitel vorgestellt. Größere Mengen des Mutagens Methylglyoxal, das die meisten *ras*-Mutationen verantwortet, werden durch übermäßigen Zuckerkonsum produziert. Zuviel Zucker und Übergewicht verursachen deshalb sehr viele Erkrankungen an Darmkrebs. Das erklärt, wie Experten auf die hohe Zahl vermeidbarer Darmkrebsfälle kommen. Methylglyoxal lässt sich hervorragend entschärfen durch die Aminosäuren Arginin und Citrullin, die in jeder Drogerie erhältlich sind. Die Entsorgung des Methylglyoxals durch diese beiden Aminosäuren übernimmt auch das Diabetes Medikament Metformin. Die Einnahme von Metformin, unter anderem bei Übergewicht verschrieben, führt daher ebenfalls zu einem reduzierten Darmkrebsrisiko.

Als vierter Schritt, in Abbildung 15.1 eingezeichnet, tritt bei fortgeschrittenem Darmkrebs eine häufige genetische Anomalie auf. Der Verlust des *dcc*-Gens wird vorwiegend bei Darmkrebs gefunden. Sowohl Mutationen als auch epigenetische Faktoren sind dafür verantwortlich. Der Gen-Verlust scheint keine genetische Schlüsselveränderung für die Tumorentstehung zu sein, sondern eine von vielen Veränderungen, die das Wachstum bestehender Tumore fördern. Da *dcc* bei Krebs nicht überexprimiert wird und im ganzen Körper vorkommt, stellt es kein lohnendes Ziel für Krebsmedikamente dar.

Im fünften und letzten Schritt findet die Mutation des wichtigsten Tumorsuppressors *p53* statt. Die besondere Bedeutung von *p53* wurde im 6. Kapitel herausgestellt. Erst wenn *p53* mutiert ist, brechen alle Dämme und der Darmkrebs kann ungehindert wachsen. Die meisten Mutationen von *p53* entstehen aus dem gleichen Grund wie beim *ras*: Methylglyoxal, verursacht durch übermäßigen Zuckerkonsum. Die oben erwähnten Maßnahmen zur Entsorgung des Methylglyoxals, um *ras* zu schützen zahlen sich doppelt aus. Der Tumorsuppressor *p53* profitiert gleichermaßen davon.

Die Entstehung von Darmkrebs ist ein Mehrstufenprozess, dessen einzelne Schritte nacheinander oder nebeneinander ablaufen. Vom früheren Krebsforschungsziel – durch Verabreichung *eines* Medikamentes gezielt einen dieser Schritte zu verhindern – hat man sich in den letzten Jahrzehnten entfernt. Nun kommen Medikamenten-Kombinationen zum Einsatz. Der Kampf gegen Krebs lässt sich leichter gewinnen, wenn er an mehreren Fronten stattfindet. Wirkstoffe, die sich synergistisch unterstützen, sind besonders wertvoll. Die Wirkung der Kombination geht über die der Bestandteile hinaus. Das gilt insbesondere für Rotwein, dessen Inhaltsstoffe eine krebshemmende Wirkung bei Darmkrebs aufweisen und sich zudem synergistisch ergänzen.[6]

„Wir müssen lernen, magische Kugeln zu gießen, die gleichsam wie Zauberkugeln des Freischützen nur die Krankheitserreger treffen. " Dieses Zitat von Paul Ehrlich fasst das Dilemma vieler hoffnungsvoller Wirkstoffe zusammen. Sie wirken zwar im Reagenzglas, versagen jedoch im Körper, weil der Wirkstoff abgebaut wird, bevor er sein Ziel erreicht. Darmkrebs nimmt jedoch eine Ausnahmestellung ein. Wirkstoffe können den Darm leichter erreichen als andere Organe. Ein Beispiel: Beim Entzündungshemmer Aspirin kann es bei höheren Dosierungen zu Magenblutungen kommen. Deshalb werden die 100 Milligramm Tabletten, zur Vorbeugung eines Herzinfarktes, mit einem magensaftresistenten Film überzogen. Dieser Film wird erst im Darm aufgelöst. Aspirin gelangt auf diese Weise unverändert in den Darm und beginnt dort mit der Arbeit, von der auch der Darm profitiert.

Darmflora

Im Kampf gegen Darmkrebs sind wir nicht allein. Unsere Darmbakterien sind unsere wichtigsten Helfer. Ein gesunder Darm wird von circa 500 verschiedenen Bakterienarten unterstützt. Das Gewicht aller im Dickdarm lebenden Mikroorganismen wird bei einem Erwachsenen auf 1 bis 1,5 Kilogramm geschätzt, das entspricht in etwa 100 Billionen Mikroorganismen.

Allerdings gibt es nicht nur gute, sondern auch schlechte Darmbakterien: gesundheitsschädigende, fäulnisbildende Bakterien (Kolibakterien) und die gesundheitsförderlichen Bakterien, die man als probiotische Bakterien bezeichnet. Zu letzterer Gruppe gehören Laktobakterien und Bifidobakterien. Damit das Mikrobiom, also die Gesamtheit der Mikroorganismen im Darm, optimal arbeiten kann, ist es von Relevanz, dass die nützlichen Bakterien überwiegen. Man schätzt, dass bei einem Anteil von 85 Prozent nützlicher Bakterien der Anteil von 15 Prozent Fäulnisbakterien unter Kontrolle gehalten wird. Die zu den Laktobakterien gehörenden Milchsäurebakterien produzieren rechts- als auch linksdrehende Milchsäure. Dadurch stellt sich ein saures Milieu ein und krankmachende Bakterien können sich nicht vermehren.

Die nützlichen Darmbakterien sind sehr empfindlich und lassen sich durch verschiedene Faktoren, beispielsweise Medikamente, beeinflussen und dezimieren. Der Aufbau und Erhalt einer gesunden Darmflora ist eine Grundvoraussetzung bei der Behandlung aller Krankheiten. Dazu trägt eine optimale Versorgung mit Ballaststoffen besonders bei. Eine intakte Darmwand nährt nicht nur sich selbst, sondern unseren ganzen Körper. Die Mikroorganismen produzieren Enzyme, die unsere Verdauung unterstützen. Sie zerlegen größere Moleküle in kleinere, die leichter durch die Darmwand in den Blutstrom transportiert werden können. Das trifft besonders für zwei Nahrungsmittelgruppen zu: die zu den Kohlenhydraten gehörenden Ballaststoffe und die Gruppe der Flavonoide. Diese werden von den Darmbakterien zu wertvollen Wirkstoffen abgebaut, die unmittelbar vor Ort den Krebs attackieren.

Warum Darmkrebs keine Ballaststoffe mag

Das Besondere an Ballaststoffen ist, dass sie von menschlichen Verdauungsenzymen nicht verwertet werden können. Sie sind allerdings ein sehr guter Nährstoff für die Darmbakterien, die aus ihnen große Mengen kurzkettiger Fettsäuren, darunter Milchsäure und Buttersäure, herstellen. Letztere ist für die Ernährung der Darmschleimhaut und für die Vermeidung von Darmkrebs besonders wichtig.

Wie im 10. Kapitel vorgestellt, ist der Nutzen von Buttersäure zur Behandlung von Darmkrebs schon länger erkannt und wissenschaftlich belegt.[7] Die Wachstumshemmung der Darmkrebszellen kommt zustande, indem die freigesetzte Buttersäure Histon-Deacetylasen blockiert, die vom Tumor reichlich produziert werden. Zudem steigert Buttersäure die Bildung apoptotischer und proapoptotischer Proteine und reaktiviert das Tumorsuppressor-Gen *p21*.[8] Gerade an Buttersäure lässt sich sehr eindrucksvoll aufzeigen, welch dramatischen Effekt Ballaststoffe auf das Darmkrebsrisiko haben.

Von 100.000 US-Amerikanern afrikanischer Herkunft erkranken jährlich 65 an Darmkrebs. In ländlichen Regionen Afrikas sind es weniger als 5 pro 100.000. Beide Gruppen sind ethnisch verwandt, ernähren sich jedoch sehr unterschiedlich. Amerikaner nehmen mit ihrem hohen Anteil an Fastfood mehr Fette und Proteine zu sich, während die Kost der Afrikaner sehr reich an Ballaststoffen ist. In der Darmflora der Afrikaner dominieren deshalb Bakterien, die Buttersäure bilden. In einer Studie mit Teilnehmern aus Amerika und Afrika konnte eine Umkehr des Darmkrebsrisikos beobachtet werden.[9] Vorausgegangen war lediglich eine Umstellung der Ernährung über wenige Wochen. Die Amerikaner mit der ballaststoffreichen Ernährung hatten nun ein geringeres Darmkrebsrisiko und die Afrikaner durch die Fastfood-Ernährung ein höheres.

Studien, die den Konsum von Äpfeln und Topinambur untersuchen, kommen zu ähnlichen Ergebnissen. Darmbakterien bauen deren Ballaststoffe zu Buttersäure ab, was sich positiv auf das Darmkrebsrisiko auswirkt. Milchsäure und Buttersäure sind jedoch nicht die einzigen Säuren, die beim Abbau der Ballaststoffe entstehen. Sie sind vielmehr die exponierten Vertreter einer ganzen Klasse von Säuren, die als kurzkettige Fettsäuren bezeichnet werden. Deren Eignung zur Bekämpfung von Darmkrebs ist ebenfalls bekannt und wurde im 8. Kapitel vorgestellt. Wie dort ausgeführt, sind verschiedene Mechanismen für die krebshemmende Wirkung verantwortlich.[10] Kurzkettige Fettsäuren unterdrücken hauptsächlich das Tumorwachstum und die Stoffwechselfunktionen wie Zellzyklus, DNA-Replikation, Rekombination und Reparatur. Neuere Studien belegen zudem, dass kurzkettige Fettsäuren das Immunsystem aktivieren und die Immuntherapie gegen Krebs signifikant verbessern.[11]

Ähnliches wird für die Buttersäure-analogen Ketonkörper Beta-Hydroxybuttersäure und Acetoacetat beobachtet (Abbildung 8.2), die beim Fasten oder bei einer Ketogenen Diät vermehrt produziert werden[12]. Beide Ketonkörper gehören ebenfalls zur Gruppe der kurzkettigen Fettsäuren.

Warum Darmkrebs keinen Rotwein mag

Wie die Inhaltsstoffe des Rotweins wirken, wird in vielen Büchern häufig fehlerhaft und vor allem sehr kurz abgehandelt. Zudem beschränkt man sich meistens auf Polyphenole, auf die man angeblich nicht genauer eingehen könne, da über 8.000 Polyphenole in Pflanzen vorkämen. Oft folgt das Argument: Alle Polyphenole seien Antioxidantien und damit fantastische Radikalfänger im Kampf gegen Krebs. Das ist jedoch eine fälschlich übernommene Aussage, die immer wieder ungeprüft weitergegeben wird (siehe 13. Kapitel). Der Begriff „Polyphenol", für den es keine eindeutige Definition gibt, ist ohnehin sehr schwammig und in vielen Fällen irreführend. So werden alle Verbindungen, die über mindestens zwei Phenolbausteine oder eine weitere Hydroxygruppe an einem Phenolbaustein verfügen, als Polyphenole bezeichnet. So kommt man leicht auf die oben genannte Anzahl an Naturstoffen in Pflanzen und zu widersprüchlichen Aussagen bei der Wirksamkeit. In der Wissenschaft ist man deshalb dazu übergegangen, Polyphenole in Untergruppen mit definierten Strukturmerkmalen einzuteilen.

In den roten Weintrauben gibt es etwa 100 Polyphenole, in denen das gemeinsame Strukturmerkmal eines Flavanrings vorliegt, weshalb man sie besser als Flavonoide bezeichnen sollte. Diese haben die Fähigkeit, als Anti- oder Prooxidans zu wirken. Zusätzlich greifen Flavonoide und deren Abbauprodukte im Darm gezielt in den Stoffwechsel einer Krebszelle ein und ergänzen sich synergistisch im Kampf gegen Krebs und ganz besonders Darmkrebs. Schon gar nicht dürfen die im Wein vorliegenden Säuren und weiteren Inhaltsstoffe unterschlagen werden. Eine detaillierte Aufstellung und Besprechung aller Antikrebswirkstoffe im Rotwein würden den Rahmen dieses Buches sprengen. Sie wurden an anderer Stelle publiziert[13] und werden hier nur kurz zusammengefasst.

Die Biosynthese aller Inhaltsstoffe in den Weintrauben läuft nach einem einheitlichen genetischen Masterplan ab, allerdings nur innerhalb einer Art. In amerikanischen oder asiatischen Wildreben gibt es andere Inhaltsstoffe als in europäischen Reben. Die Bandbreite innerhalb einer Art entsteht dadurch, dass die einzelnen Schritte im Masterplan unterschiedlich gewichtet werden. Deshalb liegen die Inhaltsstoffe in den einzelnen Rebsorten in unterschiedlichen Mengen und Verhältnissen vor. Diese Gemische variieren wiederum nach Anbauboden (Terroir), Klima, Wetter sowie der Kunst des Kellermeisters.

Abbildung 15.2 skizziert den Masterplan für die Biosynthese der Weininhaltsstoffe: Von Glukose ausgehend werden über Shikimisäure die beiden Aminosäuren Hydroxyphenylalanin und Phenylalanin gebildet. Durch Abspaltung von Ammoniak entstehen Cumarsäure und Zimtsäure. Anschließend wird Cumarsäure zum Tetrahydroxychalkon umgesetzt, aus dem sich das Flavanon Naringenin bildet. Alle diese Verbindungen, mit Ausnahme von Resveratrol und Naringenin, sind keine Flavonoide, sondern Säuren. Unter der Sammelbezeichnung Weinsäuren finden sich kurzkettige Fettsäuren, Hydroxybenzoesäuren und Hydroxyzimtsäuren. Resveratrol ist formal weder Säure noch Flavonoid. Es wird aus Cumarsäure gebildet und verfügt über ein außergewöhnliches Potenzial in der Krebstherapie. Das erste Flavonoid, das in der Weintraube gebildet wird, ist Naringenin. Es ist der Ausgangspunkt für alle anderen Flavonoide bis hin zu den Anthocyanen, deren Antikrebswirkung abschließend besprochen wird.

Weinsäuren

Fast alle Säuren im Rotwein wirken gegen Krebs. Im Wein ist der Gehalt an Säuren mit 4–9 Gramm pro Liter fünfmal größer als der Gehalt an Flavonoiden. Somit drängt sich die Frage auf, ob die Wirkung der Säuren nicht sogar unterschätzt wird. Den größten Anteil bei den Weinsäuren nehmen die kurzkettigen Fettsäuren ein. Deren Vorteile wurden bei der Besprechung der Ballaststoffe bereits aufgezeigt. Zu ihnen gehören zuallererst die Weinsäure selbst, neben Essigsäure, Milchsäure, Äpfelsäure, Bernsteinsäure und Buttersäure.

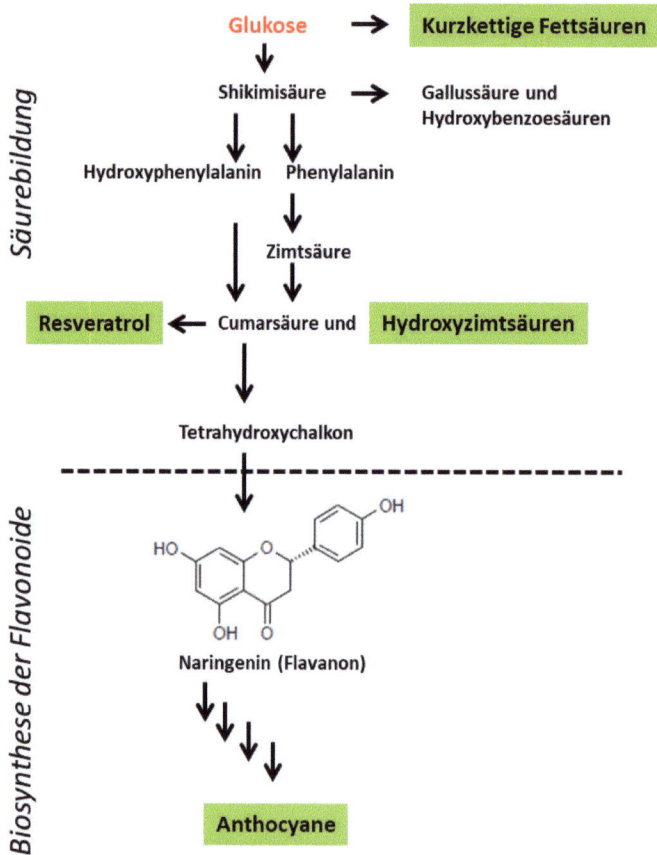

Abbildung 15.2: Vereinfachte Biosynthesewege der im Rotwein vorhandenen Säuren und Flavonoide

Neben den kurzkettigen Fettsäuren unterstützen zudem die „Polyphenolsäuren" den Kampf gegen Krebs. Zu ihnen gehören die Hydroxybenzoesäuren (Gallussäure und Vanillinsäure) sowie die Hydroxyzimtsäuren (Kaffeesäure, Cumarsäure und Ferulasäure). Sie zeichnen sich durch ein umfangreiches Repertoire an unterschiedlichen Wirkmechanismen aus, wodurch die Krebszellen auf unterschiedliche Weise angegriffen werden. Sie wirken als NF-$_\kappa$B–Inhibitoren, LDH-Inhibitoren und AMPK-Aktivatoren und induzieren die Apoptose. Zusätzlich nutzen alle Hydroxyzimtsäuren gezielt die Möglichkeit zur Radikalbildung.

Der Verzehr von Gemüse und Obst wird immer wieder mit einem geringeren Risiko für Darmkrebs in Verbindung gebracht. Es sind die Phenolsäuren, die für die krebshemmende Wirkung verantwortlich sind.[14] Gemüse und Obst enthalten außerdem größere Mengen an Anthocyanen. Wie später näher ausgeführt wird, werden diese von den Darmbakterien zu Phenolsäuren abgebaut. So wird die Wirkung der bereits im Rotwein enthaltenen Phenolsäuren durch die im Darm gebildeten Phenolsäuren verstärkt.

Resveratrol

Die Bedeutung von Resveratrol für Gesundheit, Langlebigkeit sowie Bekämpfung von Krebs kann man nicht hoch genug einschätzen. Die Verbindung enthält zwei Phenolbausteine, weshalb sie fast immer undifferenziert als Antioxidans und Radikalfänger angesehen wird. Ein Missverständnis, auf das im 13. Kapitel hingewiesen wurde.

In gesunden Zellen funktioniert Resveratrol als Antioxidans, in Krebszellen hingegen als Prooxidans. Diese selektive Generierung von Radikalen, bei der gesunde Zellen geschützt und Krebszellen attackiert werden, ist ein ungemein wichtiger und außergewöhnlicher Beitrag zur Krebsbekämpfung. Resveratrol wirkt noch darüber hinaus. Weitere positive Eigenschaften (einige wurden in vorherigen Kapiteln erwähnt) sind:

➢ Die Kombination aus Wein und Resveratrol bekämpft das Magenbakterium Helicobacter pylori und schützt damit vor Magenkrebs.

➢ Im Tryptophanstoffwechsel bewirkt Resveratrol die Inhibierung des Proteins IDO, was Killerzellen in ihrem Kampf gegen Tumorzellen unterstützt.

➢ Tierversuche wiesen eine lebensverlängernde Wirkung durch Resveratrol nach. Der „Sirtuin-Mechanismus"[15] scheint universell zu sein und wurde inzwischen für Humanzellen nachgewiesen.[16] Er kann zur gezielten Krebstherapie eingesetzt werden.

➢ Krebszellen entziehen sich der Apoptose und werden dabei vom Onkogen Bcl-2 und dem Transkriptionsfaktor NF-$_K$B unterstützt. Letzterer ist an allen wichtigen Prozessen der Tumorentwicklung beteiligt. Resveratrol punktet doppelt: Es senkt die Produktion von Bcl-2 und hemmt auch NF-$_K$B. Damit wird die Apoptose auf zwei Wegen wieder in Gang gesetzt.

➢ Resveratrol ist ein AMPK-Aktivator. Die Aktivierung bewirkt, dass Glukose über den EMP-Weg abgebaut wird. Zusätzlich veranlassen AMPK-Aktivatoren die Inhibierung des sehr wichtigen Proteins mTOR. mTOR steuert und reguliert die Prozesse für das Zellwachstum. Krebszellen sind auf den problemlosen Ablauf dieser Prozesse angewiesen. Krebsmedikamente, die mTOR inhibieren, werden durch Resveratrol synergistisch unterstützt.

➢ Resveratrol inhibiert das Onkogen *ras*, aktiviert den Tumorsuppressor *p53* und moduliert die Interaktion zwischen P53 und Mdm2. Deshalb ist Resveratrol für die Prävention von Darmkrebs ein Segen.

➢ Resveratrol wirkt synergistisch mit anderen potenten Wirkstoffen wie beispielsweise Cisplatin, Doxorubicin[17] oder Taxol[18]. Es hindert Krebszellen daran, medikamentenresistent zu werden.

Die Auflistung ist keineswegs vollständig. Sie belegt jedoch eindrucksvoll die Vielfalt krebshemmender Wirkungen von Resveratrol, die sich zudem synergistisch ergänzen. Aber gibt es im Rotwein überhaupt genügend Resveratrol? Mitunter ist zu lesen, dass man 505 bis 2762 Liter Rotwein trinken müsse (je nach Resveratrol-Gehalt), um einen positiven Effekt zu erzielen.[19] Korrigiert man jedoch die Denk- und Berechnungsfehler, kommt man sogar zum Ergebnis, dass bereits ein Glas des richtigen Rotweins seine gesundheitsfördernde Wirkung entfalten kann.[20]

Anthocyane

Anthocyane, also verzuckerte Anthocyanidine, sind wasserlösliche Pflanzenfarbstoffe. Sie kommen nahezu in allen höheren Pflanzen vor und verleihen Blüten und Früchten eine intensive rote, violette oder blaue Färbung. 1913 gelang Richard Willstätter die Identifizierung des Anthocyans der Kornblume und nannte es Cyanin. Später benutzte man diesen Begriff für eine ganze Gruppe von Verbindungen, die chemisch dem ursprünglichen „Blumenblau" ähneln. Farbbestimmend ist der zuckerfreie Anteil, der daher Anthocyanidin genannt wird.

In der Natur gibt es mehrere hundert Anthocyanidine. Alle im Wein vorliegenden Anthocyane lassen sich auf fünf Anthocyanidine zurückführen: Delphinidin, Cyanidin, Petunidin, Peonidin und Malvidin. Sie selbst kommen im Wein aber wegen ihrer Instabilität nicht vor! Erst durch den gebundenen Zuckeranteil gewinnen sie als Anthocyane Stabilität und werden wasserlöslich. Die Anthocyane stellen den mit Abstand größten Anteil der Flavonoide im Rotwein. Im Durchschnitt findet man Anthocyan-Mengen zwischen 1–4 Gramm pro Liter Rotwein. Darüber liegende Gehalte sind jedoch keine Seltenheit. Auf einen Vertreter sind wir bereits im Kapitel über Epigenetik gestoßen. Für Chrysanthemin (verzuckertes Cyanidin), das auch in Schwarzen Himbeeren vorkommt, ist die krebshemmende Wirkung mittlerweile anerkannt. Bei Darmkrebspatienten, die über Wochen täglich gefriergetrocknete Schwarze Himbeeren aßen, wurden abgeschaltete Tumorsuppressorgene wieder angeschaltet und das Tumorwachstum verlangsamt.[21]

Anthocyane folgen nach oraler Verabreichung einem einzigartigen Muster, das sich von dem anderer Flavonoide unterscheidet. Sie werden vom Magen zu einem Teil unverändert aufgenommen und durchlaufen dann einen umfangreichen First-Pass-Stoffwechsel. Diese Metaboliten gelangen in den systemischen Kreislauf und besitzen gesundheitsfördernde Eigenschaften. Die im Magen nicht absorbierten Anthocyane erreichen den Darm und werden hier von den Darmbakterien abgebaut. Im ersten Abbauschritt wird die Zuckerbindung der Anthocyane gespalten. Die instabilen Anthocyanidine werden danach zu Säuren abgebaut. Im Rotwein entsteht aufgrund der verschiedenen Anthocyane ein ganzes Arsenal an Phenolsäuren, von denen die meisten ohnehin schon im Rotwein vorliegen. Anthocyane bilden somit ein Depot für verkappte Phenolsäuren, die erst im Darm freigesetzt werden. Die Analogie, zu den mit Schutzfilm überzogenen Aspirin-Tabletten, drängt sich auf. Ein Blick in dieses Arsenal der Phenolsäuren offenbart das Vorliegen vieler Hydroxyzimtsäuren und Hydroxybenzoesäuren, deren krebshemmende Wirkungen bereits beschrieben wurden.[22]

Die Darmflora variiert von Mensch zu Mensch, deshalb variiert die ADME interindividuell. Das Akronym ADME steht für Absorption (Aufnahme), Distribution (Verteilung), Metabolismus (Abbau) und Elimination (Ausscheidung). Die Darmflora wird des Weiteren durch die Essgewohnheiten stark beeinflusst. Nahrungsmittel, die einen positiven Beitrag auf die Darmflora ausüben, unterstützen die Darmflora in ihrem Kampf gegen den Darmkrebs. Die Zubereitung der Anthocyan-haltigen Nahrungsmittel und Matrixeffekte spielen ebenfalls eine große Rolle. Beispielsweise wurde für das Anthocyan Oenin (verzuckertes Malvidin) eine signifikant größere Aufnahme festgestellt, wenn es im Rotwein konsumiert wurde. Die gleiche Menge des Anthocyans in entalkoholisiertem Wein konnte nicht vergleichbar aufgenommen werden.[23] Für die Anthocyane und ihre Abbauprodukte gilt gleichermaßen, was für Resveratrol beobachtet wird: Der Alkohol im Wein verbessert die Löslichkeit und Bioverfügbarkeit der Wirkstoffe.

Zwischenzeitlich hat sich der Fokus bei den Anthocyanen und ihren Abbauprodukten verschoben. Ihr größerer Nutzen in der Krebstherapie dürfte darin bestehen, synergistisch die Wirkung anderer Medikamente zu erhöhen. Der Mechanismus hierzu unterscheidet sich grundlegend von dem gewöhnlicher Adjuvantien, die lediglich eine Erhöhung der Wirkstoffkonzentration bewirken. Der neue Mechanismus versucht vielmehr, Krebszellen daran zu hindern, eine Resistenz gegen Medikamente aufzubauen.

Transporterproteine transportieren Substanzen gezielt durch die Zellwand. Zwei Transporterproteine wurden bereits in Abbildung 5.1 vorgestellt. Das Protein GLUT transportiert Glukose in die Zelle, das Protein MCT transportiert Milchsäure aus der Zelle heraus. Krebszellen sind auf mehr Glukose angewiesen, daher findet man mehr GLUT- und MCT-Proteine in der Zellwand. In Krebszellen liegt zudem eine Klasse von Transporterproteinen verstärkt vor, die Medikamente aus der Zelle schleusen. Ab einer bestimmten Anzahl dieser Transporterproteine werden Medikamente vollständig ausgeschleust und entfalten keine Wirkung mehr. Die Krebszelle ist dann resistent gegen alle Medikamente, selbst gegen solche, die zuvor noch nie eingesetzt wurden. Diese Klasse von Transporterproteinen bezeichnet man als MDR-Transporter (für engl. „Multi Drug Resistance").

Wenn es gelingt, mit MDR-Inhibitoren diese Schleusen zu schließen, werden die Medikamente nicht mehr aus der Krebszelle transportiert und können diese weiter angreifen. In vielen Untersuchungen ist dies mit den Wirkstoffen des Rotweins (Weinsäuren, Resveratrol und Flavonoiden) gelungen. Die Inhaltsstoffe des Rotweins unterstützen synergistisch die Wirksamkeit der eingesetzten Chemotherapeutika.

Zur Wirkung von Flavonoiden zieht Siegfried Knasmüller in seinem Buch „Krebs und Ernährung" folgendes Fazit: *„ Wir haben die Einzelstudien detaillierter beschrieben, da in einigen von ihnen äußerst vielversprechende Ergebnisse erhalten wurden... Möglicherweise ist es voreilig, eindeutige Schlussfolgerungen zu ziehen, aber es sieht so aus, als wären Flavonoide weitaus aktivere Schutzsubstanzen als die* *meisten Vitamine und Carotinoide, auf die sich die Forschung in den letzten Jahrzehnten konzentrierte. Auch in Bezug auf das Auftreten von Pankreas- und Dickdarmkrebs wurden teilweise dramatische Schutzeffekte gefunden. Zukünftige Forschungen werden zeigen, ob diese Zusammenhänge in weiteren Studien bestätigt werden können.* "[24] Dem kann man sich nur anschließen!

Sie erinnern sich, was Nobelpreisträger James Watson zum Schutz vor Krebs unternimmt? Würde ich gefragt werden, was ich unternehme, um mich vor Darmkrebs zu schützen, würde ich antworten: „Ich nehme täglich 100 Milligramm Aspirin, trinke täglich je ein Glas Apfelsaft und Cabernet Cortis, vermeide Zucker und treibe Sport. Alles zusammen wird wahrscheinlich mein Risiko an Darmkrebs zu erkranken um mehr als 50 Prozent reduzieren." Und um die Sicherheit weiter zu erhöhen, lasse ich keine vorsorgende Darmspiegelung aus.

EPILOG

„Krankheiten überfallen den Menschen nicht wie ein Blitz aus heiterem Himmel, sondern sind die Folgen fortgesetzter Fehler wider die Natur."

Hippokrates

Wie hätte sich die Krebsforschung entwickelt, wäre Warburg 1941 ein zweites Mal mit dem Nobelpreis, also explizit für seine Beiträge zur Krebsforschung, ausgezeichnet worden? Wir erinnern uns: Das Nobelkomitee nahm seine Entscheidung zurück, weil zu der Zeit deutsche Preisträger den Preis nicht entgegennehmen durften. Erfahrungsgemäß orientieren sich viele Wissenschaftler an Nobelpreisträgern und deren Themen. Einige werden sogar deren Schüler, führen die Arbeiten des Lehrers weiter und erhalten nicht selten ebenfalls Nobelpreise. Es gibt viele solcher Nobelpreis-Stammbäume. Die wissenschaftliche Vernachlässigung von Warburgs Resultaten und Ideen über ein halbes Jahrhundert hinweg fand zumindest in Amerika ein Ende. Dennoch wird es noch Jahre dauern, bis seine Forschungsergebnisse in Krebstherapien einfließen werden. Spätestens dann wird ersichtlich, ob sich Warburgs Befürchtungen bestätigen – ob durch Ignoranz seiner Forschung zwischenzeitlich Millionen von Menschen an Krebs gestorben sind, die daran nicht hätten sterben müssen.

Im Januar 2021 veröffentlichen Biologen des renommierten Massachusetts Institute of Technology (MIT) eine Studie, die sich mit dem Warburg-Effekt beschäftigte. Die Forscher wollten wissen, weshalb Krebszellen Zucker nicht auf die gleiche Weise verstoffwechseln wie gesunde Zellen. Warum fermentieren Krebszellen Zucker, obwohl dieser Weg deutlich weniger Energie liefert? Die Beantwortung der Frage erschien ihnen dringlich, da man auf der 100 Jahre langen Suche nach ihr noch nicht fündig geworden war. Jetzt hatte man herausgefunden, dass Krebszellen, die schnell wachsen wollen, dafür mehr

Coenzym NADH und weniger ATP benötigen.[1] Die Überaktivierung der Pyruvat-Dehydrogenase hemmt allerdings die NADH-Bildung und treibt die ATP-Synthese an. Unter diesen Bedingungen bevorzugen einige Zellen die aerobe Glykolyse. Sie verzichten bewusst auf ATP, um den Bedarf an NADH zu decken. Mit anderen Worten: Krebszellen favorisieren (im Einklang mit Warburgs Beobachtungen) die Vergärung und den Pentosephosphat-Abbauweg von Glukose, da sie wachsen wollen.

Zu diesem Ergebnis wäre man sicher früher gekommen, hätte man Warburgs Forschung nicht über ein halbes Jahrhundert hinweg ignoriert. Jetzt ist zu hoffen, dass die Ergebnisse den Wendepunkt markieren, das Krebsproblem endlich unter Einbezug des Stoffwechsels zu lösen. Vor allzu viel Optimismus muss dennoch gewarnt werden. Denn die Studie erwähnt mit keinem Wort, dass auf besagtem Abbauweg vermehrt das Mutagen Methylglyoxal anfällt, das die bösartigsten Mutationen veranlasst. Auch übermäßiger Zuckerkonsum wird nicht kommentiert. Vielmehr sehen die Forscher die Lösung des Krebsproblems in der Entwicklung neuer Medikamente, die in die Abbauwege des Zuckers eingreifen. Für die Pharmaindustrie ist es aus wirtschaftlichen Gründen natürlich vorteilhafter, teure Medikamente zu entwickeln, die die Nachteile eines ungezügelten übermäßigen Zuckerkonsums zu bekämpfen versuchen.

Rückblickend lässt sich die Absurdität der Ausgangsfrage, ob Krebs eine Stoffwechselkrankheit oder genetisch bedingt ist, besser erkennen. Es sind die sprichwörtlich beiden Seiten derselben Medaille. Mutationen von Protoonkogenen und Tumorsuppressorgenen liegen in allen Krebszellen vor. Ob sie allerdings zum Tragen kommen, wird durch die Epigenetik und damit durch die Ernährung bestimmt. Natürlich ist Zucker nicht für alle Mutationen verantwortlich, aber für die meisten schon, insbesondere für diejenigen, die zu Krebsformen mit den schlechtesten Prognosen führen. In jedem Fall ist der besondere Abbau von Zucker für das Wachstum aller Krebsarten von fundamentaler Bedeutung.

Mit dem Richtungsstreit kam man dem eigentlichen Ziel, Krebs heilen zu wollen, nicht näher. Die Suche nach ausschließlich einer Ursache für Krebsentwicklung, stand dem im Weg.

Viele Jahre dachte man, dass durch Mutation eines einzelnen Gens ein Onkogen entsteht, das für alle Krebsarten verantwortlich ist. Der fantastische Erfolg von Glivec, mit dem eine genetisch bedingte Leukämieerkrankung (Chronisch Myeloische Leukämie: CML) behandelt werden kann, bestärkte dieses Denken. Allerdings ist CML ein Sonderfall, weil dieser Leukämievariante wirklich nur ein einzelnes Onkogen, das sogenannte Philadelphia-Chromosom, zugrunde liegt. Deshalb überrascht es nicht, dass mit Glivec andere Krebsarten nicht geheilt werden können. Aber es nährte die Hoffnung, dass es für jede Krebsart ein bestimmtes Onkogen gibt, das medikamentös zu bekämpfen wäre.

Heute weiß man es besser. Neben den Onkogenen, die Krebswachstum beschleunigen, gibt es Tumorsuppressorgene, die Krebswachstum verhindern. Und ganz besonders wichtig: Man schätzt, dass es 100 bis 200 Mutationen braucht, bis sich Krebs zu erkennen gibt. Wollte man alle diese Mutationen behandeln, bräuchte man pro Krankheitsfall 200 Medikamente. Der Erfolg wäre zudem nur von kurzer Dauer, wie am Beispiel Glivec zu beobachten. Dort taucht bei einigen Patienten der Krebs nach Jahren wieder auf, weil das Onkogen zwischenzeitlich mutiert hat. Krebs ausschließlich durch Blockierung aller Mutationsmöglichkeiten heilen zu wollen, hieße, die Evolution anhalten, was nicht möglich ist. Die Suche nach der einen Ursache führte deshalb vom Ziel weg.

Vielversprechender ist eine ganzheitliche Sichtweise, die neben der Molekulargenetik die stoffwechselspezifischen Besonderheiten von Krebszellen berücksichtigt. Der Patient interessiert sich eher nicht dafür, weshalb er Krebs bekommen hat, sondern dafür, ihn so schnell wie möglich wieder loszuwerden. Hier kommt man an den Ergebnissen Otto Warburgs nicht vorbei: Krebszellen verbrauchen Zucker anders als gesunde Zellen. Jeder hat es damit selbst in der Hand, seinen Beitrag zur Krebsbekämpfung zu leisten.

Dass Ernährung, insbesondere die Reduzierung der Zuckermenge, ein wichtiger Beitrag zur Krebsbekämpfung leisten kann, hat man schon immer vermutet, wie die erwähnten Beispiele für Urbevölkerungen aufzeigen. In der Zukunft werden mehr wissenschaftliche Studien zur Epigenetik bei Krebserkrankungen dafür sorgen, dass es nicht bei Vermutungen bleibt. Sie werden weiter offenlegen, wie sich Onkogene abschalten und Tumorsuppressorgene anschalten lassen und wie das durch gezielte Ernährung erreicht wird. Es lässt sich sogar darüber spekulieren, ob vereinzelt beobachtete Spontanremissionen oder Wunderheilungen in der Vergangenheit durch epigenetische Faktoren und damit durch Ernährungsbesonderheiten ausgelöst wurden. Falls dem so wäre, wird es sich dennoch nur um Einzelfälle handeln.

Das Krebsproblem ausschließlich durch gezielte Ernährung lösen zu wollen, führt ebenfalls auf den Holzweg. Wie im Kapitel über Darmkrebs ausgeführt, werden Personen, die bereits eine Mutation des *apc*-Gens geerbt haben, spätestens mit 30 Jahren an Darmkrebs erkranken, wenn nicht zuvor medizinisch eingegriffen wurde. Nach jetzigem Wissen kann der Prozess durch gezielte Ernährung zwar etwas verlangsamt, aber nicht aufgehalten werden. Geradezu tragisch ist der legendäre Versuch von Apple-Gründer Steve Jobs, der seinen Bauchspeicheldrüsenkrebs monatelang mit Fruchtsäften, Pflanzenpräparaten und Akupunktur besiegen wollte. Erst neun Monate nach der Diagnose im Oktober 2003 entschied sich Jobs für eine Operation, eine Entscheidung, die er selbst später sehr bereute.[2]

Was ist also zu tun? Die Pharmazeutische Industrie ist an Möglichkeiten, die sich wirtschaftlich nicht rechnen, nicht interessiert. Sie wird deshalb keine Studien finanzieren, die belegen können, dass eine kostengünstige Kombination (beispielsweise aus Krebsmedikamenten, epigenetischen Faktoren, Ketogener Diät, natürlichen AMPK-Aktivatoren, gezieltem Fasten und Sport) die Heilung von Krebs signifikant verbessern. Diese Studien sind aber dringend notwendig, damit die

Evidenz der Maßnahmen belegt wird und diese nicht in die Nähe zweifelhafter Alternativ- oder Komplementärmedizin gerückt werden. Aus diesem Grund ist hier die Politik gefordert!

Für den Staat würden sich auch wirtschaftliche Vorteile ergeben. Im Jahr 2018 sind 9,6 Millionen Menschen an Krebs gestorben, davon 20,3 Prozent in Europa. Das sind rund 1,9 Millionen Krebstote pro Jahr in der EU.[3] Krebs ist primär eine Alterserkrankung, weshalb die meisten Krebstoten nicht mehr im erwerbsfähigen Alter waren. Wenn jedoch nur ein Viertel der Krebstoten im erwerbsfähigen Alter gewesen wäre, wären das immer noch ca. 500.000 Tote. Nach Schätzungen der OECD kostet der Verlust von 500.000 Menschen im erwerbsfähigen Alter die EU-Wirtschaft jährlich 105 Milliarden Euro.[4] Dieses Geld wäre für die Krebsstudien gewinnbringend angelegt.

Neben der Möglichkeit klinische Studien in staatlicher Verantwortung zu übernehmen, bleibt vor allem eine bildungspolitische Maßnahme an den Hochschulen, die fast nichts kostet und dennoch über ein beträchtliches Potenzial verfügt. Als ich mich in einem früheren Buch für den Einsatz von „Off-Label-Use"-Medikamenten in der Krebstherapie aussprach[5], erhielt ich eine interessante Rückmeldung aus einer deutschen Universität: *„Ihre Ausführungen zur Biochemie des Zuckermetabolismus lesen sich so einfach und eingängig – und doch wird das heute kaum noch verstanden/erinnert, weil die derzeitig tätige Wissenschaftsgeneration vorwiegend molekularbiologisch ausgebildet und entsprechend ausgerichtet ist. Alles andere scheint alt oder zu kompliziert. Das betrifft leider den Zuckerstoffwechsel ebenso wie die Immunologie."* Das Wissen um den unterschiedlichen Zuckermetabolismus von gesunden Zellen und Krebszellen gehört unbedingt wieder verbindlich in die Ausbildung von Ärzten und Apothekern. Nur dann werden diese in der Lage sein, Patienten eine umfassendere Hilfe anzubieten.

Patienten ihrerseits kommen nicht darum, sich umfassend zu informieren. Das hilft zum einen, medizinische Maßnahmen zu verstehen und zum anderen, deren Chancen besser einschätzen zu können. In einer

Zeit, in der es zur Gewohnheit wird, sich binnen Sekunden zu einem Thema eine Meinung anzueignen, wird es immer schwieriger, Probleme zu erkennen und die richtigen Maßnahmen auszuwählen. Zusätzlich erschweren nicht realistische Erwartungshaltungen und fehlende Statistik-Kenntnisse und eine objektive Einschätzung.

Immer wieder hört man von Familienangehörigen, dass einer bestimmten Maßnahme bei der Krebsbehandlung kein Erfolg beschieden war, weil der Patient dennoch verstorben ist. Die Maßnahme wird deshalb infrage gestellt. Dass der Betroffene zuvor seine Chance auf Heilung von vielleicht 30 Prozent auf 60 Prozent verbessert hatte, wird dabei übersehen. Wenn die Maßnahme bewirkt, dass von 1.000 Patienten 600 anstelle von 300 geheilt werden können, wäre das insgesamt ein grandioser Erfolg, leider nicht für die restlichen 400 verstorbenen Patienten. Nicht alle Betroffene können eine statistische Aussage deuten. Vielleicht hilft es ihnen, wenn sie Krebs mit Lotto vergleichen. Die Chance, den Jackpot beim Lotto zu gewinnen, ist zwar deutlich geringer als Krebs zu bekommen, aber man kann die Wahrscheinlichkeit für beides beeinflussen. Beim Lottospielen kann man seine Chancen verbessern, indem man mehr Spielscheine kauft. Ähnlich kann man durch vermehrten Konsum von Zucker seine Chancen erhöhen, Krebs zu bekommen.

Aber die Zeichen stehen gut. In Deutschland an Krebs zu erkranken oder zu sterben, nimmt seit 20 Jahren ab: bei Männern um 27 Prozent und bei Frauen um 17 Prozent! Die Krebssterberaten in den einzelnen Altersgruppen offenbaren dabei dramatische Resultate. So ist die Sterblichkeit bei Männern zwischen 40 und 55 Jahren in den letzten 20 Jahren um fast 50 Prozent gesunken.[6] Das ist in erster Linie auf beachtliche Rückgänge bei Magen- und Darmkrebs zurückzuführen. Die effiziente Bekämpfung des Magenbakteriums Helicobacter pylori und die vermehrte Inanspruchnahme von vorsorgenden Darmspiegelungen dürften hierfür verantwortlich sein.

Die immer noch zu hohe Sterblichkeit wird deshalb von Tumoren verantwortet, die nach wie vor zunehmen, weil keine signifikanten

Therapien zur Verfügung stehen. Hierzu gehören insbesondere die bösartige Tumore der Leber und Bauchspeicheldrüse, also der Organe, die unter zu hohen Blutzuckerwerten besonders zu leiden haben. Auch hier könnte sich in der Zukunft das Blatt wenden: durch vermehrten Einsatz von Lifestyle-Präparaten, deren eigentliche Intention es ist, durch Senkung des Blutzuckerspiegels, abzunehmen. Natürliche und synthetische GLP-1 Präparate schießen wie Pilze aus dem Boden und werden nebenbei dafür sorgen, dass auch die Häufigkeit für diese beiden Krebsarten rückläufig wird. Die Erfolge mit dem Diabetesmittel Metformin, das ähnliches bewirkt, nährt diese Hoffnung.

Zudem ist Heilung ein großes Wort. In der Krebsmedizin gelten Patienten in der Regel als geheilt, wenn sie nach 5 Jahren keinen Krebs mehr haben. Ein Rückfall ist zwar niemals ganz ausgeschlossen – nach dieser Zeit wird es aber bei den meisten Tumorarten, rein statistisch gesehen, immer unwahrscheinlicher, dass der gleiche Tumor nochmals zurückkehrt. Dennoch kann das vorkommen. Es ist wichtig zu wissen: die Wahrscheinlichkeit, einen anderen Tumor zu entwickeln, wird durch die Heilung des ersten nicht ausgeschlossen. Auch nach der Heilung finden weitere Mutationen in unseren Zellen statt, die ihrerseits erneut Krebs begünstigen.

Dennoch ist es ein Unterschied, ob man mit 50 oder 90 Jahren an Krebs stirbt. Weniger Zucker essen lässt einen Menschen älter werden, aber nicht unsterblich.

GLOSSAR

Acetoacetat	Wasserlöslicher Ketonkörper, der beim Fettabbau entsteht.
N-Acetylglucosamin	Glukose, die in Position 2 des Zuckerringes ein Stickstoffatom trägt, das acetyliert ist.
Acetylsalicylsäure	Wirkstoff im Aspirin.
Acidose	Absinken des pH-Werts im Blut.
Acetylierung	Austausch eines Wasserstoffatoms durch eine Acetylgruppe.
Acylierung	Einführen einer Acylgruppe in eine chemische Verbindung.
Adenin	eine der vier Nukleinbasen in der DNA und RNA
Adenom	Gutartige Geschwülste aus Drüsengewebe.
Adipokine	Verbindungen, die vom Fettgewebe gebildet und sezerniert werden und als Signalmoleküle wirken.
Adipositas	starkes Übergewicht
ADME	Das Akronym steht für Absorption, Distribution, Metabolismus und Elimination. Es beschreibt die Prozesse, welche der Körper nach der Verabreichung eines Medikaments auf die darin enthaltenen Wirkstoffe ausübt.
Äpfelsäure	Im Wein vorkommende kurzkettige Fettsäure.
aerob	mit Sauerstoffbeteiligung
Aglykon	Zuckerfreier Anteil einer chemischen Verbindung nach der Spaltung aus einem Glykosid.
Agonist	Molekül, das an einen zellulären Rezeptor bindet und dort eine Reaktion hervorruft.
AMP	Adenosinmonophosphat ist ein Nukleotid bzw. das Monophosphat des Nukleosids Adenosin.
AMPK	AMP-abhängige Kinase, ein in allen eukaryoten Geweben vorkommendes Enzym, das durch AMP aktiviert wird. AMPK spielt eine große Rolle bei der Regulation von Enzymen bei zellulärem Energiemangel.
anaerob	ohne Sauerstoffbeteiligung
Angiogenese	Vorgang, bei dem unter physiologischen und pathophysiologischen Bedingungen neue Blutgefäße aus dem bestehenden Gefäßsystem aussprossen.
Anthocyan	wasserlöslicher Pflanzenfarbstoff
Anthocyanidin	Aglycon des Anthocyans
Antioxidantien	Verbindungen, die eine Oxidation anderer Substanzen verlangsamt oder gänzlich verhindert. Antioxidantien haben eine große physiologische Bedeutung durch ihre Wirkung als Radikalfänger.
AOK	Allgemeine Ortskrankenkasse
apc	Adenomatöses Polyposis Coli Gen
ApoE4	Apolipo-Potein E4
Apoptose	programmierter Zelltod
Aspartam	Synthetischer Süßstoff (E951)
Aspirin	Medikament, dessen Wirkstoff Acetylsalicylsäure ist.
ATP	Adenosintriphosphat, Energieträger in einer Zelle

Glossar

Autophagie	Intrazellulärer Prozess, bei dem zelleigenes zytosolisches Material wie fehlgefaltete Proteine oder beschädigte Zellorganellen abgebaut werden.
Berberin	natürliches Alkaloid
Bernsteinsäure	Im Wein vorkommende kurzkettige Fettsäure.
Beta-Hydroxybuttersäure	Leicht wasserlöslicher Ketonkörper, der beim Fettabbau entsteht.
Bcl-2	Abk. für engl. B-cell lymphoma 2, ist ein Protein (Onkogen), das die Permeabilität der mitochondrialen Membran kontrolliert und darüber den Zelltod reguliert.
Betacarotin	Stark gefärbtes rot-orangefarbenes Pigment, das in Pilzen, Pflanzen und Früchten vorkommt und Vorstufe von Vitamin A ist.
BHB	siehe Beta-Hydroxybuttersäure
Birkenzucker	Zuckeralkohol Xylit (E 967)
BMI	Abk. für engl. Body Mass Index, ein Indexwert, der aus Körpergröße und Körpergewicht abgeleitet wird.
BRCA1	Abk. für engl. BReast CAncer 1 (Brustkrebsgen 1)
Buttersäure	Im Wein vorkommende kurzkettige Fettsäure.
B-Zellen	Die einzigen Zellen des Immunsystems, die Antikörper herstellen können.
Cadherine	Glykoproteine aus der Gruppe der Adhäsionsproteine und bewirken Zellkontakte in verschiedenen Geweben.
Cabernet Cortis	pilzwiderstandsfähige Rotweinsorte
Capsaicinoide	Säureamide des Vanillylamids und für den scharf brennenden Geschmack verschiedener Pflanzen verantwortlich.
Carnitin	Verbindung, die in der Leber aus einzelnen Aminosäuren gebildet wird und eine wichtige Rolle bei der Energiegewinnung des Körpers aus Fettsäuren spielt.
Chemotherapeutika	Medikamente in der Krebstherapie, die das Zellwachstum hemmen.
Chiralität	Eigenschaft, die ein Bild von seinem Spiegelbild unterscheidet.
Chromosom	Träger von Erbanlagen, besteht aus Desoxyribonukleinsäure und verschiedenen Proteinen, insbesondere Histonen.
Chrysanthemin	Anthocyan, dessen Aglykon Cyanidin ist.
Cisplatin	Chemotherapeutikum, das ein komplexgebundenes Platinatom enthält.
Citrullin	Aminosäure, die von Pflanzen und Tieren produziert wird.
Clopidogrel	Arzneistoff, der eine Hemmung der Thrombozytenaggregation bewirkt und zur Vorbeugung gegen die Bildung von Blutgerinnseln eingesetzt wird.
CML	Chronische myeloische Leukämie, eine bösartige Bluterkrankung.
Coenzym	Nicht-proteinartiger Bestandteil von Enzymen, der diesen hilft, Reaktionen zu katalysieren.
Cumarsäure	im Wein vorkommende Säure
Cyanidin	Aglykon des Pflanzenfarbstoffs Cyanin
Cyanid	hochgiftiges Salz der Blausäure
Cyanin	Anthocyan, dessen Aglykon Cyanidin ist.

Glossar

Cyclamat	Synthetischer Süßstoff (E952)
Cytochrom C	Protein, das in den Mitochondrien bei der Energiegewinnung eine entscheidende Rolle als Elektronentransporter spielt.
Cytosin	eine der vier Nukleinbasen in der DNA und RNA
dcc	Abk. für engl. deleted in colon cancer; mutiertes dcc ist bei der Darmkrebsentstehung beteiligt.
Deacetylase	Enzyme, die Acetylgruppen von Proteinen abspalten.
Delphinidin	Aglykon des Pflanzenfarbstoffs Myrtillin
Demethylierung	Abspaltung einer Methylgruppe von einem Molekül.
2-Desoxyglukose	Glukose, der in 2-Stellung ein Sauerstoffatom fehlt.
DFG	Deutsche Forschungsgemeinschaft
Diabetes	Überbegriff für verschiedene Erkrankungen, die zu erhöhten Blutzuckerwerten führen.
Divertikulitis	Entzündungen von ballonartigen Ausstülpungen (Divertikel), die normalerweise im Dickdarm auftreten.
DKFZ	Deutsches Krebsforschungszentrum
DNA	Desoxyribonukleinsäure (Abk. für engl. deoxyribonucleic acid); sie trägt die Erbinformation bei allen Lebewesen.
DNA-Polymerase	Enzym, das die Verknüpfungen von Nukleotiden katalysiert, um Nukleinsäuren zu synthetisieren.
Doxorubicin	Chemotherapeutikum aus der Gruppe der Anthrazykline
drug repurposing	Repositionierung von Arzneimitteln, neue Indikationen für etablierte Wirkstoffe
EGCG	Epigallocatechingallat, Inhaltsstoff im grünen Tee
EMP	Embden-Meyerhof-Parnas-Abbauweg von Glukose
EMT	Epithelial-Mesenchymale Transition
Endothelzellen	Flache Zellen, die die Innenseite der Blutgefäße auskleiden.
Enolase	Enzym aus der Gruppe der Hydrolyasen, die Kohlenstoff-Sauerstoff-Bindungen spalten.
Enzym	Biochemischer Katalysator (meistens Proteine), der die Umsetzung eines für ihn spezifischen Substrats unterstützt.
Epigenetik	Erklärt den Einfluss von Umweltfaktoren auf die Zelleigenschaften und den Aktivitätszustand von Genen.
Epithelzellen	Polare Zellen, die eine apikale und eine basale Seite aufweisen.
EU	Europäische Union
FAP	Familiäre adenomatöse Polyposis
Fermentation	Bezeichnet in der Biotechnologie die Umsetzung von biologischen Materialien mithilfe von Bakterien-, Pilz- oder Zellkulturen oder aber durch Zusatz von Enzymen.
Ferulasäure	im Wein vorkommende Säure
Flavanon	Untergruppe der Flavanoide
Flavonoid	Zumeist Blütenfarbstoffe, die zu den Polyphenolen gehören und sich formal vom Grundkörper Flavan ableiten.
2-Fluordesoxyglukose	Glukose, die in 2-Stellung ein Fluoratom hat.
Fruktose	Natürlich vorkommendes, süß schmeckendes Monosaccharid.
FTO	Abk. für engl. fat mass and obesity-associated; Gen, das den Fettstoffwechsel beeinflusst.
Galaktose	Einfachzucker und Bestandteil von Milchzucker
Gallussäure	im Wein vorkommende Säure

Glossar

Gamechanger	Produkt, das den gesamten Markt verändert.
Genetik	Teilgebiet der Biologie, das sich mit Vererbung beschäftigt.
Genom	Die Gesamtheit, der in einer Zelle vorhandenen Erbinformationen.
GFAT	Glutamin-Fruktosephosphat-Amido-Transferase
GI	Glykämischer Index
Glioblastom	Einbringen von Nukleinsäuren in Körperzellen, um einen genetischen Defekt gezielt zu behandeln.
Glivec	Medikament mit dem Wirkstoff Imatinib zur Behandlung der chronischen myeloischen Leukämie.
GLP	Abk. für engl. glucagon-like-peptide, was so viel wie Glucagonähnliches-Peptid bedeutet.
Glucane	Saccharide, die nur aus D-Glucose-Molekülen aufgebaut und durch glycosidische Bindungen miteinander verknüpft sind.
Glucagon	Hormon, das den Blutzuckerspiegel erhöht, indem es die Zuckerreserven der Leber (Glykogen) mobilisiert und dort die Zuckerneubildung (Gluconeogenese) anregt.
Gluconeogenese	Stoffwechselweg zur Neusynthese von Glukose
Glucosamin	Glukose, die in 2-Stellung eine Aminogruppe hat.
Glukose	Auch als Traubenzucker bezeichnet, ist die Hauptenergiequelle für Gehirn und Muskeln.
Glukosid	Verbindung, bei der ein Alkohol oder Phenol über eine Glykosidbindung an Glukose gebunden ist. Es handelt sich somit um eine Untergruppe der Glykoside.
GLUT	Abk. für Glucosetransporter; Proteine, die den Durchtritt von Glukose durch Zellmembranen ermöglichen.
GLUT4	Glukosetransporter, der die insulinabhängige Glukoseaufnahme in Skelettmuskeln, Herzmuskelzellen und Fettzellen reguliert.
Glykogen	Speicherform der Kohlenhydrate, mit pflanzlicher Stärke vergleichbar.
Glykolyse	Erster Teil des EMP-Abbauwegs von Glukose, der in mehreren Schritten ein Molekül Glukose in zwei Moleküle Pyruvat umwandelt.
Glykosid	Verbindung, die durch Kondensationsreaktion zwischen der Halbacetal-Gruppe eines ringförmigen Zuckers und der Hydroxy-, Amino- oder Sulfhydrylgruppe eines anderen Moleküls entstanden ist.
Guanidin	Organische Base, deren Derivate als vielseitige Naturstoffe bekannt sind.
Guanin	eine der vier Nukleinbasen in der DNA und RNA
HAT	Histon-Acetyl-Transferase
Hcar2	Hydroxcarbonsäurerezeptor 2
HDAC	Histon-Deacetylase
HDL-Cholesterin	Abk. für engl. High-Density-Lipoprotein-Cholesterin
HeLa	Namensinitialen von Henrietta Lacks, deren Krebszellen (HeLa-Zellen) erstmalig in vitro vermehrt werden konnten.
Helicobacter pylori	Stäbchenbakterium, das den menschlichen Magen besiedeln kann und als Onkogen für Magenkrebs eingestuft wurde.

Glossar

Hemicellulose	Sammelbegriff für in pflanzlicher Biomasse vorkommende Gemische von Polysacchariden
Hexosamin-Biosyntheseweg	Syntheseweg um N-Acetylglucosamin herzustellen.
Hexokinase	Enzym, um den ersten Glukoseabbauschritt der Glykolyse zu katalysieren.
HIF	Hypoxie-induzierter Faktor, der bei Unterversorgung einer Zelle mit Sauerstoff und bei Tumorwachstum aktiv wird.
Histone	Proteine, die für die Verpackung der DNA und auch für die Expression mancher auf ihr codierten Gene verantwortlich sind.
hopx	Tumorsuppressorgen, codiert für das Hopx-Protein
Hopx	Abk. für engl. homeodomain-only protein
Hormesis	Bezeichnet das Phänomen, dass geringe Dosen schädlicher oder giftiger Substanzen und stressauslösender Umweltfaktoren eine positive Wirkung auf Organismen haben können.
Hydroxybenzoesäure	im Wein vorkommende Phenolsäure
Hydroxyzimtsäure	im Wein vorkommende Phenolsäure
Hyponatriämie	verminderte Konzentration von Natriumionen im Blut
IDO	Indolamin-2,3-dioxygenase: Enzym, das die Aminosäure Tryptophan zu Kynurenin abbaut.
IGF	Abk. für engl. insulin-like-groth factor, Wachstumsfaktor, der bei der Entstehung von Tumorarten beteiligt ist.
Immunsuppressiva	Hemmen das Immunsystem und lindern überschießende Immunreaktionen.
Inhibitor	Hemmstoff, der eine oder mehrere Reaktionen so beeinflusst, dass diese verlangsamt, gehemmt oder verhindert werden.
Inosit	Zuckeralkohol
Insulin	Hormon, das dafür sorgt, dass Glukose in die Körperzellen gelangt und für die Energiegewinnung genutzt werden kann.
IRX	Abk. für engl. iroquois-class homeodomain protein, das die Bildung weißer Fettzellen unterstützt.
Isothiocyanant	Häufig auch als Senföle bezeichnete, schwefelhaltige Abbauprodukte der Glucosinolate.
in-vitro	Übersetzt „im Glas": durchgeführter Versuch, der außerhalb eines lebenden Organismus durchgeführt wurde.
in-vivo	Übersetzt „im lebenden": charakterisiert Reaktionen bzw. Abläufe, die im lebenden Organismus unter physiologischen Bedingungen stattfinden.
Kachexie	Pathologischer Gewichtsverlust
Kaffeesäure	im Wein vorkommende Phenolsäure
Karzinom	bösartig Krebserkrankung
Ketogene Diät	Gehört zu den Low-Carb-Ernährungsformen, bei denen der Anteil der Kohlenhydrate in der täglichen Ernährung reduziert wird.
Ketonkörper	Verbindungen, die als Nebenprodukt der Fettverbrennung entstehen und normalerweise abgebaut werden
Killerzellen	Zellen des Immunsystems, die veränderte Körperzellen erkennen und zerstören.

Glossar

Kimchi	traditionelle Gemüsezubereitung in der koreanischen Küche durch Milchsäuregärung
Kinasen	Enzyme aus der Klasse der Transferasen, die Phosphatgruppen von ATP auf Zielmoleküle übertragen.
Knockout-Maus	Eine Maus, bei der durch Genmanipulation bestimmte Gene gezielt deaktiviert wurden.
Komplementaritätsprinzip	Besagt, dass zwei methodisch verschiedene Beobachtungen eines Vorgangs einander ausschließen, aber dennoch zusammengehören und einander ergänzen.
Laktat	Salz der Milchsäure. Das Anion der Milchsäure wird ebenfalls als Laktat bezeichnet.
Laktobazillen	Stäbchenbakterien, die Glukose zu Milchsäure vergären können.
LDH	Laktatdehydrogenase ist ein Enzym, das die reversible Umsetzung von Pyruvat zu Laktat katalysiert.
LDL-Cholesterin	Abk. für engl. Low-Density-Lipoprotein-Cholesterin
Leptin	Proteohormon, das vorwiegend von Fettzellen im Dünndarm gebildet wird und das Hungergefühl hemmt.
LFS	LI-Fraumeni Syndrom
Low-Carb	Abk. für engl. low carbohydrate (dt. wenig Kohlenhydrate)
LSD1	Abk. für engl. Lysine specific demethylase 1
Lymphozyten	Untergruppe der Leukozyten. Ihre Hauptaufgabe besteht in der gezielten Abwehr von Fremdstoffen, insbesondere von Infektionserregern. Ihre Aktivität richtet sich aber auch gegen veränderte körpereigene Zellen z. B. Tumorzellen.
MACC1	Abk. für engl. Metastasis-Associated in Colon Cancer 1-Gen
Malvidin	Aglykon des Pflanzenfarbstoffs Oenin
MAPK	Der MAP-Kinase-Weg (wobei MAP für engl. mitogen-activated protein steht) bezeichnet in der Biologie eine Reihe mehrstufiger Signaltransduktionswege, die unter anderem an der Regulation der Embryogenese, der Zelldifferenzierung, des Zellwachstums und des Programmierten Zelltodes beteiligt sind.
MCT	Abk. für Monocarboxylat-Transporter; Proteine die den Durchtritt von Monocarbonsäuren durch Zellmembranen ermöglichen
Mdm2	Abk. für engl. muse double minute 2 homolog, Protein, das den Tumorsuppressor P53 reguliert.
MDR	Abk. für engl. Multi Drug Resistance: Phänomen, dass Zellen eine Resistenz gegenüber Medikamenten entwickeln. Hierfür können Transporter verantwortlich sein, die diese Medikamente wieder aus der Zelle hinaus schleusen.
Melatonin	Hormon, das den Schlaf-Wach-Zyklus reguliert.
Mesenchym	in der Embryonalzeit ausgebildetes pluripotentes Füll- und Stützgewebe
Mesotheliom	Tumor des Mesothels (aus dem Mesenchym stammendes polygonales Plattenepithel der seriösen Häute)
Metaanalyse	Statistisches Verfahren, das die Ergebnisse mehrerer Studien zur selben Fragestellung zusammenfasst und daraus ein aussagekräftigeres Ergebnis errechnet.

Glossar

Metabolismus	alle chemischen Umwandlungen von Stoffen im Körper von Lebewesen
Metastase	Tochtergeschwulste, Ableger oder Krebsabsiedlungen eines bösartigen Tumors
Metformin	Wirkstoff, der hauptsächlich zur Behandlung des Diabetes mellitus Typ 2, aber auch zur Behandlung des polyzystischen Ovarialsyndroms und Adipositas eingesetzt wird.
Methotrexat	Chemotherapeutikum zur Behandlung der lymphatischen und myeloischen Leukämie
Methylglyoxal	Mutagenes Nebenprodukt, das bei der Glykolyse entsteht.
Methylierung	Bei der DNA-Methylierung werden Methylgruppen durch Enzyme auf ausgewählte DNA-Basen übertragen. Die Methylierung ist somit keine genetische Mutation, sondern eine Modifikation der Erbsubtanz.
Methyltransferase	Enzym, das eine Methylgruppe auf sein Substrat überträgt.
Metreleptin	Das Protein ist ein Arzneistoff zur Leptin-Ersatztherapie.
MikroRNA	Eine Variante der RNA, die an der Regulation der Genexpression und damit zellulären Proteinsynthese beteiligt ist. Sie scheint eine Transkription einzelner Gene zu unterdrücken („silencing") und damit quasi eine entgegengesetzte Funktion auszuüben wie die mRNA.
(+)-Milchsäure	Rechtsdrehende Milchsäure
(-)-Milchsäure	Linksdrehende Milchsäure
miR-21	Onko-mikroRNA-21
MIT	Massachusetts Institute of Technology
Mitochondrium	Zellorganell, das von einer Doppelmembran umschlossen ist und in dem die Energiegewinnung von ATP stattfindet.
Molekularbiologie	Beschäftigung mit der Struktur und Funktion biologischer Makromoleküle
Molekulargenetik	Zweig der Biologie, der sich damit befasst, wie sich Unterschiede in der Struktur oder Expression von DNA-Molekülen als Variation zwischen Organismen manifestieren.
Morin	Flavonol aus der Stoffgruppe der Flavonoide
mTOR	Abk. für engl. mammalian target of rapamycin: Bestandteil eines Proteinkomplexes, der unterschiedliche Signalwege von Wachstumsfaktoren, Energiehaushalt und Sauerstoffkonzentration integriert, die Translation von Proteinen reguliert und so Zellwachstum und Zellzyklus steuert.
mTORC1	Einer der beiden Proteinkomplexe, die als zentralen Bestandteil die Proteinkinase mTOR enthalten.
Mutagene	Biologische, chemische oder physikalische Einflussfaktoren, die Veränderungen des Erbguts (Mutationen, Chromosomenaberrationen) hervorrufen.
Mutation	spontan entstehende oder künstlich erzeugte, dauerhafte Veränderung des genetischen Materials einer Zelle
NADH	Nicotinamidadenindinukleotid: Coenzym für Energie Steigerung und Zellwachstum
Naringenin	Flavanon, das vor allem in Zitruspflanzen, besonders in Grapefruit, zu finden ist.

Glossar

Naringin	Glukosid des Flavanons Naringenin
Neoplasie	Synonym für bösartige Tumore
Neuroblastom	Tumor, der sich häufig im Bauchraum oder entlang der Wirbelsäule entwickelt.
NF-κB	Abk. vom engl. nuclear factor 'kappa-light-chain-enhancer' of activated B-cells:Transkriptionsfaktor, der über die Bindung an bestimmte regulatorische Abschnitte der DNA die Transkription abhängiger Gene beeinflusst.
NK-Zellen	Natürliche Killerzellen
Nrf2	Abk. vom engl. nuclear factor erythroid 2-related factor (NRF2), ein Transkriptionsfaktor, der die Produktion von Antioxidantien reguliert, damit es nicht zu Schädigungen durch oxidativen Stress kommt.
Nukleinbase	Bestandteil von Nukleosiden und Nukleotiden und somit der Bausteine von Nukleinsäuren in RNA und DNA
Nukleotid	Baustein von Nukleinsäuren
obese	Engl. Übersetzung von fettleibig: Gen, das für Adipositas verantwortlich gemacht wird.
OECD	Organisation für wirtschaftliche Zusammenarbeit und Entwicklung
Oenin	Anthocyan, dessen Aglykon Malvidin ist
Off-Label-Use	bezeichnet die Verordnung eines Fertigarzneimittels außerhalb des durch die Arzneimittelbehörden zugelassenen Gebrauchs
OGA	Acetylglucosaminylhydrolase
OGT	O-N Acetylglucosmain-Transferase
Onkogen	Mutierte Form eines Protoonkogens, das kausal an der Pathogenese einer Neoplasie beteiligt ist
Organell	Strukturell abgrenzbarer Bereich einer Zelle mit einer besonderen Funktion. Zu den Organellen zählen beispielsweise Mitochondrien, Zellwand, Chloroplasten oder auch der Zellkern.
Outsourcing	Unternehmensstrategie, in der ein Unternehmen nicht alle Leistungen selbst erbringt, sondern externe Unternehmen dafür beauftragt
Overnight Oats	Essenszubereitung, bei der Haferflocken über Nacht in Flüssigkeit (z. B. Milch oder Joghurt) eingeweicht werden
p21	Tumorsuppressorgen (korrekterweise das CDKN1A-Gen), das für das Protein P21 codiert.
p53	Tumorsuppressorgen, das für das Protein P53 codiert.
P53	Protein und wichtigste Kontrollinstanz für das Zellwachstum
Paracetamol	Arzneimittel zur Behandlung von leichten bis mäßig starken Schmerzen und Fieber
Pektine	Pflanzliche Vielfachzucker, die vom Menschen nicht, dafür aber von der Darmflora abgebaut werden können und als Geliermittel verwendet werden.
Peonidin	Aglykon des Pflanzenfarbstoffs Peonin
PET	Positronen-Emissions-Tomografie: eine Untersuchung, mit der Stoffwechselaktivitäten im Gewebe dargestellt werden können
Petunidin	Aglykon des Pflanzenfarbstoffs Petunin

Glossar

Phenolsäuren	Im Wein vorkommende aromatische Säuren: Beispiele sind Hydroxybenzoesäuren und Hydroxyzimtsäuren.
Philadelphia-Chromosom	Fehlerhaftes und verkürztes Chromosom 22, das bei der klassischen chronisch myeloischen Leukämie und bestimmten Formen von akuten Leukämien zu finden ist.
Phloretin	Natürlich vorkommendes Polyphenol, das als starkes Antioxidans, antibakteriell, entzündungshemmend und antiviral wirkt.
Phosphatase	Enzym, das durch Wasseranlagerung aus Phosphorsäureestern oder Polyphosphaten Phosphorsäure abspaltet.
Phosphorylierung	Vorgang, bei dem Enzyme eine Phosphatgruppe von ATP auf Zielmoleküle übertragen.
Phytinsäure	Hexa-Phospho-Inosit dient Pflanzen als Phosphat- und Mineralien-Speicher
pH-Wert	Maß für den sauren oder basischen Charakter einer wässrigen Lösung
Placebo	Arzneimittel-Darreichungsform, die keine pharmakologisch wirksamen Substanzen enthält.
Polydextrose	Polydextrose (E 1200) ist eine synthetische Verbindung aus Glukose, Sorbit und Citronensäure.
Polyphenol	Chemische Verbindungen aus der Stoffgruppe der Phenole beziehungsweise Hydroxyaromaten.
Positron	Positiv geladenes Elementarteilchen, das das Gegenstück zum Elektron bildet.
PP	Pentosephosphat-Abbauweg von Glukose
Programmierter Tod 1	Auch PD-1-Rezeptor genannt, ist ein Transmembranprotein, das von T-Zellen exprimiert wird. Es ist quasi eine Protein-Sonde, mit der die T-Zellen andere Zellen dahin gehend überprüfen, ob sie körpereigen oder fremd sind.
Protoonkogen	Normales Gen der Zelle, das durch eine Mutation zum Onkogen werden kann.
Purinbase	Gemeinsames Strukturmerkmale von Adenin und Guanin
Pyrimidinbase	Gemeinsames Strukturmerkmale von Cytosin und Thymin
Pyruvat	Anion oder Salz der Brenztraubensäure und Endprodukt der Glykolyse (Glukoseabbau)
Quercetin	Gelber Naturfarbstoff aus der Gruppe der Flavonole und ein Oxidationsprodukt des Anthocyanin-Farbstoffs Cyanidin.
Radikale	Moleküle, Ionen oder Atome mit einem ungepaarten Elektron. Sie sind hochgradig reaktiv. Im Kontext sind in der Regel reaktive Sauerstoffspezies (ROS) gemeint.
Radiopharmakon	Radioaktives Arzneimittel
Raffinose	Trisaccharid bestehend aus Galaktose, Glukose und Fruktose
Rapamycin	In der Natur vorkommender Wirkstoff (Sirolimus), der als Immunsuppressivum und mTOR-Inhibitor wirkt.
ras	Protoonkogen, das für RAS codiert.
RAS	aus Rattensarkom isoliertes Protein
Rasputin	Protein, das durch RAS-Mutation aktiviert wird.
REM	Abk. für engl. rapid eye movement
Resveratrol	Naturstoff aus der Gruppe der Polyphenole, der insbesondere im Rotwein vorkommt.

Glossar

Rezeptoren	Zellen oder Zellbestandteile, die auf bestimmte Reize reagieren und Signale weiterleiten
ROS	Abk. für engl. reactive oxygen spezies
Rosiglitazon	Antidiabetikum zur Behandlung eines nicht-insulinpflichtigen Diabetes mellitus Typ 2
Saccharase	Enzym, das die Aufspaltung von Saccharose in Glucose und Fructose bewirkt.
Saccharid	Sammelbegriff für alle Zucker- und Stärkearten sowie für Ballaststoffe
Saccharin	Synthetisch hergestellter, farbloser Süßstoff
Saccharose	Saccharose, umgangssprachlich Haushaltszucker, Kristallzucker oder einfach Zucker genannt, ist ein Disaccharid aus Glucose und Fructose.
Sarkom	Seltener bösartiger Tumor, der von Zellen des Weichgewebes oder des Knochens ausgeht.
Semaglutid	Antidiabetikum, das zur Behandlung von Typ-2-Diabetes und zur langfristigen Gewichtskontrolle eingesetzt wird.
SFC	Abk. für engl. short fatty acids, zu dt. kurzkettige Fettsäuren
Shikimisäure	Zwischenprodukt im Stoffwechsel von Pflanzen und Mikroorganismen bei der Biosynthese von aromatischen Aminosäuren
Sildenafil	Wirkstoff im Viagra
Silibinin	Pflanzlicher Arzneistoff und wirksamster Bestandteil des Komplexes Silymarin
Sirtuin	Enzym aus der Gruppe der Histon-Deacetylasen
Sorafenib	Arzneistoff, der zu den Multikinase-Inhibitoren zählt.
SSB	Abk. für engl. sugar sweetend beverages (zu dt. zuckergesüßte Getränke)
Sulforaphan	Isothiocyanat, das bei der Hydrolyse des im Brokkoli vorkommenden Senfölglykosids Glukoraphanin entsteht.
Syrosingopin	Blutdrucksenker, der zusammen mit Metformin Krebszellen in die Apoptose treibt.
Tau	Protein, das bei der Alzheimer-Krankheit so verändert ist, dass es seine Funktion nicht mehr wahrnehmen kann.
Taxol	Chemotherapeutikum zur Behandlung verschiedener Krebsarten
Telomerase	Enzym, das die Endstücke der Chromosomen, die sogenannten Telomere, wiederherstellt.
Telomere	Schutzkappen an den Enden der Chromosomen
Temsirolimus	Arzneistoff aus der Gruppe der mTOR-Inhibitoren, der zur Behandlung fortgeschrittener Nierenzellkarzinome eingesetzt wird.
Tetrahydroxychalkon	Vorstufe des in Weintrauben gebildeten Flavanons Naringenin
Thalidomid	Wirkstoff im Contergan
Thymin	eine der vier Nukleinbasen in der DNA und RNA
Thyroxin	Schilddrüsenhormon, das zur Behandlung einer Schilddrüsenunterfunktion eingesetzt wird.
Tomographie	Bildgebendes Verfahren, das die schichtweise Darstellung eines Objekts liefert.
Trametinib	Arzneistoff aus der Gruppe der Kinase-Inhibitoren.

Glossar

Transkription	Synthese von RNA anhand einer DNA-Vorlage
Translation	Übersetzung der mRNA in die Aminosäuresequenz der Proteine
Traubenzucker	Synonym für Glukose
TRIS	Trishydroxyethylamin (Puffer in der Biochemie)
Trometamol	Wirkstoffbezeichnung von TRIS
Tumorsuppressorgen	Protein, das eine ungehemmte Zellproliferation unterdrückt.
T-Zellen	Weiße Blutkörperchen, die einen Teil des adaptiven Immunsystems ausmachen.
UNESCO	United Nations Educational, Scientific and Cultural Organization
Uracil	Nukleinbase in der RNA
Vanillinsäure	im Wein vorkommende Säure
VDAC	Abk. für engl. voltage-dependent anion channel, Poren der äußeren Mitochondrienmembran
Viagra	Arzneistoff aus der Gruppe der PDE-5-Hemmer, einer Gruppe gefäßerweiternder Substanzen
Vitamin C	Ascorbinsäure
Vk	Vollkorn
Vorinostat	Arzneistoff, der als Histon-Deacetylase-Inhibitor eingesetzt wird.
Wegovy	Arzneistoff (Wirkstoff Semaglutid) zur Gewichtsregulierung
Weinsäure	Im Wein vorkommende 2,3-Dihydroxybernsteinsäure
Weinsäuren	Sammelbezeichnung für alle im Wein vorkommenden Säuren
WHO	Weltgesundheitsorganisation
Xenograft	menschliche Krebszelllinie in eine Maus transplantiert
Xylit (E 967)	Birkenzucker (Zuckeralkohol)
Zimtsäure	Zwischenstufe in der Biosynthese von Flavonoiden und Stilbenen
Zytoplasma	Grundstruktur, die eine Zelle innerhalb der äußeren Zellmembran ausfüllt.
Zytostase	Zellstillstand

REFERENZEN

Einleitung

[1] William G. Kaelin, „SDH5 Mutations and Familial Paraganglioma: Somewhere Warburg is Smiling", Cancer Cell, 16 (2009) S.180

[2] www.n-tv.de/leute/Franka-Potente-macht-Brustkrebs-Erkrankung-oeffentlich-article25455934.html (Stand: 31.12.2024)

[3] Richard Doll und Richard Peto, „The causes of cancer: quantitative estimates of avoidable risks of cancer in the United States today", J. Natl. Cancer Inst., 66 (1981) S. 1191

[4] Dongqing Zheng, Jonathan H. Sussman, Matthew P. Jeon, Sydney T. Parrish, Melanie A. Mac-Mullan, Alireza Delfarah und Nicholas A. Graham, "AKT but not MYC promotes reactive oxygen species-mediated cell death in oxidative culture", Journal of Cell Science, 133 (2020) S. 239277

[5] Otto Warburg, Karl Posener und Erwin Negelein, „Über den Stoffwechsel der Carcinomzelle", Biochem. Z., 152 (1924) S. 309

[6] Otto Warburg, August W. Geissler und Siegfried Lorenz, „Über Wachstum von Krebszellen in Medien, deren Glucose durch Galaktose ersetzt ist", Hoppe-Seyler´s Z. Physiol. Chem., 348 (1967) S. 1686

[7] „A sugar hit to help destroy cancer cells", ScienceDaily,17.06.2020

1. Der Richtungsstreit

[1] Otto Warburg, Karl Posener und Erwin Negelein, „Über den Stoffwechsel der Carcinomzelle", Biochem. Z., 152 (1924) S. 309

[2] Dominique Stehelin, Harald E. Varmus, Michael J. Bishop und Peter K. Vogt, "DNA related to the transforming gene(s) of avian sarcoma viruses is present in normal avian DNA." Nature, 260 (1976) S. 170

[3] www.psiram.com/ge/index.php/Warburg-Hypothese (Stand: 02.11.2023)

[4] „Krebsentstehung – Letzte Ursache", Der Spiegel, Nr. 28 (1966) S. 90

[5] Tim J. Schulz, Rene´ Thierbach, Anja Voigt, Gunnar Drewes, Brun Mietzner, Pablo Steinberg, Andreas F. H. Pfeiffer und Michael Ristow, "Induction of Oxidative Metabolism by Mito-chondrial Frataxin Inhibits Cancer Growth", The Journal of Biological Chemistry, 281/2 (2006) S. 977

[6] René Thierbach, Tim J. Schulz1, Frank Isken, Anja Voigt, Brun Mietzner, Gunnar Drewes, Jürgen-Christoph von Kleist-Retzow, Rudolf J. Wiesner, Mark A. Magnuson, Hélène Puccio, Andreas F.H. Pfeiffer, Pablo Steinberg und Michael Ristow, „Targeted disruption of hepatic frataxin expression causes impaired mitochondrial function, decreased life span and tumor growth in mice", Human Molecular Genetics, 14/24, (2005) S. 3857

[7] Michael A. Kiebish, Xianlin Han, Hua Cheng, Jeffrey H. Chuang und Thomas N. Seyfried, „Cardiolipin and electron transport chain abnormalities in mouse brain tumor mitochondria: lipidomic evidence supporting the Warburg theory of cancer", Journal of Lipid Research, 49 (2008) S. 2545

[8] Douglas Hanahan und Robert A. Weinberg, „The hallmarks of cancer", Cell, 100 (2000) S. 57

[9] Douglas Hanahan und Robert A. Weinberg, „Hallmarks of Cancer: The Next Generation", Cell, 144/5 (2011) S. 646

[10] „Krebsentstehung – Neue Indizien für Warburg-Hypothese", Spiegel, 12.01.2009

[11] Kerstin Wittenberg, DKFZ, einblick 1.2020, S. 16

[12] www.mpi-dortmund.mpg.de/4091276/research_report _16175348?c=3559281 (Stand: 18.11.2023)

[13] Thomas Seyfried in Sam Apple „Ravenous", W.W. Norton & Company Ltd., 2021, S. XIX

2. Lebensalter und Ernährung

[1] Sam Apple, „Ravenous", W.W. Norton & Company Ltd., 2021, S. 28

[2] www.krebsdaten.de/Krebs/DE/Content/Krebsarten/Krebs_gesamt/krebs_gesamt_node.html (Stand; 12.11.2023)

[3] Thomas T Samaras, „How height is related to our health and longevity: A review", Nutrition and Health, 21/4 (2012) 247-261

[4] www.berlin-institut.org/newsletter/Newsletter_13_09_2006.html (13.09.2006)

[5] www.krebsinformationsdienst.de/aktuelles/2018/news070-vermeidbare-risikofaktoren.php (23.01.2019)

[6] Karl Lauterbach, "Die Krebsindustrie", Rowohlt Berlin (2015) S. 194

[7] Alexander Berglas, Cancer: Nature, Cause and Cure, 1957 (Vorwort von Albert Schweitzer in Engl., Übersetzung Ernst Küsters)

[8] Laurence N.Kolonel, David Altshuler und Brian E. Henerson, "The multiethnic cohort study: exploring genes, lifestyle and cancer risk", Nature Reviews Cancer, 4 (2004) S. 519

[9] Thomas Müller, „Täglich viel Kakao hält Herz und Gefäße gesund – was man von den Kuna-Indianern lernen kann", Ärzte Zeitung vom 29.05.2006

[10] Carlo Moreschi, „Beziehungen zwischen Ernährung und Tumorwachstum", Z. Immunitätsforsch. Orig., 2 (1909) S. 651

[11] David Kritchevsky, "Caloric Restriction and Cancer", J. Nutr. Sci. Vitaminol., 47 (2001) S. 13

[12] Annette Rößler, „Britische Zuckersteuer macht sich bezahlt", Pharmazeutische Zeitung, 08. Feb. 2023

[13] Nina T. Rogers, Steven Cummins, Hannah Forde, Catrin P. Jones, Oliver Mytton, Harry Rutter, Stephen J. Sharp, Dolly Theis, Martin White und Jean Adams, "Associations between trajectories of obesity prevalence in English primary school children and the UK soft drinks industry levy: An interrupted time series analysis of surveillance data", PLOS Medicine, 20/1 (2023) S.1

[14] Fanny E.R. Vuik, Stella A.V. Nieuwenburg, Marc Bardou, Iris Lansdorp-Vogelaar, Mário Dinis-Ribeiro, Maria J Bento, Vesna Zadnik, María Pellisé, Laura Esteban, Michal F. Kaminski, Stepan Suchanek, Ondřej Ngo, Ondřej Májek, Marcis Leja, Ernst J. Kuipers und Manon C.W. Spaander, „Increasing incidence of colorectal cancer in young adults in Europe over the last 25 years", Gut, 68 (2019) S.1820

[15] Libby Hattersley und Kate L. Mandeville, „Global Coverage and Design of Sugar-Sweetened Beverage Taxes", JAMA Network Open, 6/3 (2023) e231412

[16] Karl M. F. Emmert-Fees, Ben Amies-Cull, Nina Wawro, Jakob Linseisen, Matthias Staudigel, Annette Peters, Linda J. Cobiac, Martin O'Flaherty, Peter Scarborough, Chris Kypridemos und Michael Laxy, "Projected health and economic impacts of sugar-sweetened beverage taxation in Germany: A cross-validation modelling study", PLOS, (2023) November 21

3. Krebsmerkmale

[1] https://www.arzneimittel-atlas.de/im-fokus/fokus-krebserkrankungen/entstehung/ (16.10.2016)

[2] Douglas Hanahan und Robert A. Weinberg, „The hallmarks of cancer", Cell, 100 (2000) 57-70

[3] Douglas Hanahan und Robert A. Weinberg, „Hallmarks of Cancer: The Next Generation", Cell, 144/5 (2011) S. 646

Referenzen

[4] Yifeng Xia, Shen Shen und Inder M. Verma, „NF-kB, an active player in human cancers", Cancer Immunol Res., 2/9 (2014) S. 823

[5] Xiongjun Wang, Ruilong Liu, Xiujuan Qu, Hua Yu, Huiying Chu, Yajuan Zhang, Wencheng Zhu, Xueyuan Wu, Hong Gao, Bangbao Tao, Wenfeng Li, Ji Liang, Guohui Li und Weiwei Yang, "α-Ketoglutarate-Activated NF-$_K$B Signaling Promotes Compensatory Glucose Uptake and Brain Tumor Development", Molecular Cell, 76 (2019) S. 148

[6] Robert E. Bellas, Mark J. FitzGerald, Nelson Fausto und Gail E. Sonenshein, „Inhibition of NF-kB Activity Induces Apoptosis in Murine Hepatocytes", American Journal of Pathology, 151/4 (1997) S. 891

[7] Haibin Xi, Metin Kurtoglu und Theodore J. Lampidis, „The Wonders of 2-Deoxy-D-Glucose", IUBMB Life, 66/2 (2014) S. 110

[8] Huaping Liu, Metin Kurtoglu, Clara Lucia León-Annicchiarico, Cristina Munoz-Pinedo, Julio Barredo, Guy Leclerc, Jaime Merchan, Xiongfei Liu und Theodore J Lampidis, "Combining 2-deoxy-D-glucose with fenofibrate leads to tumor cell death mediated by simultaneous induction of energy and ER stress", Oncotarget., 7/24 (2016) S. 36461

[9] Rebecca Skloot, „The Immortal Life of Henrietta Lacks", Crown, (2010)

[10] Denham Harman, „Aging: a theory based on free radical and radiation chemistry.", J. Gerontol., 11/3 (1996) S. 298

[11] Claire E. Schaar, Dylan J. Dues, Katie K. Spielbauer, Emily Machiela, Jason F. Cooper, Megan Senchuk, Siegfried Hekimi und Jeremy M. Van Raamsdonk, „Mitochondrial and Cytoplasmic ROS Have Opposing Effects on Lifespan", PLOS Genetics (2015)

[12] Jim Watson, „Oxidants, antioxidants and the current incurability of metastatic cancers", Open Biology, 3 (2013) 120144

[13] Carol W. Greider und Elizabeth H. Blackburn, „Telomere, Telomerase und Krebs", Spektrum der Wissenschaft, 4 (1996) S. 30

[14] www.n-tv.de/wissen/Telomerase-kann-Krebs-ausloesen-article533884.html (Stand: 06.02.2019)

[15] Vera Zylka-Menhorn, "Wie die Zündschnur an einem Sprengsatz", Deutsches Ärzteblatt, 94/27 (1997) S. 898

[16] Layal Wardi, Nada Alaaeddine, Issam Raad, Riad Sarkis, Rim Serhal, Charbel Khalil und George Hilal, "Glucose restriction decreases telomerase activity and enhances its inhibitor response on breast cancer cells: possible extra-telomerase role of BIBR 1532", Cancer Cell International, (2014) 14:60

[17] Annalisa Frattini, Marco Fabbri, Roberto Valli, Elena De Paoli, Giuseppe Montalbano, Laura Gribaldo, Francesco Pasquali und Emanuela Maserati, "High variability of genomic instability and gene expression profiling in different HeLa clones", Sci. Rep., 5 (2015) S. 15377

[18] Jaime R. Merchan, Krisztina Kovacs, Jaclyn W. Railsback, Metin Kurtoglu, Yuqi Jing, Yolanda Pina, Ningguo Gao, Timothy G. Murray, Mark A. Lehrman und Theodore J. Lampidis, "Antiangiogenic Activity of 2-Deoxy-D-Glucose", PLoS ONE, 5/10 (2010) S. 13699

[19] Stina Garvin, Karin Öllinger und Charlotta Dabrosin, „Resveratrol induces apoptosis and inhibits angiogenesis in human breast cancer xenografts in vivo", Cancer Letters, 231/1 (2006) S. 113

[20] Dana Ishay-Ronen, Maren Diepenbruck, Ravi Kiran Reddy Kalathur, Nami Sugiyama, Stefanie Tiede, Robert Ivanek, Glenn Bantug, Marco Francesco Morini, Junrong Wang, Christoph Hess und Gerhard Christofori, „Gain Fat—Lose Metastasis: Converting Invasive Breast Cancer Cells into Adipocytes Inhibits Cancer Metastasis", Cancer Cell, 35 (2019) S. 17

[21] Don Benjamin, Marco Colombi, Sravanth K. Hindupur, Charles Betz, Heidi A. Lane, Mahmoud Y.M. El-Shemerly, Min Lu, Luca Quagliata, Luigi Terracciano, Suzette Moes, Timothy Sharpe,

Aleksandra Wodnar-Filipowicz, Christoph Moroni and Michael N. Hall, Syrosingopine sensitizes cancer cells to killing by metformin", Science Advances, 2 (2016) e:1601756

[22] L. Godfrey, N. Yamada-Fowler, J. Smith, P.J. Thornalley und N. Rabbani, "Arginine-directed glycation and decreased HDL plasma concentration and functionality", Nutrition & Diabetes, 4 (2014) e134; doi:10.1038/nutd.2014.31

[23] Bjoern-O Gohlke, Fabian Zincke, Andreas Eckert, Dennis Kobelt, Saskia Preissner, Juliane Maria Liebeskind, Nikolas Gunkel, Kerstin Putzker, Joe Lewis, Sally Preissner, Benedikt Kortüm, Wolfgang Walther, Cameron Mura, Philip E. Bourne, Ulrike Stein und Robert Preissner, „Real-world evidence for preventive effects of statins on cancer incidence: A trans-Atlantic analysis", Clin. Transl. Med., 2022;12: e726

[24] Kornelia Polyak und Robert A. Weinberg, „Transitions between epithelial and mesenchymal states: aquisition of malignant and stem cell traits" Nature Reviews, 9 (2009) S. 265

[25] Qing Ji, Xuan Liu, Zhifen Han, Lihong Zhou, Hua Sui, Linlin Yan, Haili Jiang, Jianlin Ren, Jianfeng Cai und Qi Li, "Resveratrol suppresses epithelial-to-mesenchymal transition in colorectal cancer through TGF-β1/ Smads signaling pathway mediated Snail/E-cadherin expression", BMC Cancer (2015) S. 97

[26] Miguel C. Lucena, Patricia Carvalho-Cruz, Joana L. Donadio, Isadora A. Oliveira, Rafaela M. de Queiroz, Monica M. Marinho-Carvalho, Mauro Sola-Penna, Iron F. de Paula, Katia C. Gondim, Mark E. McComb, Catherine E. Costello, Stephen A. Whelan, Adriane R. Todeschini und Wagner B. Dias, "Epithelial Mesenchymal Transition Induces Aberrant Glycosylation through Hexosamine Biosynthetic Pathway Activation", The J. of Biol. Chem., 291/25 (2016) S. 12917

[27] Zandra E. Walton, Chirag H. Patel, Rebekah C. Brooks, Yongjun Yu, Arig Ibrahim-Hashim, Malini Riddle, Alessandra Porcu, Tianying Jiang, Brett L. Ecker, Feven Tameire, Constantinos Koumenis, Ashanti T. Weeraratna, David K. Welsh, Robert Gillies, James C. Alwinw, Lin Zhang, Jonathan D. Powell und Chi V. Dang, "Acid Suspends the Circadian Clock in Hypoxia through Inhibition of mTOR", Cell, 174 (2018) 72-87

[28] Sara Granja, Diana Tavares-Valente, Odília Queirós and Fátima Baltazar, "Value of pH regulators in the diagnosis, prognosis and treatment of cancer", Seminars in Cancer Biology, Vol. 43 (2017) 17-34

[29] Arig Ibrahim-Hashim, Dominique Abrahams, Pedro M. Enriquez-Navas, Kim Luddy, Robert A. Gatenby and Robert J. Gilles, "Tris-base buffer: a promising new inhibitor for cancer progression and metastasis", Cancer Medicine, 6/7 (2017) 1720-1729

[30] https://www.gelbe-liste.de/wirkstoffe/Trometamol_16609 (Stand: 22.02.2019)

[31] Gordon J. Freeman, Andrew J. Long, Yoshiko Iwai, Karen Bourque, Tatyana Chernova, Hiroyuki Nishimura, Lori J. Fitz, Nelly Malenkovich, Taku Okazaki, Michael C. Byrne, Heidi F. Horton, Lynette fouser, Laura Carter, Vincent Ling, Michael R. Bowman, Beatriz M. Carreno, Mary Collins, Clive R. Wood und Tasuku Honjo, „Engagement of the PD-1 Immunoinhibitory Receptor by a Novel B7 Family Member Leads to Negative Regulation of Lymphocyte Activation", J. Exp. Med., 192 (2000) S. 1027

[32] Yoshiko Iwai, Masayoshi Ishida, Yoshimasa Tanaka, Taku Okazaki, Tasuku Honjo und Nagahiro Minato, „Involvement of PD-L1 on tumor cells in the escape from host immune system and tumor immunotherapy by PD-L1 blockade", PNAS, 99 (2002) S. 12293

[33] Yi-Hsuan Chang, Chia-Lin Weng1 und Kuo-I Lin, "O-GlcNAcylation and its role in the immune system", Journal of Biomedical Science, 27 (2020) S. 57

[34] O. Warburg, K. Posener und E. Negelein „Über den Stoffwechsel der Tumoren" Biochemische Zeitschrift, 152 (1924) S. 319

[35] Inigo San-Millán und George A. Brooks, „Reexamining cancer metabolism: lactate production for carcinogenesis could be the purpose and explanation of the Warburg Effect", Carcinogenesis, 38/2 (2017) S. 119

[36] Douglas Hanahan und Robert A. Weinberg, „The hallmarks of cancer", Cell, 100 (2000) S. 57

[37] Douglas Hanahan und Robert A. Weinberg, „Hallmarks of Cancer: The Next Generation", Cell, 144/5 (2011) S. 646

[38] www.krebsinformationsdienst.de/vorbeugung/risiken/mythen.php (Stand: 20.01.2019)

4. Zucker

[1] https://de.wikipedia.org/wiki/Kohlenhydrate#cite_note-www,nal,usda,gov-26 (Stand: 09.02.2025)

[2] P. R. Gibson, E. Newnham, J. S. Barrett, S. J. Shepherd und J. G. Muir, „Review article: fructose malabsorption and the bigger picture", Alimentary Pharmacology & Therapeutics, 25/4 (2007) S. 349)

[3] Paige K. Berger, Jasmine F. Plows, Ellen W. Demerath und David A. Fields, "Carbohydrate composition in breast milk and its effect on infant health", Curr. Opin. Clin. Nutr. Metab. Care., 23/4 (2020) S. 277

[4] Zen Vuong, "From mother to baby: "Secondhand sugars" can pass through breast milk", Keck School of Medicine of USC, Pressemitteilung vom 02. 03. 2017

[5] Maria Pfeuffer und Bernhard Watzl, „Nutrition and health aspects of milk and dairy products and their ingredients", Ernaehrungs Umschau international, 2 (2018) S. 22

[6] Richard C. Evans, Simon Fear, Deborah Ashby, Alan Hackett, Evelyn Williams, Martine Van Der Vliet, Frank D. J. Dunstan und Jonathan M. Rhodes, "Diet and colorectal cancer: an investigation of the lectin/galactose hypothesis", Gastroenterology, 122/7 (2002) S. 1784

[7] Jose M. Bruno-Barcena und M. Andrea Azcarate-Peril, „Galacto-oligosaccharides and Colorectal Cancer: Feeding our Intestinal Probiome", J. Funct. Foods, 12 (2015) S. 92

[8] H. Kosterlitz und H.W. Wedler, „Untersuchungen über die Verwertung der Galaktose in physiologischen und pathologischen Zuständen", Zeitschrift für die gesamte experimentelle Medizin, 87 (1933) S. 397

[9] „Mediziner warnt vor Erregern in Rindfleisch und Milchprodukten", Ärzteblatt vom 26. Feb. 2019

[10] Informationen des DKFZ zu aktuellen Meldungen in den Medien: Das DKFZ warnt nicht vor Milch- und Fleischkonsum, Mitteilung vom 04. 09. 2019

[11] Natalia Petruski-Ivleva, Anna Kucharska-Newton, Priya Palta, David Couper, Katie Meyer, Misa Graff, Bernhard Haring, Richey Sharrett und Gerardo Heiss, "Milk Intake at Midlife and Cognitive Decline over 20 Years. The Atherosclerosis Risk in Communities (ARIC) Study", Nutrients, 9 (2017) S.1134

[12] Thazin Shwe, Wasana Pratchayasakul, Nipon Chattipakorn und Siriporn C. Chattipakorn, „Role of D-galactose-induced brain aging and its potential used for therapeutic interventions", Exp. Gerontol., 101 (2018) S. 13

[13] „Krebs und Alzheimer - wechselseitige Schutzwirkung?", Ärztezeitung vom 02.04.2012

5. Krebs ernährt sich anders

[1] Ephraim Racker, „History of the Pasteur effect and its pathobiology", Mol. Cell Biochem., 5/1-2 (1974) S. 17

[2] Otto Warburg, „Über die Wirkung von Blausäureethylester (Äthylcarbylamin) auf die Pasteursche Reaktion", Biochem. Z., 172 (1926) S. 432

Referenzen

[3] Ernst Küsters, „Radikalkur – Mit alten Wirkstoffen zu neuen Krebstherapien", Deutscher Wissenschafts-Verlag, (2020) ISBN 978-3-86888-163-9

[4] F. Javier Nieto, Paul E. Peppard, Terry Young, Laurel Finn, Khin Mae Hla und Ramon Farré, „Sleep-disordered breathing and cancer mortality – results fom the Wisconsin sleep cohort study", American Journal of Respiratory and critical care medicine, 186 (2012) S. 190

[5] P. Boffetta, W. Ye, G. Boman und O. Nyrén, „Lung cancer risk in a population-based cohort of patients hospitalized for asthma in Sweden", European Respiratory Journal, 19 (2002) S. 27

[6] Marcello Iriti, Mara Rossoni und Franco Faoro, „Melatonin content in grape: myth or panacea?", Journal of the Science of Food and Agriculture, 86/10 (2006) S. 1432

[7] www.aerztezeitung.de/Panorama/Warum-Rotwein-entspannend-wirkt-329786.html (Stand: 24.01.2022)

[8] M. Isabel Rodriguez-Naranjo, Angel Gil-Izquierdo, Ana M. Troncoso, Emma Cantos-Villar und M. Carmen Garcia-Parrila, „Melatonin is synthesised by yeast during alcoholic fermentation in wines", Food Chemistry, 126/4 (2011) S. 1608

[9] Paolo E. Porporato, Suveera Dhup, Rajesh K. Dadhich, Tamara Copetti and Pierre Sonveaux, "Anticancer targets in the glycolytic metabolism of tumors: a comprehensive review", frontiers in pharmacology, 2 (2011), article 49

[10] Ulrike Kämmerer, Christina Schlatterer und Gerd Knoll, „Krebszellen lieben Zucker – Patienten brauchen Fett", systemed Verlag (2005), ISBN: 978-3-927372-90-0

[11] Liliana Moreira, IsabelAraújo, TitoCosta, AnaCorreia-Branco, AnaFaria, Fátima Martel und Elisa Keating, „Quercetin and epigallocatechin gallate inhibit glucose uptake and metabolism by breast cancer cells by an estrogen receptor-independent mechanism", Experimental Cell Research, 318 (2013) S. 1784

[12] Kathryn E. Hamilton, Janelle F. Rekman, Leesha K. Gunnink, Brianna M. Busscher, Jordan L. Scott, Andrew M. Tidball, Nathan R. Stehouwer, Grace N. Johnecheck, Brendan D. Looyenga und Larry L. Louters, „Quercetin inhibits glucose transport by binding to an exofacial site on GLUT1", Biochemie, 151 (2018) S. 107

[13] Eva Morava, "Galactose supplementation in phosphoglucomutase-1 deficiency; review and outlook for a novel treatable CDG", Mol. Genet. Metab., 112/4 (2014) S. 275

[14] www.welt.de/gesundheit/article13777135/Zucker-treibt-Krebszellen-in-den-Selbstmord.html (20.12.2011)

[15] Diansheng Zhong, Xiuju Liu, Katherine Schafer-Hales, Adam I. Marcus, Fadlo R. Khuri, Shi-Yong Sun, and Wei Zhou, „2-Deoxyglucose induces Akt phosphorylation via a mechanism independent of LKB1/AMP-activated protein kinase signaling activation or glycolysis inhibition", Molecular Cancer Therapeutics, 7/4 (2008) 809-817

[16] „In conclusion, we suggest that inhibition of glycolysis may be a potentially effective strategy to target BCSCs" in, D. Ciavardelli, C. Rossi, D. Barcaroli, S. Volpe, A. Consalvo, M. Zucchelli, A. De Cola, E. Scavo, R. Carollo, D. D'Agostino, F. Forlì, S. D'Aguanno, M. Todaro, G. Stassi, C. Di Ilio, V. De Laurenzi and A. Urbani, "Breast cancer stem cells rely on fermentative glycolysis and are sensitive to 2-deoxyglucose treatment", Cell Death and Disease, 5 (2014) 1336

[17] Matthias Weissinger, Max Atmanspacher, Werner Spengler, Ferdinand Seith, Sebastian Von Beschwitz, Helmut Dittmann, Lars Zender, Anne M. Smith, Michael E. Casey, Konstantin Nikolaou, Salvador Castaneda-Vega und Christian la Fougère, "Diagnostic Performance of Dynamic Whole-Body Patlak [18F]FDG-PET/CT in Patients with Indeterminate Lung Lesions and Lymph Nodes", J. Clin. Med., 12 (2023) S. 3942

[18] Sandra Weimer, Josephine Priebs, Doreen Kuhlow, Marco Groth, Steffen Priebe, Johannes Mansfeld, Troy L. Merry, Sébastien Dubuis, Beatew Laube, Andreas F. Pfeiffer, Tim J. Schulz, Reinhard Guthke, Matthias Platzer, Nicola Zamboni, Kim Zarse und Michael Ristow, „D-

Glucosamine supplementation extends life span of nematodes and aging mice", nature communications, (2014), DOI:10.1038/ncomms4563)

[19] Griffith A. Bell, Elizabeth D. Kantor, Johanna W. Lampe, Danny D. Shen and Emily White, „Use of Glucosamine und Chondroitin in Relation to Mortality", Eur. J. Epidemiol., 27/8 (2012) S. 593

[20] Fu-Xiao Li, Hou-Yu Zhao, Teng-Fei Lin, Yi-Wen Jiang, Di Liu, Chang Wei, Zi-Yi Zhao, Zu-Yao Yang, Feng Sha, Zhi-Rong Yang und Jin-Ling Tang, "Regular Glucosamine Use May Have Different Roles in the Risk of Site-Specific Cancers: Findings from a Large Prospective Cohort", Cancer Epidemiol. Biomarkers Prev., 32/4 (2023) S. 532

[21] S. P. Mathupala, Y. H. Ko und P. L. Pedersen, „Hexokinase II: Cancer's double-edged sword acting as both facilitator and gatekeeper of malignancy when bound to mitochondria", Oncogene, 25 (2006) 4777-4786

[22] H. Pelicano, D. S. Martin, R.-H. Xu und P. Huang, "Glycolysis inhibition for anticancer treatment", Oncogene, 25 (2006) 4633-4646

[23] B. Pajak, E. Siwiak, M. Soltyka, A. Priebe, R. Zielinski, I. Fokt, M. Ziemniak, A.Jaskiewicz, R. Borowski,T. Domoradzki und W. Priebe, "2-Deoxy-D-Glucose and Its Analogs: From Diagnostic to therapeutic Agents", Int. J. Mol. Sci., 2 (2020) S. 234

[24] Sarah K. Burroughs, Stefan Kaluz, Danzhu Wang, Ke Wang, Erwin G. Van Meir und Binghe Wang, „Hypoxia inducible factor pathway inhibitors as anticancer therapeutics", Future Med. Chem., 5/5 (2013) doi:10.4155/fmc.13.17.

[25] Caroline Kuiper, Ilona G.M. Molenaar, Gabi U. Dachs, Margaret J. Currie, Peter H. Sykes und Margreet C.M. Vissers, „Low Ascorbate Levels Are Associated with Increased Hypoxia-Inducible Factor-1 Activity and an Aggressive Tumor Phenotype in Endometrial Cancer", Cancer Research, 70(14) (2010) S. 5749

[26] Elizabeth J. Campbell, Margreet C. M. Vissers, Stephanie Bozonet, Arron Dyer, Bridget A Robinson und Gabi U. Dachs, „Restoring physiological levels of ascorbate slows tumor growth and moderates HIF pathway activity in Gulo/mice", Cancer Medicine, Vol.4/2 (2015) S. 303

[27] Rusha Thomas und Myoung H. Kim, „Epigallocatechin gallate inhibits HIFα degradation in prostate cancer cells", Biochemical and Biophysical Research Communications, 334/2, (2005) S. 543

[28] Wang H., Bian S. und Yang C.S., „Green tea polyphenol EGCG suppresses lung cancer cell growth through upregulating miR-210 expression caused by stabilizing HIFα.", Carcinogenesis, 32/12 (2011) S. 1881

[29] He L., Zhang E., Shi J., Li X., Zhou K., Zhang Q., Le A.D. und Tang X., „(-)-Epigallocatechin-3-gallate inhibits human papillomavirus (HPV)-16 oncoprotein-induced angiogenesis in non-small cell lung cancer cells by targeting HIFα.", Cancer Chemother. Pharmacol., 71/3 (2013) S. 713

[30] „ hLDH5 has so far been a rather unexplored target, since its importance in the promotion of cancer progression has been neglected for decades." in, Carlotta Granchi, Ilaria Paterni, Reshma Rani und Filippo Minutolo, „Small-molecule inhibitors of human LDH5", Future Med Chem., 5/16 (2013) S. 1967

[31] F. Farabegoli, M. Vettraino, M. Manerba, L. Fiume, M. Roberti und G. Di Stefano, „Galloflavin, a new lactate dehydrogenase inhibitor, induces the death of human breast cancer cells with different glycolytic attitude by affecting distinct signaling pathways", European Journal of Pharmaceutical Sciences, 47 (2012) S. 729

[32] Vimala Subramanian, Balaji Venkatesan, Anusha Tumala und Elango van Vellaichamy, „Topical application of Gallic acid suppresses the 7,12-DMBA/Croton oil induced two-step skin carcinogenesis by modulating anti-oxidants and MMP-2/MMP-9 in Swiss albino mice", Food and Chemical Toxicology, 66 (2014) S. 44

[33] Ernst Küsters, „Radikalkur – Mit alten Wirkstoffen zu neuen Krebstherapien", Deutscher Wissenschafts-Verlag, (2020) ISBN 978-3-86888-163-9

[34] Chang-Koo Shim, Eun-Pa Cheon, Keon Wook Kang, Ki-Soo Seo und Hyo-Kyung Han, „Inhibition effect of flavonoids on monocarboxylate transporter 1 (MCT1) in Caco-2 cells", Journal of Pharmacy and Pharmacology, 59 (2007) S. 1515

[35] Filipa Morais-Santos, Vera Miranda-Gonçalves, Sı´lvia Pinheiro, Andre´ F Vieira, Joana Paredes, Fernando C Schmitt, Fa´tima Baltazar und Ce´line Pinheiro, „Differential sensitivities to lactate transport inhibitors of breast cancer cell lines", Endocrine-Related Cancer, 21 (2014) S. 27

[36] www.de.wikipedia.org/wiki/Pentosephosphatweg (Stand: 06.02.2017)

[37] Otto Warburg, „Über Milchsäurebildung beim Wachstum", Biochemische Zeitschrift, (1925) S. 307

[38] D. Grahame Hardie und David Carling, „The AMP-activated protein kinase –fuel gauge of the mammalian cell?", European Journal of Biochemistry, 246/2 (1997) S. 259

[39] www.runnersworld.de/gesundheit/warum-bildet-das-herz-kein-laktat.114721.htm (Stand: 10.10.2016)

[40] Vivian Cristine Calegari, Claudio Cesar Zoppi, Luis Fernando Rezende, Leonardo Reis Silveira, Everardo Magalhaes Carneiro und Antonio Carlos Boschero, „Endurance training activates AMP-activated protein kinase, increases expression of uncoupling protein 2 and reduces insulin secretion from rat pancreatic islets.", The journal of endocrinology, 208/3 (2011) S. 257

[41] Rüdiger Meyer, „Warum ASS und Metformin vor Krebs schützen", Deutsches Ärzteblatt, 109/17 (2012) S. 840

[42] „I take metformin and aspirin; I try not to eat too much sugar, and I exercise." in, https://www.statnews.com/2016/07/20/james-watson-cancer/ (20.07.2016)

6.   Mutationen begünstigen Krebszellen

[1] www.krebsinformationsdienst.de/aktuelles/2018/news070-vermeidbare-risikofak-toren.php (Stand: 01.11.2024)

[2] Xukang Shen, Siliang Song, Chuan Li und Jianzhi Zhang1, „Synonymous mutations in representative yeast genes are mostly strongly nonneutral" Nature, 606/7915 (2022) S. 725

[3] Björn Papke, „Die Ras-Abhängigkeit von Tumoren im Visier der Wissenschaft", Jahrbuch 2013/2014, Max-Planck-Gesellschaft

[4] www.en.wikipedia.org/wiki/Neuroblastoma_RAS_viral_oncogene_homolog (Stand: 14.04.2020)

[5] Naoko Murata-Kamiya, Hiroshi Kaji und Hiroshi Kasai, „Deficient nucleotide excision repair increases base-pair substitutions but decreases TGGC frameshifts induced by methylglyoxal in Escherichia coli", Mutation Research, Genetic Toxicology and Environmental Mutagenesis, 442 (1992) S. 19

[6] Jihye Yun, Carlo Rago, Ian Cheong, Ray Pagliarini, Philipp Angenendt, Harith Rajagopalan, Kerstin Schmidt, James K. V. Wilson, Sandy Markowitz, Shibin Zhou, Luis A. Diaz Jr, Victor Velculescu, Christoph Lengauer, Kenneth W. Kinzler, Bert Vogelstein und Nickolas Papadopoulos, „Glucose Deprivation Contributes to the Development of KRAS Pathway Mutations in Tumor Cells", Science, 2009 September 18; 325(5947): 1555.doi.10.1126/science.1174229

[7] Bo Kong, Chengjia Qia, Mert Erkan, Jörg Kleeff und Christoph W. Michalski, „Overview on how oncogenic Kras promotes pancreatic carcinogenesis by inducing low intracellular ROS levels", Frontiers in Physiology, Vol.4, (2013) article 246

Referenzen

[8] Yukio Nohara, Tomomi Usui, Toshio Kinoshita und Mitsuo Watanabe, „Generation of Superoxide Anions during Reaction of Guanidino Compounds with Methylglyoxal", Chem. Pharm. Bull., 50/2 (2002) S. 179

[9] Umber Alam und Derek Kennedy, „Rasputin a decade on and more promiscuous than ever? A review of G3BPs", Molecular Cell Research, 1866 (2019) S. 360

[10] Stephen H. Friend, Rene Bernards, Snezna Rogelj, Robert A. Weinberg, Joyce M. Rapaport, Daniel M. Albert und Thaddeus P. Dryja, „A human DNA segment with properties of the gene that predisposes to retinoblastoma and osteosarcoma", Nature, 323 (1986) S. 643

[11] Cathy A. Finlay, Phil W. Hinds und Arnold J. Levine, "The p53 proto-oncogene can act as a suppressor of transformation", Cell, 57/7 (1989) S. 1083

[12] Monica Hollstein, Manfred Hergenhahn, Qin Yang, Helmut Bartsch, Zhao-Qi Wang und Pierre Hainaut, „New approaches to understanding p53 gene tumor mutation spectra", Mutation Research, 431 (1999) S. 199

[13] Ana Sara Gomes, Helena Ramos, Joana Soares und Lucilia Saraiva, „p53 and glucose metabolism: an orchestra to be directed in cancer therapy", Pharmacological Research, 131 (2018) S.75

7. Diabetes und Krebs

[1] www.dkfz.de/de/presse/pressemitteilungen/2020/dkfz-pm-20-69-Diabetes-vorbeugen-heisst-Krebs-vorbeugen.php (Stand: 11.02.2024)

[2] Hellmut Mehnert, „Krebs und Diabetes – eine häufige Verbindung", Ärzte Zeitung (Mehnert-Kolumne) vom 22.09.2014

[3] www.bundesgesundheitsministerium.de/themen/praevention/ gesundheitsgefahren/diabetes/ (Stand: 25.11.2023)

[4] Wolfgang Kerner und Joachim Brückel, „Definition, Klassifikation und Diagnostik des Diabetes mellitus", Diabetologie und Stoffwechsel, 10 (2015) S. 98

[5] Konstantinos Papatheodorou, Maciej Banach, Michael Edmonds, Nikolaos Papanas und Dimitrios Papazoglou, „Complications of Diabetes", J. Diabetes Res., 2015 (2015) Article ID 189525

[6] Edward Giovannucci, David M. Harlan, Michael C. Archer, Richard M. Bergenstal, Susan M. Gapstur, Laurel A. Habel, Michael Pollak, Judith G. Regensteiner und Douglas Yee, "Diabetes and cancer: a consensus report", Diabetes care, 33/7 (2010) S. 1674

[7] Hashem B. El-Serag, Howard Hampel und Fariba Javadi, "The association between diabetes and hepatocellular carcinoma: a systematic review of epidemiologic evidence", Clin. Gastroenterol. Hepatol., 4/3 (2006) S. 369

[8] R. Huxley, A. Ansary-Moghaddam, A. Berrington de González, F. Barzi and M. Woodward "Type-II diabetes and pancreatic cancer: a meta-analysis of 36 studies", British Journal of Cancer, 92 (2005) S. 2076

[9] Masakazu Washio, Mitsuru Mori, Mmh Khan, Fumio Sakauchi, Yoshiyuki Watanabe, Kotaro Ozasa, Kyohei Hayashi, Tsuneharu Miki, Masahiro Nakao, Kazuya Mikami, Yoshinori Ito, Tatsuhiko Kubo, Kenji Wakai und Akiko Tamakoshi, " Diabetes mellitus and kidney cancer risk: the results of Japan Collaborative Cohort Study for Evaluation of Cancer Risk (JACC Study)", Int. J. Urol., 14/5 (2007) S. 393

[10] S. C. Larsson, N. Orsini, K. Brismar und A. Wolk, „Diabetes mellitus and risk of bladder cancer: a meta-analysis", Diabetologia, 49/12 (2006) S. 2819

[11] Susanna C. Larsson, Christos S. Mantzoros und Alicja Wolk, "Diabetes mellitus and risk of breast cancer: a meta-analysis", Int. J.Cancer, 121/4 (2007) S. 856

[12] Jocelyn S. Kasper und Edward Giovannucci, "A meta-analysis of diabetes mellitus and the risk of prostate cancer", Cancer Epidemiol. Biomarkers Prev., 15/11 (2006) S. 2056

Referenzen

[13] E. Friberg, N. Orsini, C. S. Mantzoros und A. Wolk, „Diabetes mellitus and risk of endometrial cancer: a meta-analysis", Diabetologia, 50/7 (2007) S. 1365

[14] Olga V. Kosmachevskaya, Natalia N. Novikova und Alexey F. Topuov, „Carbonyl Stress in Red Blood Cells and Hemoglobin", antioxidants, 10 (2021) S. 253

[15] Russell A. Miller, Qingwei Chu, Jianxin Xie, Marc Foretz, Benoit Viollet und Morris J Birnbaum, „Biguanides suppress hepatic glucagon signalling by decreasing production of cyclic AMP", Nature, 494/7436 (2013) S. 256

[16] Z.-J. Zhang and S. Li, "The prognostic value of metformin for canver patients with concurrent diabetes: a systematic review and meta-analysis", Diabetes, Obesity and Metabolism, 16 (2014) 707-710

[17] Queiroz, Eveline A. I. F.; Puukila, Stephanie; Eichler, Rosangela; Sampaio, Sandra C.; Forsyth, Heidi L.; Lees, Simon J.; Barbosa, Aneli M.; Dekker, Robert F. H.; Fortes, Zuleica B. und Khaper, Neelam; "Metformin induces apoptosis and cell cycle arrest mediated by oxidative stress, AMPK and FOXO3a in MCF-7 breast cancer cells", PLoS One (2014), 9(5), e98207/1-e98207/18

[18] Don Benjamin, Marco Colombi, Sravanth K. Hindupur, Charles Betz, Heidi A. Lane, Mahmoud Y.M. El-Shemerly, Min Lu, Luca Quagliata, Luigi Terracciano, Suzette Moes, Timothy Sharpe, Aleksandra Wodnar-Filipowicz, Christoph Moroni and Michael N. Hall, Syrosingopine sensitizes cancer cells to killing by metformin", Science Advances, 2 (2016) e:1601756

[19] TREATMENT OF CANCER WITH PHLORIZN AND ITS DERVATIVES, United States Patent, Patent Number: 4,684,627; Date of Patent: Aug. 4, 1987

[20] Debasish Basak, David Gamez und Subrata deb, "SGLT2 Inhibitors as Potential Anticancer Agents", Biomedicines, 11 (2023) S. 1867

[21] Francesca Mancinetti, Dionysios Xenos, Michelantonio De Fano, Alessio Mazzieri, Francesca Porcellati, Virginia Boccardi und Patrizia Mecocci, "Diabetes-Alzheimer's connection in older age: SGLT2 inhibitors as promising modulators of disease pathways", Ageing Research Reviews, 90 (2023) S. 102018

[22] Debasish Basak, David Gamez und Subrata Deb, "SGLT2 Inhibitors as Potential Anticancer Agents", Biomedicines, 11 (2023) S. 1867

[23] Ernst Küsters, „Radikalkur – Mit alten Wirkstoffen zu neuen Krebstherapien", Deutscher Wissenschafts-Verlag, (2020) ISBN 978-3-86888-163-9

[24] Zhenxian Jia, Yuning Xie, Hongjiao Wu, Zhuo Wang, Ang Li, Ze Li, Zhenbang Yang, Zhi Zhang, Zhaobin Xing und Xuemei Zhang "Phlorizin from sweet tea inhibits the progress of esophageal cancer by antagonizing the JAK2/STAT3 signaling pathway", Oncol. Rep., 46/1 (2021) S. 137

[25] John P.H. Wilding, Rachel L. Batterham, Salvatore Calanna, Melanie Davies, Luc F. Van Gaal, Ildiko Lingvay, Barbara M. McGowan, Julio Rosenstock, Marie T.D. Tran, Thomas A. Wadden, Sean Wharton und Koutaro Yokote, "Once-Weekly Semaglutide in Adults with Overweight or Obesity", New Engl. J. Med., 384 (2021) S. 989

[26] Leon Berent, Capital vom 5. September 2023

[27] Nicolai Worm, Amy McKenzie und Katharina Lechner, „Ernährungsempfehlungen bei Typ-2-Diabetes: Grundlegendes Umdenken", Deutsches Ärzteblatt, 118/44 (2021) S. 12

[28] Annika S. Axelsson, Emily Tubbs, Brig Mecham, ShajiChacko, Hannah A. Nenonen, Yunzhac Tang, Jed W. Fahey, Jonathan M. Derry, Claes B. Wollheim, Nils Wierup, Morey W. Haymond, Stephen H. Friend, Hindrik Mulder und Anders H. Rosengren, „Sulforaphane reduces hepatic glucose production and improves glucose control in patients with type 2 diabetes", Science Translational Medicine, 9/394 (2017)

[29] Leandro de Lima Coutinho, Tharcisio Citrangulo Tortelli Junior und Maria Cristina Rangel, "Sulforaphane: An emergent anti-cancer stem cell agent", frontiers in Oncology, 13 (2023) doi. 10.3389/fonc.2023.1089115

[30] Xin Jiang, Ye Liu, Lixin Ma, Rui Ji, Ying Xin und Guoyue Lv, "Chemopreventive activity of sulforaphane", Drug Design, Development and Therapy, 12 (2018) S. 2905

[31] Saima Naz Mohsin, Faiza Saleem, Ayesha Humayun, Afifa Tanweer und Ambreen Muddassir, „Prospective Nutraceutical Effects of Cinnamon Derivatives Against Insulin Resistance in Type II Diabetes Mellitus— Evidence From the Literature", Dose-Response: An International Journal, July-September, (2023) S.1

[32] Santino Caserta, Claudia Genovese, Nicola Cicero, Sebastiano Gangemi und Alessandro Allegra, "The Anti-Cancer Effect of Cinnamon Aqueous Extract: A Focus on Hematological Malignancies", Life, 13 (2023) S. 1176

[33] Yuge Jiang, Chuanxing Feng, Yonghui Shi, Xingran Kou und Guowei Le, „Eugenol improves high-fat diet/streptomycin-induced type 2 diabetes mellitus (T2DM) mice muscle dysfunction by alleviating inflammation and increasing muscle glucose uptake", Front. Nutr., 9 (2022) 1039753

[34] Marko Marhl, „What do stimulated beta cells have in common with cancer cells?", BioSystems, 242 (2024) 105257

[35] Bart O. Roep, Sofia Thomaidou, René van Tienhoven und Arnaud Zaldumbide, "Type 1 diabetes mellitus as a disease of the β- cell (do not blame the immune system?)", Nature Reviews Endocrinology, 17 (2021) S. 150

[36] Stephen E. Gitelman, Brian N. Bundy, Ele Ferrannini, Noha Lim, J. Lori Blanchfield, Linda A. DiMeglio, Eric I. Felner, Jason L. Gaglia, Peter A. Gottlieb, S. Alice Long, Andrea Mari, Raghavendra G. Mirmira, Philip Raskin, Srinath Sanda, Eva Tsalikian, John M. Wentworth, Steven M. Willi, Jeffrey P. Krischer und Jeffrey A. Bluestone, „Imatinib therapy for patients with recent-onset type 1 diabetes: a multicentre, randomised, double-blind, placebo-controlled, phase 2 trial", Lancet Diabetes Endocrinol, 9 (2021) S. 502

8. Fasten

[1] Hippokrates, Aphor. I 8 in Kapferer 1943

[2] Lubert Stryer,"Biochemie", Spektrum der Wissenschaft Verlagsgesellschaft mbH, (1990), S. 667

[3] Lubert Stryer,"Biochemie", Spektrum der Wissenschaft Verlagsgesellschaft mbH, (1990), S. 667

[4] Xiaoting Zou, Jiao Meng, Li Li, Wanhong Han, Changyin Li, Ran Zhong, Xuexia Miao, Jun Cai, Yong Zhang und Dahai Zhu, „Acetoacetate Accelerates Muscle Regeneration and Ameliorates Muscular Dystrophy in Mice", THE JOURNAL OF BIOLOGICAL CHEMISTRY, 291/5 (2016) S. 2181

[5] Martina Lenzen-Schulte, „Dein Freund, der Ketonkörper", Deutsches Ärzteblatt, 41 (2018) S. 1810

[6] Thomas Krumenacker, "Neuer Weltrekord im Nonstop-Flug", SZ vom 15. Okt. 2020

[7] Anna I. Miller, David Diaz, Bo Lin, Patryk K. Krzesaj, Sarah Ustoyev, Alfred Shim, Alfred Shim, Eugene J. Fine, Ehsan Sarafraz-Yazdi, Matthew R. Pincus und Richard D. Feinman, "Ketone Bodies Induce Unique Inhibition of Tumor Cell Proliferation and Enhance the Efficacy of Anti-Cancer Agents", Biomedicines, 11/9 (2023) S. 2515

[8] Eugene J. Fine, Anna Miller, Edward V. Quadros, Jeffrey M. Sequeira und Richard D. Feinman, „Acetoacetate reduces growth and ATP concentration in cancer cell lines which over-express uncoupling protein 2", Cancer Cell International, 9/14 (2009) doi:10.1186/1475-2867-9-14

[9] Svetlana Khoziainova, Galina Rozenberg und Maayan Levy,"Ketogenic Diet and Beta-Hydroxybutyrate in Colorectal Cancer", DNA Cell Biol., 41/12 (2022) S. 1007

[10] Jelena Krstic, Isabel Reinisch, Katharina Schindlmaier, Markus Galhuber, Zina Riahi, Natascha Berger, Nadja Kupper, Elisabeth Moyschewitz, Martina Auer, Helene Michenthaler, Christoph

Referenzen

Nössing, Maria R. Depaoli, Jeta Ramadani-Muja, Sinem Usluer, Sarah Stryeck, Martin Pichler, Beate Rinner, Alexander J. A. Deutsch, Andreas Reinisch, Tobias Madl, Riccardo Zenezini Chiozzi, Albert J. R. Heck, Meritxell Huch, Roland Malli und Andreas Prokesch, "Fasting improves therapeutic response in hepatocellular carcinoma through p53-dependent metabolic synergism", Science Advances, 8, eabh2635 (2022)

[11] Weiyi Chen, Oliver Mehlkop, Alexandra Scharn, Hendrik Nolte, Paul Klemm, Sinika Henschke, Lukas Steuernagel, Tamara Sotelo-Hitschfeld, Ecem Kaya, Claudia Maria Wunderlich, Thomas Langer, Natalia L. Kononenko, Patrick Giavalisco, und Jens Claus Bruning, "Nutrient-sensing AgRP neurons relay control of liver autophagy during energy deprivation", Cell Metabolism, 35 (2023) S. 786

[12] R. Van Noorden und H. Ledford, "Medicine Nobel for research on how cells 'eat themselves'", Nature, 538 (2016) S.18

[13] Nobelpreis für die Erforschung des zellulären "Recycling Programms" | spermidineLIFE® (Stand: 13.12.2023)

[14] Christina G. Towers, Darya Wodetzki und Andrew Thorburn, "Autophagy and cancer: Modulation of cell death pathways and cancer cell adaptations", J. Cell Biol., 219/1 (2020) E201909033

[15] Lorenzo Galluzzi, José Manuel Bravo-San Pedro, Sandra Demaria, Silvia Chiara Formenti und Guido Kroemer, "Activating autophagy to potentiate immunogenic chemotherapy and radiation therapy", Nat. Rev. Clin. Oncol., 14/4 (2017) S. 247

[16] Joe Nassour, Robert Radford, Adriana Correia, Javier Miralles Fusté, Brigitte Schoell, Anna Jauch, Reuben J. Shaw und Jan Karlseder , "Autophagic cell death restricts chromosomal instability during replicative crisis", Nature, 565 (2019) S. 659

[17] Xiaokun Lin, Lei Han, Jialei Weng, Kelai Wang und Tongke Chen, "Rapamycin inhibits proliferation and induces autophagy in human neuroblastoma cells", Bioscience Reports, 38 (2018) BSR20181822

[18] Megumi Hatori, Christopher Vollmers, Amir Zarrinpar, Luciano DTacchio, Eric A. Bushong, Shubhroz Gill, Mathias Leblanc, Amandine Chaix, Matthew Joens, James A. J. Fitzpatrick, Mark H. Ellisman und Satchidanan Panda, "Time restricted feeding without reducing caloric intake prevents metabolic diseases in mice fed a high fat diet", Cell Metabolism, 15/6 (2012) S. 848

[19] Valter D. Longo und Mark P. Mattson, "Fasting: Molecular Mechanisms and Clinical Applications", Cell Metabolism, 19/2 (2014) S. 181

[20] Nadine Eckert, "Essen mit Blick auf die Uhr", Deutsches Ärzteblatt, 116/5 (2019) S. 206

[21] Leonardo Matta, Peter Weber, Suheda Erener, Alina Walth-Hummel, Daniela Hass, Lea K. Bühler, Katarina Klepac, Julia Szendroedi, Joel Guerra, Maria Rohm, Michael Sterr, Heiko Lickert, Alexander Bartelt und Stephan Herzig, "Chronic intermittent fasting impairs b cell maturation and function in adolescent mice", Cell Reports, 44 (2025) 115225

9. Ketogene Diät

[1] Kristine A. Whalen, Marji McCullough, W. Dana Flanders, Terryl J. Hartman, Suzanne Judd und Roberd M. Bostick, "Paleolithic and Mediterranean Diet Pattern Scores and Risk of Incident, Sporadic Colorectal Adenomas", Am. J. Epidemiol., 180/11 (2014) S. 1088

[2] K. A. Whalen, S. Judd, M. L. McCullough, W. D. Flanders, T. J. Hartman und R. M. Bostick, "Paleolithic and Mediterranean Diet Pattern Scores Are Inversely Associated with All-Cause and Cause-Specific Mortality in Adults.", J. Nutr., 147/4 (2017) S. 612

[3] Sophie Höhn, Blandine Dozières-Puyravel und Stéphane Auvin, "History of dietary treatment from Wilder's hypothesis to the first open studies in the 1920s", Epilepsy & Behavior, 101/A (2019) Artikel 106588

Referenzen

[4] Mynie G. Peterman, „The ketogenic diet in epilepsy", JAMA, 84/26 (1925) S. 1979

[5] Linda C. Nebeling, Floro Miraldi, Susan B. Shurin und Edith Lerner, "Effects of a ketogenic diet on tumor metabolism and nutritional status in pediatric oncology patients: two case reports.", J. Am. Coll. Nutr., 14/2 (1995) S. 202

[6] Luca Schmidt, Viktoria Mathies, Julia von Grundherr, Diana Rubin und Jutta Hübner, "Ketogene und kohlenhydratarme Diäten bei krebserkrankten Menschen", Ernaehrungs Umschau international, 7 (2022) S. 368

[7] Matthew K. Taylor, Russell H. Swerdlow, Jeffrey M. Burns und Debra K. Sullivan, "An Experimental Ketogenic Diet for Alzheimer Disease Was Nutritionally Dense and Rich in Vegetables and Avocado", Curr. Dev. Nutr., 3/4 (2019) doi: 10.1093/cdn/nzz003

[8] Thomas N. Seyfried, Michael Kiebish, Purna Mukherjee und Jeremy Marsh, "Targeting energy metabolism in brain cancer with calorically restricted ketogenic diets", Epilepsia, 49/8 (2008) S. 114

[9] Angela M. Poff, Csilla Ari, Thomas N. Seyfried und Dominic P. D'Agostino, "The Ketogenic Diet and Hyperbaric Oxygen Therapy Prolong Survival in Mice with Systemic Metastatic Cancer", PLOS one, 8/6 (2013) e65522

[10] Colin E. Champ, Joshua D. Palmer, Jeff S. Volek, Maria Werner-Wasik, David W. Andrews, James J. Evans, Jon Glass, Lyndon Kim und Wenyin Shi, "Targeting metabolism with a ketogenic diet during the treatment of glioblastoma multiforme", J. Neurooncol., 117/1 (2014) S. 125

[11] Rainer J. Klement, Nanina Brehm und Reinhart A. Sweeney, „Ketogenic diets in medical oncology: a systematic review with focus on clinical outcomes", Med. Oncol., 37/2 (2020) Artikel 14

[12] Jocelyn Tan-Shalaby, "Ketogenic Diets and Cancer: Emerging Evidence", Fed. Pract., 34/1 (2017) S. 37

[13] Oxana Dmitrieva-Posocco, Andrea C. Wong, Patrick Lundgren, Aleksandra M. Golos, Hélène C. Descamps, Lenka Dohnalová, Zvi Cramer, Yuhua Tian, Brian Yueh, Onur Eskiocak, Gabor Egervari, Yemin Lan, Jinping Liu, Jiaxin-Ventilator, Jihee Kim, Bhoomi Madhu, Kai Markus Schneider, Svetlana Khoziainova, Natalia Andreeva, Qiaohong Wang, Ning Li, Emma E. Fürth, Will Bailis, Judith R. Kelsen, Kathryn E. Hamilton, Klaus H. Kaestner, Shelley L. Berger, Jonathan A. Epstein, Rajan Jain, Mingyao Li, Semir Beyaz, Christopher J. Lengner, Bryson W. Katona, Sergei I. Grivennikov, Christoph A. Thaiss und Maayan Levy, "β-Hydroxybutyrate suppresses colorectal cancer", Nature, 605 (2022) S. 160

[14] María Daniella Carretta, John Quiroga, Rodrigo López, María Angélica Hidalgo, und Rafael Agustín Burgos, "Participation of Short-Chain Fatty Acids and Their Receptors in Gut Inflammation and Colon Cancer", Front. Physiol., 12 (2021) Artikel 662739

[15] Ravindan Caspa Gokulan, Lee Fah Yap und Ian C. Paterson, "HOPX: A Unique Homeodomain Protein in Development and Tumor Suprression", Cancers, 14 (2022) S. 2764

[16] Svetlana Khoziainova, Galina Rozenberg und Maayan Levy, „Ketogenic Diet and Beta-Hydroxybutyrate in Colorectal Cancer", DNA Cell Biol., 41/12 (2022) S. 1007

[17] Tadashi Ohara und Tsutomu Mori, „Antiproliferative Effects of Short-chain Fatty Acids on Human Colorectal Cancer Cells *via* Gene Expression Inhibition", Anticancer Research, 39 (2019) S. 4659

[18] Eugene J. Fine, Anna Miller, Edward V. Quadros, Jeffrey M. Sequeira und Richard D. Feinman, „Acetoacetate reduces growth and ATP concentration in cancer cell lines which over-express uncoupling protein 2", Cancer Cell International, 9/1 (2009) S.14

[19] Eugene Fine, Richard Feinman und Anna Miller, „Acetoacetate is a metabolic inhibitor of cancer growth", The FASEB Journal, Biochemistry and Molecular Biology, 29 (2015) Issue S1, Meeting abstracts

[20] Anna I. Miller, David Diaz, Bo Lin, Patryk K. Krzesaj, Sarah Ustoyev, Alfred Shim, Alfred Shim, Eugene J. Fine, Ehsan Sarafraz-Yazdi, Matthew R. Pincus und Richard D. Feinman, "Ketone Bodies Induce Unique Inhibition of Tumor Cell Proliferation and Enhance the Efficacy of Anti-Cancer Agents", Biomedicines, 11/9 (2023) S. 2515

[21] Yuancai Xiang, Meng Wang und Hongming Miao, „Ketogenic diet: new avenues to overcome colorectal cancer", Signal Transduction and Targeted therapy, 7 (2022) S. 262

[22] Ulrike Kämmerer, Christina Schlatterer und Gerhard Knoll, „Krebszellen lieben Zucker – Patienten brauchen Fett", systemed Verlag, Lünen, ISBN: 978-3-927372-90-0

10. Epigenetik

[1] Robert A. Waterland und Randy L. Jirtle, „Transposable Elements: Targets for Early Nutritional Effects on Epigenetic Regulation", Molecular and Cellular Biology, 23/15 (2003) S. 5293

[2] Sandra Czaja, "Hungersnot-Forschung", Spektrum.de vom 30. 10. 2008

[3] Li-Shu Wang, Chieh-Ti Kuo, Seung-Ju Cho, Claire Seguin, Jibran Siddiqui, Kristen Stoner, Yu-I Weng, Tim H.-M. Huang, Jay Tichelaar, Martha Yearsley, Gary D. Stoner und Yi-wen Huang, „Black Raspberry-Derived Anthocyanins Demethylate Tumor Suppressor Genes Through the Inhibition of DNMT1 and DNMT3B in Colon Cancer Cells", Nutrition and Cancer, 65/1 (2013) S. 118

[4] Anshu Agarwal, Vikash Kansal, Humaira Farooqi, Ram Prasad und Vijay Kumar Singh, "Epigallocatechin Gallate (EGCG), an Active Phenolic Compound of Green Tea, Inhibits Tumor Growth of Head and Neck Cancer Cells by Targeting DNA Hypermethylation", Biomedicines, 11 (2023) S. 789

[5] Sven Siebenand, "Neuer Angriffspunkt in der Krebstherapie", Pharmazeutische Zeitung vom 21.04.2018

[6] Joachim Czichos, "Warum Äpfel vor Krebs schützen", WELT vom 01.04.2008

[7] Elisabet Cuyàs, Juan Gumuzio, Jesús Lozano-Sánchez, David Carreras, Sara Verdura, Laura Llorach-Parés, Guillermo J. Pérez, Melchor Sanchez-Martinez, Fabiana S. Scornik, Ramon Brugada, Joaquim Bosch-Barrera, Elisabet Selga, Antonio Segura-Carretero, Ángel G. Martin, José Antonio Encinar und Javier A. Menendez, „Extra Virgin Olive Oil Contains a Phenolic Inhibitor of the Histone Demethylase LSD1/KDM1A", Nutrients, 11 (2019) S.1656

[8] Bodo C. Melnik, Swen Malte John, Pedro Carrera-Bastos und Gerd Schmitz, "MicroRNA-21-Enriched Exosomes as Epigenetic Regulators in Melanomagenesis and Melanoma Progression: The Impact of Western Lifestyle Factors", Cancers, 12 (2020) S. 2111

[9] Faiz-ul Hassan, Muhammad Saif-ur Rehman, Muhammad Sajjad Khan, Muhammad Amjad Ali, Aroosa Javed, Ayesha Nawaz und Chengjian Yang, "Curcumin as an Alternative Epigenetic Modulator: Mechanism of Action and Potential Effects", Frontiers in Genetics, 10 (2019) Artikel 514

[10] Tianqi Ming, Qiu Tao, Shun Tang, Hui Zhao, Han Yang, Maolun Liu, Shan Ren und Haibo Xu, "Curcumin: An epigenetic regulator and its application in cancer", Biomedicine & Pharmacotherapy, 156 (2022) 113956

[11] Arkadiusz Dabek, Martyna Wojtala, Luciano Pirola und Aneta Balcerczyk, "Modulation of Cellular Biochemistry, Epigenetics and Metabolomics by Ketone Bodies. Implications of the Ketogenic Diet in the Physiology of the Organism and Pathological States", Nutrients, 12 (2020) S. 788

[12] Tadahiro Shimazu, Matthew D. Hirschey, John Newman, Wenjuan He, Kotaro Shirakawa, Natacha Le Moan, Carrie A. Grueter, Hyungwook Lim, Laura R. Saunders, Robert D.

Stevens, Christopher B. Newgard, Robert V. Farese, Jr., Rafael de Cabo, Scott Ulrich, Katerina Akassoglou, und Eric Verdin, "Suppression of Oxidative Stress by β-Hydroxybutyrate, an Endogenous Histone Deacetylase Inhibitor", Science, 339/6116 (2012) S. 211

[13] Ravindran Caspa Gokulan, Lee Fah Yap und Ian C. Paterson, "HOPX: A Unique Homeodomain Protein in Development and Tumor Suppression", Cancers (Basel), 14/11 (2022) S. 2764

[14] Oxana Dmitrieva-Posocco, Andrea C. Wong, Patrick Lundgren, Aleksandra M. Golos, Hélène C. Descamps, Lenka Dohnalová, Zvi Cramer, Yuhua Tian, Brian Yueh, Onur Eskiocak, Gabor Egervari, Yemin Lan, Jinping Liu, Jiaxin-Ventilator, Jihee Kim, Bhoomi Madhu, Kai Markus Schneider, Svetlana Khoziainova, Natalia Andreeva, Qiaohong Wang, Ning Li, Emma E. Fürth, Will Bailis, Judith R. Kelsen, Kathryn E. Hamilton, Klaus H. Kaestner, Shelley L. Berger, Jonathan A. Epstein, Rajan Jain, Mingyao Li, Semir Beyaz, Christopher J. Lengner, Bryson W. Katona, Sergei I. Grivennikov, Christoph A. Thaiss und Maayan Levy, "β-Hydroxybutyrate suppresses colorectal cancer", Nature, 605 (2022) S. 160

[15] Jianhua Yu, Yong Peng, Lai-Chu Wu, Zhiliang Xie, Youcai Deng, Tiffany Hughes, Shun He, XiaoKui Mo, Ming Chiu, Qi-En Wang, Xiaoming He, Shujun Liu, Michael R. Grever, Kenneth K. Chan und Zhongfa Liu, "Curcumin Down-Regulates DNA Methyltransferase 1 and Plays an Anti-Leukemic Role in Acute Myeloid Leukemia", PLoS One, 8/2 (2013) e55934

[16] Hong-li Liu, Yan Chen, Guo-hui Cui und Jian-feng Zhou, "Curcumin, a potent anti-tumor reagent, is a novel histone deacetylase inhibitor regulating B-NHL cell line Raji proliferation", Acta Pharmacologica Sinica, 26/5 (2005) S. 603

[17] Narissara Namwan, Gulsiri Senawong, Chanokbhorn Phaosiri, Pakit Kumboonma, La-or Somsakeesit, Arunta Samankul, Chadaporn Leerat und Thanaset Senawong, "HDAC Inhibitory and Anti-Cancer Activities of Curcumin and Curcumin Derivative CU17 against Human Lung Cancer A549 Cells", Molecules, 27/13 (2022) 4014

[18] Amir Abbas Momtazi, Fahimeh Shahabipour, Sepideh Khatibi, Thomas P. Johnston, Matteo Pirro und Amirhossein Sahebkar, "Curcumin as a MicroRNA Regulator in Cancer: A Review", Rev. Physiol. Biochem. Pharmacol., 171 (2016) S. 1

[19] Jong-Eun Lee, Sung Sik Yoon und Eun-Yi Moon, "Curcumin-Induced Autophagy Augments Its Antitumor Effect against A172 Human Glioblastoma Cells", Biomol. Ther. (Seoul), 27/5 (2019) S. 484

[20]   www.bfr.bund.de/cm/343/curcumin-in-nahrungsergaenzungsmitteln-gesundheitlich-akzeptable-taegliche-aufnahmemenge-kann-ueberschritten-werden.pdf

[21] Agnieszka Kaufman-Szymczyk, Grzegorz Majewski, Katarzyna Lubecka-Pietruszewska und Krystyna Fabianowska-Majewska, "The Role of Sulforaphane in Epigenetic Mechanisms, Including Interdependence between Histone Modification and DNA Methylation", Int. J. Mol. Sci., 16 (2015) S. 29732

[22] Marilena M. Bourdakou, Eleni Melliou, Prokopios Magiatis und George M. Spyrou, "Computational investigation of the functional landscape of the protective role that extra virgin olive oil consumption may have on chronic lymphocytic leukemia", Journal of Translational Medicine, 22 (2024) S.869

[23] Sara Carpi, Beatrice Polini, Clementina Manera, Maria Digiacomo, Jasmine Esposito Salsano, Marco Macchia, Egeria Scoditti und Paola Nieri, "miRNA Modulation and Antitumor Activity by the Extra-Virgin Olive Oil Polyphenol Oleacein in Human Melanoma Cells", Frontiers in Pharmacology, 11 (2020) Artikel 574317

[24] Mohd Farhan, Mohammad Fahad Ullah, Mohd Faisal, Ammad Ahmad Farooqi, Uteuliyev Jerzhan Sabitaliyevich, Bernhard Biersack, und Aamir Ahmad, "Differential Methylation and

Acetylation as the Epigenetic Basis of Resveratrol's Anticancer Activity", Medicines, 6 (2019) S. 24

[25] Biji Chatterjee, Krishna Ghosh und Santosh R. Kanade, „Resveratrol modulates epigenetic regulators of promoter histone methylation and acetylation that restores BRCA1, p53, p21[CIP1] in human breast cancer cell lines", Biofactors, 45/5 (2019) S. 818

[26] Kurataka Otsuka, Yusuke Yamamoto und Takahiro Ochiya, "Regulatory role of resveratrol, a microRNA-controlling compound, in HNRNPA1 expression, which is associated with poor prognosis in breast cancer", Oncotarget, 9/37 (2018) S. 24718

[27] Mihai D. Vartolomei, Shoji Kimura, Matteo Ferro, Beat Foerster, Mohammad Abufaraj, Alberto Briganti, Pierre I. Karakiewicz und Shahrokh F. Shariat, "The impact of moderate wine consumption on the risk of developing prostate cancer", Clin. Epidemiol., 10 (2018) S. 431

[28] Yuan Fang, Chao Yang, Zhiqiang Yu, Xiaochuan Li, Qingchun Mu, Guochao Liao und Bin Yu, „Natural products as LSD1 inhibitors for cancer therapy", Acta Pharmaceutica Sinica B, 11/3 (2021) S.621

[29] Mitsuyoshi Matsuo, Naoko Sasaki, Kotaro Saga und Takao Kaneko, „Cytotoxicity of Flavonoids toward Cultured Normal Human Cells", Biol. Pharm. Bull., 28/2 (2005) S. 253

[30] P.A. Tsuji und T. Walle, "Cytotoxic effects of the dietary flavones chrysin and apigenin in a normal trout liver cell line", Chemico-Biological Interactions, 171 (2008) S. 37

[31] Ernst Küsters, "Mit Rotwein gegen Krebs – Wie die richtigen Naturstoffe helfen", BoD-Verlag, (2023) ISBN 978-3-7448-1660-1

[32] Lukas Schwingshackl, Carolina Schwedhelm , Cecilia Galbete und Georg Hoffmann," Adherence to Mediterranean Diet and Risk of Cancer: An Updated Systematic Review and Meta-Analysis", Nutrients, 9 (2017) S. 1063

11. Übergewicht

[1] Anja Schienkiewitz, Gert B. M. Mensink, Ronny Kuhnert und Cornelia Lange, „Übergewicht und Adipositas bei Erwachsenen in Deutschland", Journal of Health Monitoring, 2/2 (2017) S. 21

[2] „Adipositas – das große Gesundheitsproblem unserer Zeit", Deutsche ApothekerZeitung, 12 (2003) S. 88

[3] www.rhinofit.ca/covid-19-worldobesityrates/ (Stand: 05.03.2024)

[4] Tim Hollstein, Takafumi Ando, Alessio Basolo, Jonathan Krakoff, Susanne B. Votruba und Paolo Piaggi, "Metabolic response to fasting predicts weight gain during low-protein overfeeding in lean men: further evidence for spendthrift and thrifty metabolic phenotypes.", Am. J. Clin. Nutr., 110/3 (2019) S. 593

[5] "Braunes Fett – der Kalorienkiller", Deutsches Ärzteblatt, 117/38 (2020) S.1774

[6] Alexandra Paul, "Adipose Tissue Heterogeneity - Development and Application of Nonlinear Microscopy Methods", Dissertation (2018) Chalmers University of Technolohy, Gothenburg, Sweden, ISBN: 978-91-7597-674-7

[7] Zeinab Ghesmati, Mohsen Rashid, Shabnam Fayezi, Frank Gieseler, Effat Alizadeh und Masoud Darabi, „An update on the secretory functions of brown, white, and beige adipose tissue: Towards therapeutic applications", Reviews in Endocrine and Metabolic Disorders, https://doi.org/10.1007/s11154-023-09850-

[8] Yiying Zhang, Ricardo Proenca, Margherita Maffei, Marisa Barone, Lori Leopold und Jeffrey M. Friedman, "Positional cloning of the mouse *obese* gene and its human homologue", *Nature*, 372 (1994) S. 425

[9] Timothy M. Frayling, Nicholas J. Timpson, Michael N. Weedon, Eleftheria Zeggini, Rachel M. Freathy, Cecilia M. Lindgren, John R. B. Perry, Katherine S. Elliott, Hana Lango, Nigel W. Rayner,

Beverley Shields, Lorna W. Harries, Jeffrey C. Barrett, Sian Ellard, Christopher J. Groves, Bridget Knight, Ann-Marie Patch, Andrew R. Ness, Shah Ebrahim, Debbie A. Lawlor, Susan M. Ring, Yoav Ben-Shlomo, Marjo-Riitta Jarvelin, Ulla Sovio, Amanda J. Bennett, David Melzer, Luigi Ferrucci, Ruth J. F. Loos, Inês Barroso, Nicholas J. Wareham, Fredrik Karpe, Katharine R. Owen, Lon R. Cardon, Mark Walker, Graham A. Hitman, Colin N. A. Palmer, Alex S. F. Doney, Andrew D. Morris, George Davey Smith, The Wellcome Trust Case Control Consortium, Andrew T. Hattersley und Mark I. McCarthy, "A Common Variant in the FTO Gene Is Associated with Body Mass Index and Predisposes to Childhood and Adult Obesity", Science, 316/5826 (2007) S. 889

[10] Catalina Picó, Mariona Palou, Catalina Amadora Pomar, Ana María Rodríguez und Andreu Palou, "Leptin as a key regulator of the adipose organ", Reviews in Endocrine and Metabolic Disorders, 23 (2022) S. 13

[11] Martin Wabitsch, Jan-Bernd Funcke, Belinda Lennerz, Ursula Kuhnle-Krahl, Georgia Lahr, Klaus-Michael Debatin, Petra Vatter, Peter Gierschik, , Barbara Moepps und Pamela Fischer-Posovszky, "Biologically Inactive Leptin and Early-Onset Extreme Obesity", The New England Journal of Medicine, 372/1 (2015) S. 48

[12] www.hsph.harvard.edu/obesity-prevention-source/obesity-causes/genes-and-obesity/ (Stand: 18.02.2024)

[13] Melina Claussnitzer, Simon N. Dankel, Kyoung-Han Kim, Gerald Quon, Wouter Meuleman, Christine Haugen, Viktoria Glunk, Isabel S. Sousa, Jacqueline L. Beaudry, Vijitha Puviindran, Nezar A. Abdennur, Jannel Liu, Per-Arne Svensson, Yi-Hsiang Hsu, Daniel J. Drucker, Gunnar Mellgren, Chi-Chung Hui, Hans Hauner, und Manolis Kellis, "FTO Obesity Variant Circuitry and Adipocyte Browning in Humans", The New England Journal of Medicine, 373/10 (2015) S. 895

[14] Takeshi Yoneshiro, Sayuri Aita, Mami Matsushita, Takashi Kayahara, Toshimitsu Kameya, Yuko Kawai, Toshihiko Iwanaga und Masayuki Saito, "Recruited brown adipose tissue as an antiobesity agent in humans", The Journal of Clinical Investigation, 123/8 (2013) S. 3404

[15] Padmamalini Baskaran, Vivek Krishnan, Jun Ren und Baskaran Thyagarajan, "Capsaicin induces browning of white adipose tissue and counters obesity by activating TRPV1 channel-dependent mechanisms", British Journal of Pharmacology, 173 (2016) S. 2369

[16] Yilin You, Xue Han, Jielong Guo, Yu Guo, Manwen Yin, Guojie Liu, Weidong Huang und Jicheng Zhan, "Cyanidin-3-glucoside attenuates high-fat and high-fructose diet-induced obesity by promoting the thermogenic capacity of brown adipose tissue", Journal of Functional Foods, (2018) S. 62

[17] Suocheng Hui, Yang Liu, Li Huang, Lin Zheng, Min Zhou, Hedong Lang, Xiaolan Wang, Long Yi und Mantian Mi, "Resveratrol enhances brown adipose tissue activity and white adipose tissue browning in part by regulating bile acid metabolism via gut microbiota remodeling", Int. J. Obes. (Lond), 44/8 (2020) S. 678

[18] Hiu Yee Kwan, Jiahui Wu, Tao Su, Xiao-Juan Chao, Bin Liu, Xiuqiong Fu, Chi Leung Chan, Rebecca Hiu Ying Lau, Anfernee Kai Wing Tse, Quan Bin Han, Wang Fun Fong und Zhi-ling, "Cinnamon induces browning in subcutaneous adipocytes", Scientific Reports,7 (2017) S. 2447

[19] Dandan Zhao, Yanyun Pan1, Na Yu, Ying Bai, Rufeng Ma, Fangfang Mo, Jiacheng Zuo, Beibei Chen, Qiangqiang Jia, Dongwei Zhang, Jiaxian Liu, Guanjian Jiang und Sihua Gao, "Curcumin improves adipocytes browning and mitochondrial function in 3T3-L1 cells and obese rodent model", R. Soc. Open Sci., 8 (2021) :200974

[20] Shunhua Li, Qian Zhang, Miao Yu und Xinhua Xiao, "Genistein improves glucose metabolism and promotes adipose tissue browning through modulating gut microbiota in mice", Food Funct., 13 (2022) S. 11715

Referenzen

[21] Andjelika Kalezic, Aleksandra Korac, Bato Korac und Aleksandra Jankovic, "L-Arginine Induces White Adipose Tissue Browning—A New Pharmaceutical Alternative to Cold", Pharmaceutics, 14 (2022) S. 1368

[22] Guojin Liang, Jie Fang, Pingping Zhang, Shuxia Ding, Yudan Zhao und Yueying Feng," Metformin plus L-carnitine enhances brown/ beige adipose tissue activity via Nrf2/HO-1 signaling to reduce lipid accumulation and inflammation in murine obesity", Open Medicine, 19 (2024) :20240900

[23] Xiaofei Hu, Yaqi Zhang, Yuan Xue, Zhuoli Zhang und Jian Wang, "Berberine is a potential therapeutic agent for metabolic syndrome via brown adipose tissue activation and metabolism regulation", Am. J. Transl. Res., 10/11 (2018) S. 3322

[24] Sabrina Azevedo Machado, Gabriel Pasquarelli-do-Nascimento, Debora Santos da Silva, Gabriel Ribeiro Farias, Igor de Oliveira Santos, Luana Borges Baptista und Kelly Grace Magalhães, "Browning of the white adipose tissue regulation: new insights into nutritional and metabolic relevance in health and diseases", Nutrition & Metabolism, 19 (2022) S. 61

[25] Jamie I. van der Vaart, Mariëtte R. Boon und Riekelt H. Houtkooper, „The Role of AMPK Signaling in Brown Adipose Tissue Activation", Cells, 10 (2021) S. 1122

[26] Guolin Li1, Cen Xie, Siyu Lu, Robert G. Nichols, Yuan Tian, Licen Li, Daxeshkumar Patel, Yinyan Ma, Chad N. Brocker, Tingting Yan, Kristopher W. Krausz, Rong Xiang, Oksana Gavrilova, Andrew D. Patterson und Frank J. Gonzalez, „Intermittent Fasting Promotes White Adipose Browning and Decreases Obesity by Shaping the Gut Microbiota", Cell Metab., 26/4 (2017) S. 672

[27] Liang Xu, Dandan Li, Haoran Li, Ouyang Zhang, Yaxin Huang, Hengrong Shao, Yajiao Wang, Suili Cai1, Yuqin Zhu, Shengnan Jin und Chunming Ding, „Suppression of obesity by melatonin through increasing energy expenditure and accelerating lipolysis in mice fed a high-fat diet", Nutrition and Diabetes,12 (2022) S. 42

[28] Guojin Liang, Jie Fang, Pingping Zhang, Shuxia Ding, Yudan Zhao und Yueying Feng," Metformin plus L-carnitine enhances brown/ beige adipose tissue activity via Nrf2/HO-1 signaling to reduce lipid accumulation and inflammation in murine obesity", Open Medicine, 19 (2024) :20240900

[29] www3.uni-bonn.de/Pressemitteilungen/008-2013 (Stand: 09.01.2015)

[30] www3.uni-bonn.de/Pressemitteilungen/008-2013 (Stand: 09.01.2015)

[31] Bert Fröndhoff, "Viagra könnte Comeback als Krebsmittel feiern", Handelsblatt vom 27.03.2018

[32] Fanny E.R. Vuik, Stella A.V. Nieuwenburg, Marc Bardou, Iris Lansdorp-Vogelaar, Mário Dinis-Ribeiro, Maria J Bento, Vesna Zadnik, María Pellisé, Laura Esteban, Michal F. Kaminski, Stepan Suchanek, Ondřej Ngo, Ondřej Májek, Marcis Leja, Ernst J. Kuipers und Manon C.W. Spaander, „Increasing incidence of colorectal cancer in young adults in Europe over the last 25 years", Gut, 68 (2019) S.1820

[33] Trine Fink und Vladimir Zachar, „Adipogenic differentiation of human mesenchymal stem cells", Methods Mol. Biol., 698 (2011) S. 243

[34] Dana Ishay-Ronen, Maren Diepenbruck, Ravi Kiran Reddy Kalathur, Nami Sugiyama, Stefanie Tiede, Robert Ivanek, Glenn Bantug, Marco Francesco Morini, Junrong Wang, Christoph Hess und Gerhard Christofori, „Gain Fat—Lose Metastasis: Converting Invasive Breast Cancer Cells into Adipocytes Inhibits Cancer Metastasis", Cancer Cell, 35 (2019) S. 17

[35] Ernst Lengyel, Liza Makowski, John DiGiovanni und Mikhail G. Kolonin, "Cancer as a matter of fat: The crosstalk between adipose tissue and tumors", Trends Cancer, 4/5 (2018) S. 374

[36] Stephanos Pavlides, Diana Whitaker-Menezes, Remedios Castello-Cros, Neal Flomenberg, Agnieszka K. Witkiewicz, Philippe G. Frank, Mathew C. Casimiro, Chenguang Wang, Paolo Fortina, Sankar Addya, Richard G. Pestell, Ubaldo E. Martinez-Outschoorn, Federica Sotgia und Michael

P. Lisanti, "The reverse Warburg effect - Aerobic glycolysis in cancer associated fibroblasts and the tumor stroma", Cell Cycle, 8/23 (2009) S. 3984

[37] Reshmi Akter, Muhammad Awais, Vinothini Boopathi, Jong Chan Ahn, Deok Chun Yang, Se Chan Kang, Dong Uk Yang und Seok-Kyu Jung, "Inversion of the Warburg Effect: Unraveling the Metabolic Nexus between Obesity and Cancer", ACS Pharmacol Transl Sci., 7/3 (2024) S. 560

12.   Öl ins Feuer gießen

[1] Carmen-Rosa Torres und Gerald W. Hart, "Topography and polypeptide distribution of terminal N-acetylglucosamine residues on the surfaces of intact lymphocytes. Evidence for O-linked GlcNAc", J. Biol. Chem., 259/5 (1984) S. 3308

[2] Fu-Xiao Li, Hou-Yu Zhao, Teng-Fei Lin, Yi-Wen Jiang, Di Liu, Chang Wei, Zi-Yi Zhao, Zu-Yao Yang, Feng Sha, Zhi-Rong Yang und Jin-Ling Tang, "Regular Glucosamine Use May Have Different Roles in the Risk of Site-Specific Cancers: Findings from a Large Prospective Cohort", Cancer Epidemiol. Biomarkers Prev., 32/4 (2023) S. 532

[3] Villő Muha1, Florence Authier1, Zsombor Szoke-Kovacs, Sara Johnson, Jennifer Gallagher, Alison McNeilly, Rory J. McCrimmon, Lydia Teboul und Daan M. F. van Aalten, "Loss of O-GlcNAcase catalytic activity leads to defects in mouse embryogenesis", J. Biol. Chem., 296 (2021) 100439

[4] Gerald W. Hart, Chad Slawson, Genaro Ramirez-Correa und Olof Lagerlof, "Cross Talk Between O-GlcNAcylation and Phosphorylation: Roles in Signaling, Transcription, and Chronic Disease", Annu. Rev. Biochem., 80 (2011) S. 825

[5] Qunxiang Ong, Weiping Han und Xiaoyong Yang, "O-GlcNAc as an Integrator of Signaling Pathways", Front. Endocrinol., 9 (2018) S. 599

[6] Jii Bum Lee, Kyoung-Ho und Hye Ryun Kim, "Role and Function of O-GlcNAcylation in Cancer", Cancers, 13/21 (2021) S. 5365

[7] Neha M. Akella, Lorela Ciraku und Mauricio J. Reginato, "Fueling the fire: emerging role of the hexosamine biosynthetic pathway in cancer", BMC Biology, 17 (2019) S. 52

[8]   www.faz.net/aktuell/wissen/medizin/wechselwirkungen-entweder-krebs-oder-alzheimer-11713371.html (16.04.2012)

[9] Wagner B. Dias und Gerald W. Hart, "O-GlcNAc modification in diabetes and Alzheimer's disease", Mol. Biosyst., 11 (2007) S. 766

[10] www.mpg.de/8003077/alzheimer_N-Acetylgucosamin (Stand: 06.01.2024)

[11] A. Ott, R.P. Stolk, F. van Harskamp, H.A. Pols, A. Hofman und M.M. Breteler, "Diabetes mellitus and the risk of dementia: The Rotterdam Study.", Neurology, 53/9 (1999) S.1937

[12] Olga V. Kosmachevskaya, Natalia N. Novikova und Alexey F. Topuov, "Carbonyl Stress in Red Blood Cells and Hemoglobin", antioxidants, 10 (2021) S. 253

[13] www.aerztezeitung.de/medizin/krankheiten/diabetes/article/853344/diabetes-hoher-blut-zucker-hohes-demenzrisiko.html (Stand 22.01.2014)

[14] Matthew J. Kan, Jennifer E. Lee, Joan G. Wilson, Angela L. Everhart, Candice M. Brown, Andrew N. Hoofnagle, Marilyn Jansen, Michael P. Vitek, Michael D. Gunn und Carol A. Colton, "Arginine Deprivation and Immune Suppression in a Mouse Model of Alzheimer's Disease", The Journal of Neuroscience, 35/15 (2015) S.5969

[15] Katia Martínez-González, Leonor Serrano-Cuevas, Eduardo Almeida-Gutiérrez, Salvador Flores-Chavez, Juan Manuel Mejía-Aranguré und Paola Garcia-delaTorre, "Citrulline supplementation improves spatial memory in a murine model for Alzheimer's disease", Nutrition, 90 (2021) 111248

[16] Markus Munder, "Arginase: an emerging key player in the mammalian immune system", British Journal of Pharmacology, 158 (2009) S.638

[17] Matthew Adesuyan, Yogini H. Jani, Dana Alsugeir, Robert Howard, Chengsheng Ju, Li Wei und Ruth Brauer, "Phosphodiesterase Type 5 Inhibitors in Men With Erectile Dysfunction and the Risk of Alzheimer Disease", Neurology, 102/4 (2024)

[18] Zhuozhuo Li, Liwei Wang, Yuanyuan Ren, Yaoyao Huang, Wenxuan Liu, Ziwei Lv, Lu Qian, Yi Yu und Yuyan Xiong, "Arginase: shedding light on the mechanisms and opportunities in cardiovascular diseases", Cell Death Discovery, 8 (2022) S.413

[19] Huilin Tang, Jingchuan Guo, C. Elizabeth Shaaban, Zheng Feng, Yonghui Wu, Tanja Magoc, Xia Hu, William T. Donahoo, Steven T. DeKosky und Jiang Bian, "Heterogeneous treatment effects of metformin on risk of dementia in patients with type 2 diabetes: A longitudinal observational study", Alzheimer's & Dementia, (2023) doi: 10.1002/alz.13480

[20] Peder J. Lund, Joshua E. Elias und Mark M. Davis, " Global analysis of O-GlcNAc glycoproteins in activated human T cells.", J. Immunol., 197 (2016) S. 3086

[21] Mahima Swamy, Shalini Pathak, Katarzyna M. Grzes, Sebastian Damerow, Linda V. Sinclair, Daan M. F. van Aalten und Doreen A. Cantrell, "Glucose and glutamine fuel protein O-GlcNAcylation to control T cell self-renewal and malignancy", Nat. Immunol., 17 (2016) S. 712

[22] John A. Hanover, Michael W. Krause und Dona C. Love, „Bittersweet memories – linking metabolism to epigenetics through O-GlcNAcylation", Nature Reviews Molecular Cell Biology, 13 (2012) S. 312

13. Ernährungsmythen

[1] Johanna Lutteroth, „Sie nannten ihn Smoky", Spiegel Geschichte, 11. 11. 2015

[2] Robert A. Weinberg, „Krieg der Zellen", Droemer Knaur Verlag (1998) S. 36

[3]   www.rosenfluh.ch/media/arsmedici-dossier/2021/07/Nobelpreistraeger-der-Physiologie-oder-Medizin-1926-Johannes-Fibiger-Daenemark.pdf

[4] www.moodfood.life/post/basics-of-diet-and-health (Stand: 18.01.2024, Übersetzung E. Küsters)

[5] David L. Katz und Stephanie Meller, „Can We Say What Diet Is Best for Health", Annu. Rev. Public Health, 35 (2014) S. 83 (Übersetzung E.Küsters)

[6] Jonathan D. Schoenfeld und John P.A. Ioannidis, „Is everything we eat associated with cancer? A systematic cookbook review.", Am. J. Clin. Nutr., 97 (2013) S. 127 (Übersetzung E. Küsters)

[7] Julia Belluz, „This is why you shouldn't believe that exciting new medical study", Vox, 27.02.2017, (www.vox.com/2015/3/23/8264355/research-study-hype (Stand: 18.01.2024)

[8] Sven Stockrahm, „Rotwein fördert Krebs und hilft dagegen", ZEIT ONLINE, 31. März 2015

[9] T. J. Hamblin, "Fake!", British Medical Journal, 283 (1981) S. 1671

[10] www.zeit.de/stimmts/1997/1997_41_stimmts (Stand: 25.04.2020)

[11] www.deutschlandfunk.de/blutarmut-eisenmangel-als-immunstrategie.676.de.html?dram:article_id=276173 (30.01.2014)

[12] Sidney Farber, Louis K. Diamond, Robert D.Mercer, Robert F. Sylvester jr. und James A. Wolff, "Temporary Remissions in Acute Leukemia in Children Produced by Folic Acid Antagonist, 4-Aminopteroyl-Glutamic Acid (Aminopterin)", New England Journal of Medicine, 238 (1948) S. 787

[13] Denham Harman, „Aging: a theory based on free radical and radiation chemistry.", J. Gerontol., 11/3 (1996) S. 298

[14] Claire E. Schaar, Dylan J. Dues, Katie K. Spielbauer, Emily Machiela, Jason F. Cooper, Megan Senchuk, Siegfried Hekimi und Jeremy M. Van Raamsdonk, „Mitochondrial and Cytoplasmic ROS Have Opposing Effects on Lifespan", PLOS Genetics (2015)

[15] www.aok.de/pk/magazin/ernaehrung/gesunde-ernaehrung/was-sind-antioxidantien (Stand: 26.04.2023)

Referenzen

[16] Ulrich Schweizer, Rudolf Knoll, Peter Osterwalder und Rolf Kriesi (Hrsg.), „Gesund durch Rotwein", Falken (1998) 81

[17] Jim Watson, „Oxidants, antioxidants and the current incurability of metastatic cancers", Open Biology, 3 (2013) 120144

[18] www.spiegel.de/gesundheit/ernaehrung/vitamine-zu-viele-antioxidantien-gegen-freie-radikale-bergen-risiken-a-964012.html (Stand: 25.04.2020)

[19] http://www.spiegel.de/spiegel/print/d-83588367.html (Stand: 25.04.2020)

[20] Gina M. DeNicola, Florian A. Karreth, Timothy J. Humpton, Aarthi Gopinathan, Cong Wei, Kristopher Frese, Dipti Mangal, Kenneth H. Yu, Charles J. Yeo, Eric S. Calhoun, Francesca Scrimieri, Jordan M. Winter und Ralph H. Hruban, „Oncogene-induced Nrf2 transcription promotes ROS detoxification and tumorigenesis", Nature, 475 (2011) S. 106

[21] Ilka Lehnen-Beyel, „Wenn die Guten zu den Bösen werden", Bild der Wissenschaft, 07.07.2011

[22] Rushika M. Perera und Nabeel Bardeesy, „When antioxidants are bad", Nature, 475 (2011) S. 43

[23] Ted P. Szatrowski und Carl F. Nathan, „Production of Large Amounts of Hydrogen Peroxide by Human Tumor Cells", Cancer Research, 51 (1991) S. 794

[24] Lucas B. Sullivan und Navdeep S. Chandel, „Mitochondrial reactive oxygen species and cancer", Cancer & Metabolism, 2/17 (2014)

[25] Karl Lauterbach, „Die Krebsindustrie", Rowohlt Verlag, (2015) S. 205

[26] www.weinkenner.de/wein-und-gesundheit/ (Stand: 08.04.2021)

[27] Morten Grønbæk, Ulrik Becker, Ditte Johansen, Adam Gottschau, Peter Schnohr, Hans Ole Hein, Gorm Jensen und Thorkild I.A. Sørensen, „Type of alcohol consumed and mortality from all causes, coronary heart disease, and cancer", Annals of Internal Medicine, 133/6 (2000) S. 411

[28] Stephan Rosenkranz, „Das French Paradox": Spezielle Effekte von Weininhaltsstoffen" in „Prävention atherosklerotischer Erkrankungen", Thieme Verlag (2006), ISBN 978-3-13-133651-4

[29] Sara Engel und Tine Tholstrup, „Butter increased total and LDL cholesterol compared with olive oil but resulted in higher HDL cholesterol compared with a habitual diet", Am. J. Clin. Nutr., 102/2 (2015) S.309

[30] Geoffrey Livesey, Richard Taylor, Toine Hulshof und John Howlett, "Glycemic response and health – a systematic review and meta-analysis: relations between dietary glycemic properties and health outcomes", Am. J. Clin. Nutr., 87/1 (2008) S. 258

[31] Lisa Brown, Bernard Rosner, Walter W. Willett und Frank M. Sacks, "Cholesterol-lowering effects of dietary fiber: a meta-analysis.". Am. J. Clin. Nutr., 69 (1999) S. 30

[32] www.swr.de/wissen/neue-empfehlungen-zum-umgang-mit-alkohol-so-schaedlich-ist-alkohol-wirklich-100.html (Stand: 26.05.2024)

[33] Richard Friebe, "Hormesis: Das Prinzip der Widerstandskraft. Wie Stress und Gift uns stärker machen", Carl Hanser Verlag, (2016) ISBN 978-3-423349116

[34] https://www.zeit.de/sport/2015-07/triathlon-frankfurt-wasser-hyponatriaemie (Stand: 26.05.2024)

[35] Morten Grønbæk, Ulrik Becker, Ditte Johansen, Adam Gottschau, Peter Schnohr, Hans Ole Hein, Gorm Jensen und Thorkild I.A. Sørensen, „Type of alcohol consumed and mortality from all causes, coronary heart disease, and cancer", Annals of Internal Medicine, 133/6 (2000) S. 411

[36] Morten Grønbæk, Ulrik Becker, Ditte Johansen, Adam Gottschau, Peter Schnohr, Hans Ole Hein, Gorm Jensen und Thorkild I.A. Sørensen, „Type of alcohol consumed and mortality from

all causes, coronary heart disease, and cancer", Annals of Internal Medicine, 133/6 (2000) S. 411

[37] Richard Béliveau und Denis Gingras, „Krebszellen mögen keine Himbeeren", Kösel Verlag (2017) ISBN 978-3-466-34663-9

[38] Vicki L. Dellarco, "A mutagenicity assessment of acetaldehyde", Mutation Research/Reviews in Genetic Toxicology, 195/1 (1988) S. 1 (Übersetzung E. Küsters)

[39] DFG-Senatskommission zur gesundheitlichen Bewertung von Lebenmitteln (SKLM), „Acetal-dehyd als Aromastoff: Neubeurteilung erforderlich", Veröffentlicht: 29. Mai 2024

[40] Food Safety Commission (Japan), "Evaluation Report of Food Additives (Acetaldehyde)", July 2005

[41] Ashley J. Vargas und Randy Burd, "Hormesis and synergy: pathways and mechanisms of quer-cetin in cancer prevention and management", Nutrition Reviews, 68/7 (2010) S. 418

14. Kohlenhydrate

[1] www.cenacura.de/kostenuebernahme (Stand: 2101.2024)

[2] Serge H. Ahmed, Karine Guillem und Youna Vandaele, „Sugar addiction: pushing the drug-sugar analogy to the limit", Curr. Opin. Clin. Nutr .Metab. Care, 16/4 (2013) S. 434

[3] www.mdr.de/wissen/faktencheck/faktencheck_suessstoffe-100.html (Stand: 28.01.2024)

[4] www.krebsinformationsdienst.de/vorbeugung/risiken/lebensmittelzusatzstoffe.php (Stand: 28.01.2024)

[5] Samar Y. Ahmad1, James Friel und Dylan Mackay, „The E ectsofNon-Nutritive Artificial Sweet-eners, Aspartame and Sucralose, on the Gut Microbiome in Healthy Adults: Secondary Out-comes of a Randomized Double-Blinded Crossover Clinical Trial", Nutrients, 12 (2020) S. 3408

[6] www.aok.de/pk/magazin/ernaehrung/lebensmittel/die-beliebtesten-zuckerersatzstoffe-im-check/ (Stand: 26.01.2024)

[7] Shasha Xiang, Kun Ye, Mian Li, Jian Ying, Huanhuan Wang, Jianzhong Han, Lihua Shi, Jie Xiao, Yubiao Shen, Xiao Feng, Xuan Bao, Yiqing Zheng, Yin Ge, Yalin Zhang, Chang Liu, Jie Chen, Yue-wen Chen, Shiyi Tian und Xuan Zhu, „Xylitol enhances synthesis of propionate in the colon via cross-feeding of gut microbiota", Microbiome, 9 (2021) S. 62

[8] www.diabetologie-online.de/a/interventions-studie-optifit-diabetespraevention-ballaststoff-reiche-ernaehrung-auf-dem-pruefstand-2036593 (Stand: 29.01.2024)

[9] www.aerztezeitung.de/Medizin/Loesliche-Ballaststoffe-machen-Maeuse-dick-369802.html# (Stand: 29.01.2024)

[10] www.bmel.de/DE/themen/ernaehrung/lebensmittel-kennzeichnung/pflichtangaben/le-bensmittelkennzeichnung-wichtigsten-vorgaben-lmiv.html (Stand: 29.01.2024)

[11] www.gmf-info.de/ballaststoffe.pdf (Stand: 29.01.2024)

[12] www.ernaehrung.de/lebensmittel/ (Stand: 10.03.2024)

[13] www.gmf-info.de/ballaststoffe.pdf (Stand: 10.03. 2024)

[14] www.medikamente-per-klick.de/apotheke/ernaehrungslexikon/flohsamenschalen/ (Stand: 31.01.2024)

[15] www.forum-schilddruese.de/service/schilddruese-news/schilddruese-news-2022/09-my-then-zur-schilddruese# (Stand: 31.01.2024)

[16] Lidia Hanna Markiewicz, Anna Maria Ogrodowczyk, Wiesław Wiczkowski und Barbara Wróblewska, "Phytate and Butyrate Differently Influence the Proliferation, Apoptosis and Sur-vival Pathways in Human Cancer and Healthy Colonocytes", Nutrients, 13, (2021) S. 1887

[17] www.bzfe.de/ernaehrung-im-fokus/aus-der-aktuellen-ausgabe/fermentierte-lebensmittel/ (Stand: 31.01.2024)

15. Darmkrebs

[1] www.bundesgesundheitsministerium.de/themen/praevention/frueherkennung-vorsorge/fragen-zur-darmkrebs-vorsorge.html (Stand: 03.11.2021)

[2] Alexander Ströhle, Maike Wolters und Andreas Hahn, „Risiko Darmkrebs", Deutsche Apotheker Zeitung, 39 (2012) S. 85

[3] Eric R. Fearon und Bert Vogelstein, „A genetic model for colorectal tumorigenesis", Cell, 61 (1990) S. 759.

[4] www.ukm.de/index.php?id=cccmdarmkrebsentstehung (Stand: 03.06.2021)

[5] Clarissa Gerhäuser, „Chemoprävention von Krebs", Forum DKG 4/07, S. 5

[6] Ernst Küsters, "Mit Rotwein gegen Krebs – Wie die richtigen Naturstoffe helfen", BoD-Verlag, (2023)

[7] Joachim Czichos, "Warum Äpfel vor Krebs schützen", WELT vom 01.04.2008

[8] Archer S.Y., Meng S., Shu A. and Hodin R.A., "p21 WAF1 is required for butyrate – mediated growth inhibition of human colon cancer cells", Proceedings of the National Academy of Science of the United States of America, 95 (1998) 6791-6796

[9] www.aerzteblatt.de/nachrichten/62658/Darmkrebs-Ernaehrungswechsel-veraendert-Darmbereits-nach-zwei-Wochen (Stand: 03.11.2021)

[10] Tadashi Ohara und Tsutomu Mori, „Antiproliferative Effects of Short-chain Fatty Acids on Human Colorectal Cancer Cells *via* Gene Expression Inhibition", Anticancer Research, 39 (2019) S. 4659

[11] Maik Luu, Zeno Riester, Adrian Baldrich, Nicole Reichardt, Samantha Yuille, Alessandro Busetti, Matthias Klein, Anne Wempe, Hanna Leister, Hartmann Raifer, Felix Picard, Khalid Muhammad, Kim Ohl, Rossana Romero, Florence Fischer, Christian A. Bauer, Magdalena Huber, Thomas M. Gress, Matthias Lauth, Sophia Danhof, Tobias Bopp, Thomas Nerreter, Imke E. Mulder, Ulrich Steinhoff, Michael Hudecek und Alexander Visekruna, "Microbial short-chain fatty acids modulate CD8+ T cell responses and improve adoptive immunotherapy for cancer" NATURE COMMUNICATIONS, 12 (2021) S. 4077

[12] Nader H. Moniri und Qadan Farah, „Short-chain free-fatty acid G protein-coupled receptors in colon cancer", Biochemical Pharmacology, 186 (2021) Artikel 114483

[13] Ernst Küsters, „Mit Rotwein gegen Krebs – Wie die richtigen Naturstoffe helfen", BoD-Verlag, (2023)

[14] L. S. Rosa, N.J.A. Silva, N.C.P. Soares, M.C. Monteiro und A.J. Teodoro, „Anticancer properties of phenolic acids in colon cancer – a review", Journal of Nutrition & Food Sciences, 6/2 (2016) S.1

[15] Bernd Kleine-Gunk, „Schlüssel für ein langes Leben", Pharmazeutische Zeitung vom 16.07.2007

[16] Langley, E., et al., „Human SIR2 deacetylates p53 and antagonizes PML/p53-induced cellular senescence.", EMBO J., 21 (2002) S. 2383

[17] Youssef A. Rezk, Sujata S. Balud, Rebecca S. Keller und James A. Bennett, „Use of Resveratrol to improve the effectiveness of cisplatin and doxorubicin: Study in human gynecologic cancer cell lines and in rodent heart", American Journal of Obstetrics and Gynecology, 194/5 (2006) S. 23

[18] Qi-Qi Mao, Yu Bai, Yi-Wie Lin, Xiang-Yi-Zheng, Jie Qin, Kai Yang und Li-Ping Xie, „Resveratrol confers resistance against taxol via induction of cell cycle arrest in human cancer cell lines", Molecular Nutrition & Food Research, 54/11 (2010) S. 1574

[19] Julia Borsch, "Positiver Resveratrol-Effekt: Wie viel Rotwein muss man trinken", Deutsche Apotheker Zeitung, 29.01.2019

Referenzen

[20] Ernst Küsters, „Radikalkur – Mit alten Wirkstoffen zu neuen Krebstherapien", Deutscher Wissenschafts-Verlag, (2020) ISBN 978-3-86888-163-9

[21] Li-Shu Wang, Chieh-Ti Kuo, Seung-Ju Cho, Claire Seguin, Jibran Siddiqui, Kristen Stoner, Yu-I Weng, Tim H.-M. Huang, Jay Tichelaar, Martha Yearsley, Gary D. Stoner und Yi-wen Huang, „Black Raspberry-Derived Anthocyanins Demethylate Tumor Suppressor Genes Through the Inhibition of DNMT1 and DNMT3B in Colon Cancer Cells", Nutrition and Cancer, 65/1 (2013) S. 118

[22] Merve Eda Eker, Kjersti Aaby, Irina Budic-Leto, Suzana Rimac Brncic, Sedef Nehir El, Sibel Karakaya, Sebnem Simsek, Claudine Manach, Wieslaw Wiczkowski und Sonia de Pascual-Teresa, „A review of factors affecting anthocyanin bioavailablity: possible implications for the inter-individual variability", Foods, 9 (2020) S. 2

[23] Achim Bub, Bernhard Watzl, Daniel Heeb, Gerhard Rechkemmer und Karlis Briviba, „Malvidin-3-glucoside bioavailability in humans after ingestion of red wine,dealcoholized red wine and red grape juice", European Journal of Nutrition, 40 (2001) S. 113

[24] Siegfried Knasmüller, „Krebs und Ernährung", Thieme Verlag (2014) S. 288

Zusammenfassung

[1] Alba Luengo, Zhaoqi Li, Dan Y. Gui, Lucas B. Sullivan, Maria Zagorulya, Brian T. Do, Raphael Ferreira, Adi Naamati, Ahmed Ali, Caroline A. Lewis, Craig J. Thomas, Stefani Spranger, Nicholas J. Matheson und Matthew G. Vander Heiden, „Increased demand for NAD+ relative to ATP drives aerobic glycolysis", Molecular Cell, 81 (2021) S. 691

[2] Walter Isaacson, "Steve Jobs: Die autorisierte Biografie des Apple-Gründers", btb Verlag, (2012)

[3] www.aerzteblatt.de/nachrichten/97838/Weltweite-Zahl-der-Krebsdiagnosen-steigt (Stand 12.09.2018)

[4] www.oecd.org/health/health-at-a-glance-europe-23056088.htm (Stand Februar 2019)

[5] Ernst Küsters, „Radikalkur – Mit alten Wirkstoffen zu neuen Krebstherapien", Deutscher Wissenschafts-Verlag, (2020) ISBN 978-3-86888-163-9

[6] www.Krebsdaten.de/Krebs/DE/Content/Publikationen/Kurzbeitraege/Archiv2023/2023_3_Weltkrebstag.html (Stand: 14.03.2025)